写真でみせる回想法

シナリオ篇・解説篇

志村ゆず・鈴木正典　編
伊波和恵・下垣　光・下山久之・萩原裕子　著

弘文堂

目　次

【シナリオ篇】

- ❶駄菓子屋　4
- ❷めんこ　6
- ❸天気占い　8
- ❹自転車　10
- ❺給食　12
- ❻授業参観　14
- ❼卒業式　16
- ❽大家族の夕ごはん　18
- ❾お使い　20
- ❿洗濯　22
- ⓫洗濯機　24
- ⓬テレビ　26
- ⓭団地の紙芝居　28
- ⓮五畳半のすまい　30
- ⓯散髪　32
- ⓰新しい服　34
- ⓱浴衣　36
- ⓲雪の日　38
- ⓳美容院　40
- ⓴お正月　42
- ㉑鏡開き　44
- ㉒ぼた餅づくり　46
- ㉓運動会　48
- ㉔洗い張り　50
- ㉕オカイコサマ　52
- ㉖餅つき　54
- ㉗草履づくり　56
- ㉘魚の行商　58
- ㉙女工さんの食事　60
- ㉚朝のラッシュ　62

【解説篇】

第1章　回想法とは
- ①　回想法の起源と展開　64
- ②　回想とライフレビュー　66
- ③　グループ回想法と個人回想法　68
- ④　高齢者に対する回想法の意義　70
- ⑤　認知症高齢者の基本的知識と回想法の意義　72
- ⑥　介護職にとってのコミュニケーション　74
- ⑦　介護現場の課題と回想法の意味　76

第2章　グループ回想法のすすめ方
- ①　参加者に応じた効果　79
- ②　一般的な回想法のやり方　80
- ③　導入前の準備　81
- ④　回想法の開始　83
- ⑤　話を聞くときの姿勢　84
- ⑥　グループの展開と留意点　86
- ⑦　記録について　87

第3章　高齢者の歩んできた時代の生活写真
- ①　高齢者の時代背景を知る意味　93
- ②　昭和30年代と高齢者　94
- ③　手がかりを用いた回想法の工夫　96
- ④　生活写真のちから　99

第4章　生活写真を用いた回想法の実際
- ①　特別養護老人ホームでの回想法　102
- ②　老人病院での回想法　106
- ③　元気高齢者・中高年対象のグループ回想法　110
- ④　在宅ケアでの回想法　114
- ⑤　教育場面におけるロールプレイ　117

コラム：国際回想法・ライフレビュー協会　65
コラム：語り　67
コラム：回想法の研究　69
コラム：高齢者と記憶　71
コラム：北名古屋市回想法センター　81
コラム：エイジ・エクスチェンジセンター　85
コラム：博物館へ行こう　95
コラム：芸術療法　99
コラム：緩和ケアと回想法　107
コラム：文芸情報に触れていく　113
コラム：ライフレビューブック　115

用紙
　プログラム予定表　89
　個人生活史記録表　90
　回想法　個人記録　91

用語集　122
主な参考文献　128

あとがき　129

【シナリオ篇】の写真には、左上隅にインデックス、右上隅にアイコンが付いています。これは、写真の特徴と要素を示すものです。

インデックスの種類
あそび
まなび
くらし
よそおい
行事
わざ
なりわい

アイコンの種類
発達段階
子ども
青年
大人
老人

人間関係
友だち
家族
男
女

生活
学校
遊び
食

季節
春
夏
秋
冬

【シナリオ篇】

構成と使い方

「シナリオ篇」には、生活写真のちからを充分に引き出すためのヒントがまとめてあります。写真についているシナリオで、それぞれの生活写真の特徴と、回想をうながすための使い方のコツをつかんでください。

生活写真集・回想の泉

須藤功編『写真でみる日本生活図引』（弘文堂）などの写真集から、高齢者向けの回想法に役立つ30枚を厳選して収録しています。これらを組み合わせるほか、お手持ちの写真なども活用してみましょう。左の頁に示したインデックスとアイコンを参考にしてください。

キーワード

写真に関連する時代や社会の背景理解のための予備知識を示しています。これらを熟知することよりも、むしろ、そのポイントに着目したうえで、高齢者に「これは何でしょうか」などとたずね、教えていただくのがコツです。お話をうかがう際には個々の細かい情報や正確さにとらわれないようにします。

参照：◆解説編・第3章「高齢者の歩んできた時代の生活写真」、巻末「用語集」

実際の思い出話

中高年の方に写真をみせたときの思い出話の実例を掲載しています。

言葉がけの例

話の糸口としていくつか例が挙がっています。高齢者に投げかけるような大づかみな問いかけから、写真のようすに注意をうながすような具体的な言葉がけの順に並んでいます。高齢者の興味や話の流れに応じて、自分なりの語りかけも工夫してみましょう。また、テストではありませんから、正確さを求めないようにしましょう。

参照：◆回想法については→解説篇・第1章「回想法とは」 ◆方法は→解説篇・第2章「グループ回想法のすすめ方」 ◆セッション実例の紹介は→解説篇・第4章「生活写真を用いた回想法の実際」 ◆さらに勉強したい人には→巻末の「主な参考文献」

お話の広げかた

セッションをふくらませるヒントを示しています。1）写真中の人物への投影：高齢者は、そのうちのだれに強く感情移入し、どの人物に注目するのかを気に懸けながらお話をうかがいましょう。2）文脈を楽しむ：聴き手は対象者の話の展開についてゆき、話の流れを一緒に楽しみましょう。高齢者は、自身の回想だけでなく、写真の背景や当時のこと、写真のなかのストーリーの想像を語られるかもしれません。3）関係性を楽しむ：回想法セッションでは、介護者が教えていただくことも多く、普段とは違う高齢者の姿や表情をみるよい機会です。聴き手のほうもそのやりとりを楽しみましょう。

参照：◆解説篇・第2章「グループ回想法のすすめ方」

あそび

1 【駄菓子屋】

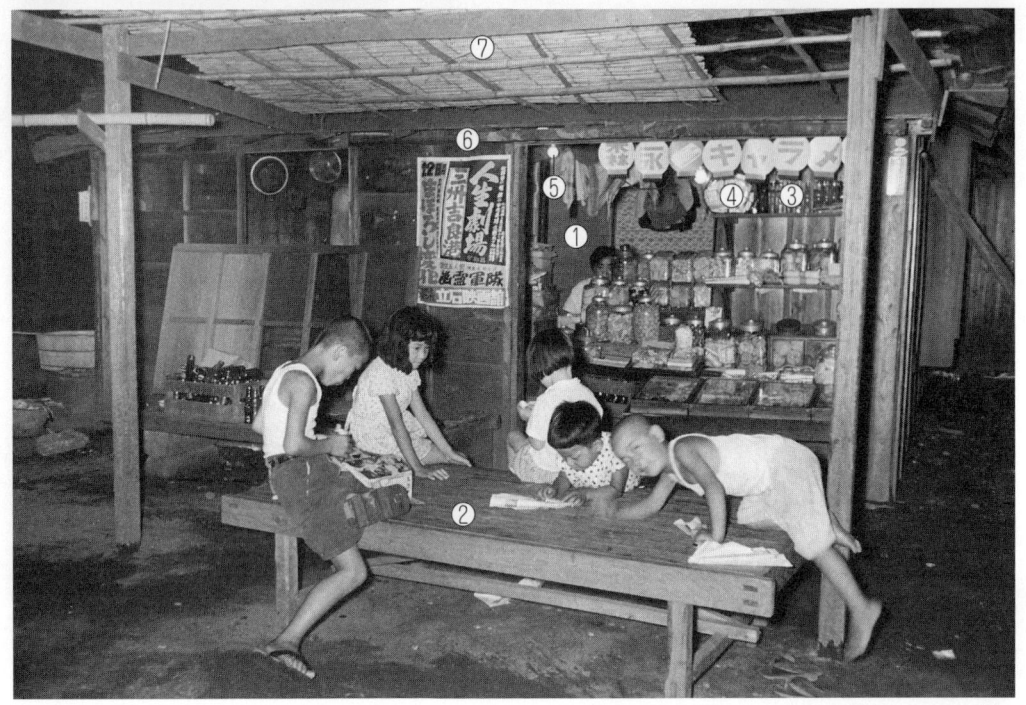

東京都葛飾区立石（昭和29年9月）渡部雄吉撮影

キーワード

①駄菓子屋は、学校から帰った後の、子どもたちの溜まり場でした。買い物という目的はなくても、子どもたちは日暮れまでそこで遊んでいることもあれば、友だち同士の待ち合わせ場所にもなっていました。店の主人は、たいがい年輩の女性で、子どもたちにとっては怖いときもあるのですが、たいていは好かれていました。駄菓子屋には、菓子の他に、玩具、文房具が売られており、おこづかいを握りしめた子どもたちは、それぞれ買い物や「くじ」や「当てもの」に熱中していました。

②縁台は、子どもたちが座ったり、寝そべったりしている台です。タタミ1枚分ほどの大きさで木製のものと竹製のものがあり、上面はすのこ状に作られています。子どもたちの交流の場でした。

■その他のキーワード　③ラムネ　④キャラメル　⑤裸電球　⑥映画「人生劇場」のポスター　⑦よしず
■関連図書　『キャラメルの値段』市橋 芳則 著、河出書房新社、2002年
■関連する写真　❷めんこ、❸天気占い、❹自転車

言葉がけの例

- 子どもたちが集まっていますね。これは何をしているところでしょうか。
- 駄菓子屋には行ったことがありますか。駄菓子屋にはどんなものがありましたか。
（お菓子や物の思い出についてきいてみるのもよいでしょう。）
（回想が展開されない時には、写真の感想をきいてみましょう。）
- 駄菓子屋のおばさんは、どんなおばさんで、どんなやりとりをしたでしょうか。
- 子どものときのおこづかいはいくらくらいだったでしょうか。

実際の思い出話

①ぎざぎざの入った10円をギュッと汗がにじむまで握りしめて、駄菓子屋に来ました。それをどう使うかで本当に悩んだ。よく、奥のほうからすごいおばちゃんが出てきて、ときに怖いんだけど、根っこはいいおばちゃんで、私が元気がないときには、ときどきくじでわざと「当たり」を出してくれたりするんですよ。
（昭和10年生まれ、女性、埼玉県）

②ひとつひとつのお菓子を瓶から手で取り出すんですよ。今考えると不衛生きわまりないのですが、当時はみんなそうでした。新聞紙で作った封筒にいれてくれたりしたんです。縁台ではうちわであおぎながら将棋をさしたりしたものだよ。
（昭和16年生まれ、男性、愛知県）

お話の広げかた

　駄菓子屋の写真に描かれたお菓子、キャラメル、ラムネ、当てものといわれていた「くじ」など当時魅力に満ちた品々から楽しく懐かしい思いがあふれ出します。奥にいる駄菓子屋のおばさんは、子どもたちの人生で初期に関わる社会人です。おばさんとのやりとりの思い出は、子ども時代の人との関わりやそのほかの思い出の人を彷彿とさせるでしょう。このテーマでは学童時代の仲間関係、遊びの思い出など、快活で楽しい思い出が引き出されることが多いものです。駄菓子屋という場を通じて培ってきた友だち関係や当時の思いをきいてみてもよいでしょう。夏の季節に合わせて、夏の思い出を語ってもらうのもよいでしょう。時に、駄菓子屋のない地域出身であったり、経済的な事情で駄菓子屋に行った経験のなかった方もいます。その場合には、駄菓子屋以外の遊び場、交流の場をきいてみましょう。　　　（志村ゆず）

あそび

❷【めんこ】

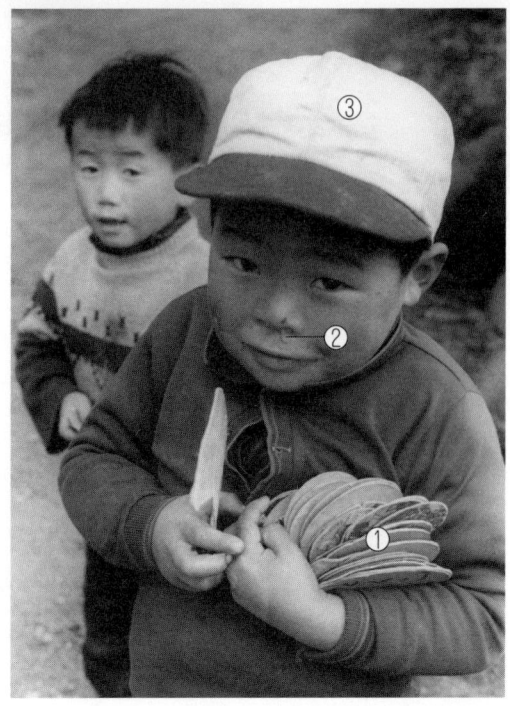

群馬県利根郡片品村登戸（昭和42年10月23日）須藤功撮影

🔑キーワード

①めんこは厚紙の表に絵が描いてある円形もしくは長方形の遊具です。表の図柄には、武者絵や、野球選手、漫画などさまざまなものがありました。めんこの遊び方は、手に持った自分のめんこをたたきつけ、地面においた相手のめんこをひっくり返して取るというやり方が一般的です。そこにはコツがあり、単に力まかせでは取ることはできません。服の袖を長くして風を送るとか、そのときの風向きを考えるとか、いろいろと工夫をして遊んだりしたものです。

②昭和20年代には、鼻水を垂らした子どもが多くみられました。鼻水を垂らすのは栄養不足のためともいわれていました。この写真の昭和42年にはすでに珍しかったようです。

③長らく子どもにとってもっとも人気のあるスポーツは野球でした。野球はバットやグローブ、ボールなどさまざまな道具を必要としていて、それらは子どもにとっての高嶺の花でもありました。そのなかで、もっとも手軽に手に入れることができたのは野球帽でした。

■関連図書　　『20世紀キッズ　子供たちの現場　kids』　毎日新聞社、1999年
　　　　　　『別冊太陽　No.49　子どもの遊び集　明治　大正　昭和』　平凡社、1985年
　　　　　　『昭和　生活なつかし図鑑』　太陽編集部編、平凡社、1999年

■関連する写真　　❶駄菓子屋、❸天気占い

言葉がけの例

- ずいぶんこの子は、めんこを抱え込んでいますね。めんこなどで遊んだことはありますか。
- よく何をして遊んでいましたか。
  （回想が展開されない時には、写真の感想をきいてみましょう。）
- なんだかこの手前の子、鼻水垂らしていますね。
- そういえば、野球帽って、男の子はよくかぶっていましたよね。

実際の思い出話

① なんだか、この子、めんこをずいぶんと、持っているよね。上手（じょうず）な子はほんとにいたものだけど、この子もそうなのかなぁ。あれってなかなかコツがあるんだよね。あとめんこはねぇ、いろんな図柄があったんだよ。赤バットや青バット。そう川上や大下なんかの野球選手とかなんかのね。めんこは、その子どもの上手下手（へた）だけでなく、強いめんこなんかもあってね、そういうのを持っているのも自慢だったんだよ。またそれを持っている子がうらやましかったもんだなぁ。（昭和5年生まれ、男性、埼玉県）

② あぁこんな子、けっこういたわね。男の子は、野球帽をかぶっている子、今よりもずっと多かったのよ。どこ球団だったって？　うーんそんなのは覚えていないわ。そう、あとこんな風（ふう）にはな垂れ小僧っていたわよね。そうねー、あのころは、きったないわなんて、あんまり思わなかったわ。だってそんな子ばっかりだったもの。（昭和11年生まれ、女性、東京都）

お話の広げかた

　　この二人は兄弟のなのですが、その点は意識しないで話を広げてもかまいません。この写真についての話の広げ方にはいくつかポイントがあります。一つは、手前の子どもが持っているめんこや帽子などに注目してみましょう。ここでは、めんこについての思い出を聞き出すことができます。しかしそれだけでなく、それ以外の子どもの頃の遊びについて、この写真は男の子ですから、たとえばベーゴマ、凧（たこ）、パチンコ、けん玉なども出てくるかもしれません。また女の子の遊びとして、人形遊びや塗（ぬ）り絵、あやとり、お手玉などもあります。図版だけでなく実際のおもちゃを置いておくことも話を引き出しやすくします。もうひとつは、二人の表情に注目することです。うらやましそうだったり、「取られないように」警戒していたりする、二人の豊かな表情についての話を促してみることもこの写真では効果的です。

（下垣　光）

あそび

❸【天気占い】

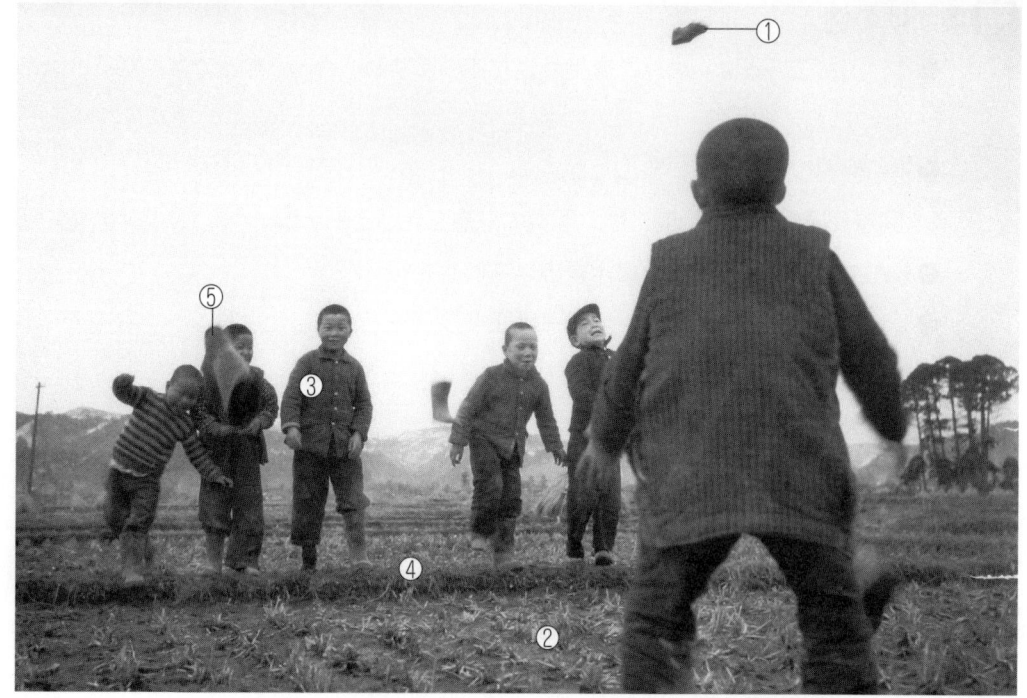

秋田県横手市（昭和26年頃）山下惣市撮影

🔵キーワード

①地域の天候の変動は、そこに住む住人が一番よく知っています。山にかかる雲、風の向き、動物の行動などで変動を読むのです。天候の急変がそのまま身の危険におよぶ漁師は、伝承と経験によって読む天候の動きをとくに大切にしています。

　確たる証拠のない、しかし多くの人がそうだと思いこんでいる天気占いもあります。猫が前足で顔をなでると雨、青蛙が鳴くと同じように雨、夕焼けの翌日は晴れ、東に虹がかかると晴れということなどです。

②稲の収穫後につく害虫を幼虫のうちに駆除するため、秋から冬にかけて稲の切り株は根元から切りとられていました。稲株切りは明治から大正にかけてよく見られましたが、その後、農薬の発達や農法の変化により、次第にその姿を消していきました。

　稲刈りの後の水田を、麦作が可能な畑の状態にかえるときには、固まった土を砕かなければなりません。そのために、稲株の根を切って土から抜いておく作業をしなくてはいけませんでした。

■その他のキーワード　③学童服　④畦　⑤長靴
■関連する写真　　　　▼駄菓子屋、▼めんこ、▼自転車

言葉がけの例

- 子どもたちが集まり、何かしていますね。何をしているのでしょうね。
  （回想が展開されない時には、写真の感想をきいてみましょう。）
- 子どもたちは、学校の帰りなのでしょうか。
- 手前の子どもは、裸足(はだし)になっていますね。
- 頭の上のほうに靴が放りあげられていますね。
- この季節はいつごろなのでしょうか。
- 上を見上げている子どもがいますね。何をいっているのでしょうか。
- 足元には稲株がありますね。普段はどんなことをして遊んでいるのでしょうね。

実際の思い出話

　男の子たちばかりで「あーした、天気になーれ」といっているのかな。これは履物(はきもの)が、上を向いたら晴れですね。よく裏返しになった履物を、ひっくり返して、むりやり「晴れ」にしたものだ。こうやっていつも外にいて、ずっとずっと日が暮れないならいいなぁなんて。家に帰らなくてよければ、ずっと遊んだりしてたものだぁ。（昭和3年生まれ、男性、神奈川県）

お話の広げかた

　明日は、遠足だったり、運動会だったり、あるいはお祭りだったりするときに、一番気にすることは、明日の天気だったりします。テレビが普及していなかった時代には、子どもは夕焼けや虹(にじ)などで、明日の天気を占っていたりしたものです。靴などを放り投げたりして、明日の天気を占っていたりするやりかたもあります。天気占いは地域によっていろいろあるといわれます。それをきいてみるといいでしょう。

　この子どもたちは、学校帰りにもみえます。この子どもたちも、家に帰るといろいろと家の手伝いをしなくてはいけないかもしれません。でもできるだけ日が暮れるまで、こうやってみんなと一緒に遊んだりしたい。そんなことに板挟みになった気持ちをだれも経験しているはずです。そのあたりについて話を促してみましょう。また学校帰りの寄り道についても、楽しい思い出があるかもしれませんので、そのあたりも話を広げるポイントになります。

（下垣　光）

あそび

4【自転車】

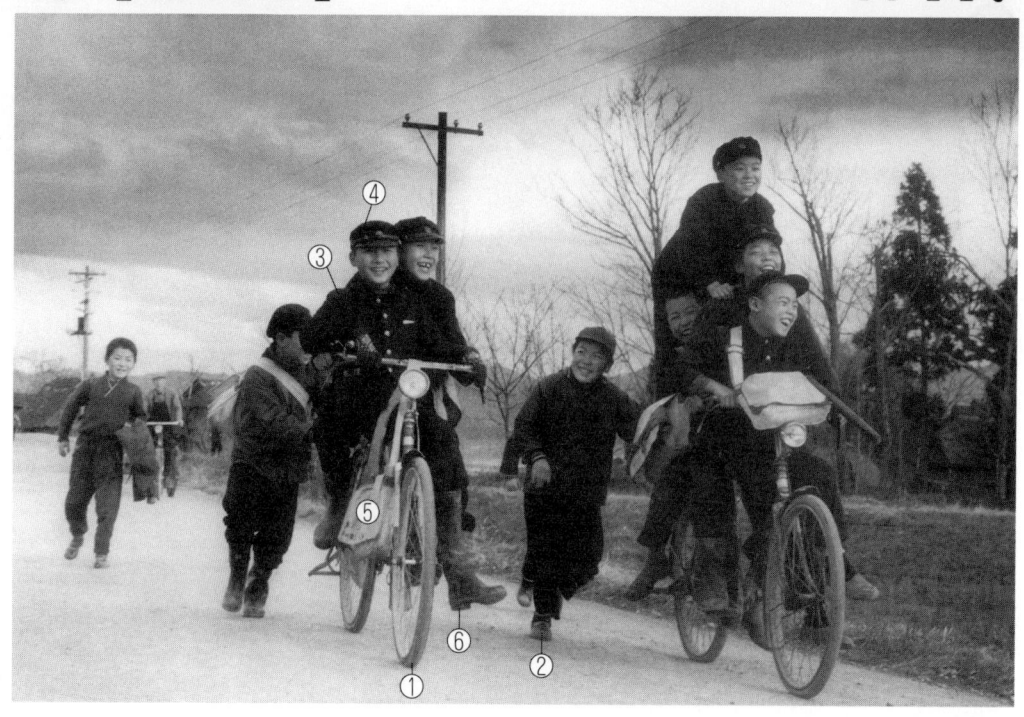

秋田県湯沢市山田（昭和33年）加賀谷政雄撮影

キーワード

①自転車は明治25年（1892年）にはすでに国内で作られていましたが、一般への普及は20世紀に入ってから、業務用に購入する商店や会社が増えてきたことが始まりです。「青い山脈」や「二十四の瞳」などの映画で描かれたイメージが、一般の人の自転車への憧れを高めるのに大いに役立ちました。「青い山脈」の若者たちが銀輪を連ねる海辺のサイクリングのシーン、「二十四の瞳」で若い女性の先生が自転車にさっそうと乗る姿などが、多くの人を魅了しました。

また昭和20年代から昭和30年代には、行商や運搬にも自転車がまだまだ活用されていました。豆腐屋さん、パン屋さん、クリーニング屋さんなどでは、荷台も大きくて、タイヤも太いがっしりした黒塗りの自転車が大活躍していました。子どもたちは、子ども用自転車はまだ少ないため、大きすぎるおとな用自転車に乗って、少し傾けてこぐ、いわゆる「三角乗り」をしていました。

②履物は「草履」か下駄、あるいはゴム短靴が主流で当時は運動靴は少なかったようです。

■その他のキーワード　③学童服　④学生帽　⑤吊りかばん　⑥ゴム長靴
■関連する写真　❶駄菓子屋、❸天気占い、㉘魚の行商

言葉がけの例

- いつ乗れるようになりましたか。どなたが教えてくれましたか。
- 女の子も自転車に乗りましたか。
- 自転車の思い出は。
  （回想が展開されない時には、写真の感想をきいてみましょう。）
- いったい自転車に何人乗ってますか。こんなに乗れるのでしょうかね。何人まで乗ったことがありますか。

実際の思い出話

① 自転車で通学できる子は何人いたかな。学校の帰りに友だちの家によって自転車を出して遊んでいるのかな。恐らく自転車通学はまだ認められてなかったと思う。（昭和12年生まれ、男性、神奈川県）

② 自転車に何人乗れるか？ 子どもが4人乗ってもタイヤがあまりへこんでないから丈夫な自転車ですね。子どものころは自転車は高い買い物でしたから、なかなか買ってもらえませんでした。子ども自転車を持っている子は相当なお金持ちでしたね。せいぜいおとなの自転車を三角股乗りで乗ってました。（昭和20年生まれ、女性、島根県）

③ パンクを自分で修理してましたね。親父から習って、リムからタイヤを片方外してそこからチューブを出して少しずつ引っ張りながら水を張ったらいの中で泡の出るところを探します。そこが穴のあいた所ですから、そこを軽石でけば立たせてゴム糊を塗って、少し乾いてから別の古いタイヤから切り取った3〜4センチ角のゴムを貼りつけるんです。自分でできないと一人前じゃなかったですね。自転車は彼らの持ち物ではなく、うしろに写っている自転車屋のおじさんに借りたのでは？ （昭和14年生まれ、男性、島根県）

お話の広げかた

自転車に関連して話題がたくさんあります。または学校帰りに何をしていたかうかがうのもいいでしょう。悪さ、みちくさなど学校帰りの話題は多いでしょう。自転車についての話題には、子ども自転車とおとな自転車の違い、子ども用補助輪車、自転車の磨き方、手入れの仕方、原動機付き自転車、行商人の業務用自転車、リヤカー、などもあります。その他に次のような質問もよいでしょう。自転車が乗れるようになるまで何度もころんだり、すりむいたりしましたね。その頃の思い出をきかせてください。「三角乗り」という乗り方もありましたね。どんな方法ですか。

（鈴木正典）

⑤【給食】

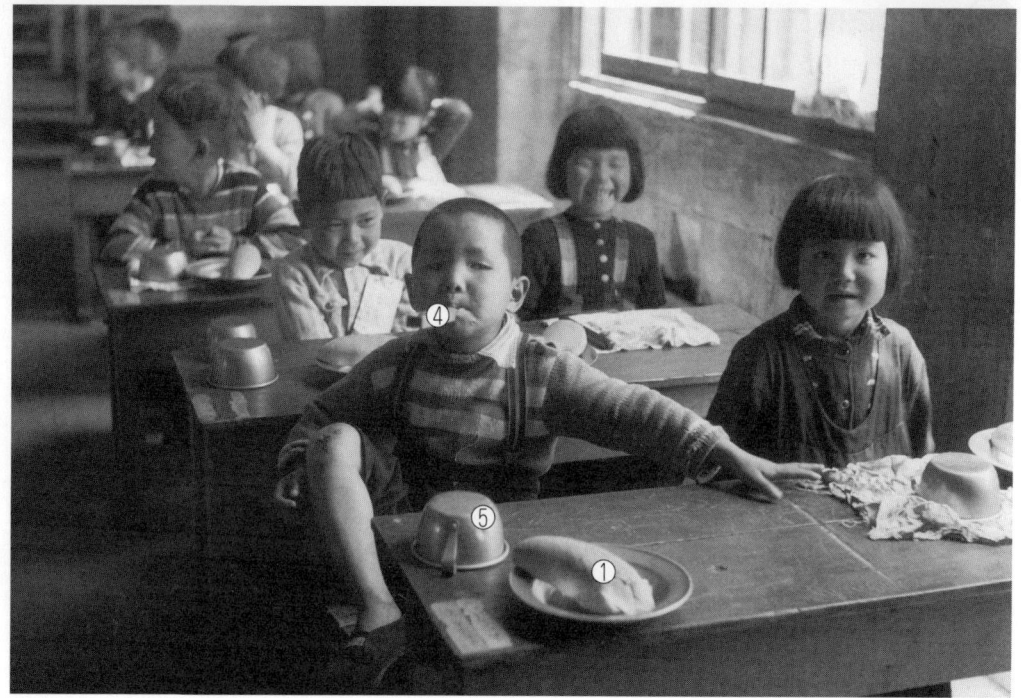

東京都（昭和26年）渡部雄吉撮影

キーワード

①給食のパンはコッペパンでした。やや細長で、1本の切れ目（クープ）を入れた、小型のフランスパンのことを「クープ（coupe）」とよびます。「コッペ（Koppe）」は、このクープが訛（なま）ったものといわれています。戦後、アメリカからの援助小麦粉で作られた、学校給食の「コッペパン」は、大きくて太く、ずんぐりして柔らかく、パリでは買えない純日本製コッペパンでした（昭和25年7月当時の学校給食用パンの材料は小麦粉100に対して砂糖3、人造バター2、イースト2、食塩1.7）。当時の給食定番メニューは鯨の竜田揚（くじらのたつだあ）げでした。

②脱脂粉乳は脱脂乳（牛乳から乳成分を取り除いたもの）を原料として、水分を取り除き粉末にしたものです。脂肪があまり含まれていないため、貯蔵性がよく、常温で3年は保存できました。戦後、昭和21年（1946年）にララ物資として日本に届き、お湯で溶いて学校給食に出されるようになりました。当時の子どもたちにとっては貴重な栄養源でありましたが、あまりおいしいものではなかったそうです。

■その他のキーワード　③給食当番　④箸箱　⑤アルミの食器　⑥ララ物資
■関連する写真　　　　❷めんこ、❹自転車、❼卒業式、⓬運動会

言葉がけの例

- 給食の思い出を話していただけませんか。
- あなたのまたはお子さんの小学校時代には学校給食の定番メニューはなんでしたか。
- どんな食器でしたか。よく出たメニューはどんなものでしたか。
  （回想が展開されない時には、写真の感想をきいてみましょう。）
- あなたご自身がこの写真に写っているとしたらお気持ちはどの子に一番近いですか。
- この場面をドラマにしてみてください。

実際の思い出話

① 最前列の男子は、机に足を乗せて箸箱を口にくわえてブーブーと鳴らしながら、左手で隣の女の子にチョッカイを出そうとしています。でも、いい顔してるね。うしろの男の子はそれをうらやましそうに見てるけど「自分もやりたいな」と思ってるのかな？　うしろの女の子は笑ってます。初恋の子かな。カレーライスが大ごちそうでしたね、脱脂粉乳は溶けにくいのでよくダマになってましたね。茶色のカートンのドラム缶みたいなのに入ってましたね。中からネズミの死骸やらいろんな物が出てきたとの噂もあったね。（昭和14年生まれ、男性、島根県）

② アルミ食器を大きな籠に入れて給食当番の生徒が運びました。脱脂粉乳もアルミの大きなバケツでした。ずいぶん重くて二人でもちました。マーガリンを残す子が多かったですね。一方でペロリと1個丸飲みにする子もいましたが、古い残したカチカチのパンやマーガリンが机の中から出てきたものです。（昭和22年生まれ、男性、福井県）

お話の広げかた

学校給食の思い出は尽きないと思います。給食室、給食のおばちゃん、給食当番、当番の服装、食器、メニュー、片づけ、給食祭り、特別メニュー、当時のパンの種類（アンパン、メロンパン、エンリッチパン）なども語り合いましょう。中高年者の一番の話題で、この写真を見ただけでニッコリされます。小学校全般の思い出につながってゆくこともあります。

（鈴木正典）

まなび

6【授業参観】

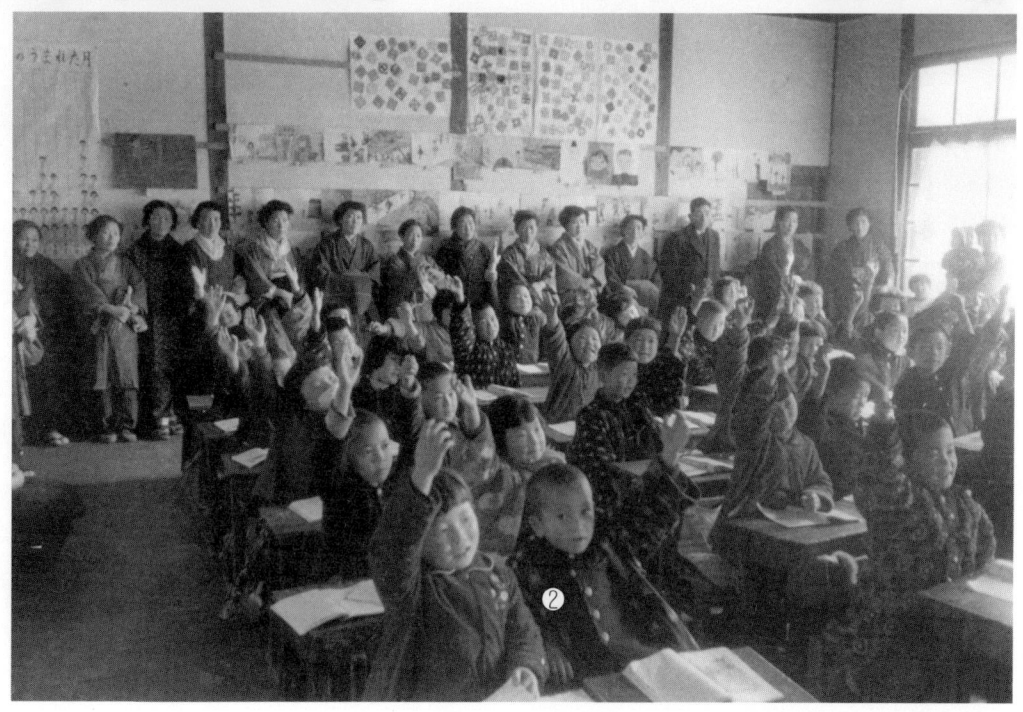

長野県下伊那郡阿智村（昭和32年2月14日）熊谷元一撮影

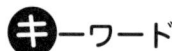

①この写真は、小学校での授業参観のようすです。いいところを見せようと、子どもたちが元気よく、いっせいに手を上げています。嬉しそうな、楽しそうな雰囲気が子どもたちの表情から伝わってきます。現在も行われている、大切な学校行事である授業参観は、年に二、三回行う学校が多かったようです。現在は気軽に普段着で行く保護者が多いようですが、当時は正装をして出かけた方もいらしたようです。並んでいる保護者を見ると、洋服の男性もいらっしゃいますが、着物を着用している方がほとんどです。昭和30年代前半は、普段の生活でも着物を着用することが多かったそうです。

■その他のキーワード　②学童服
■関連図書　　　　　『なつかしの小学一年生』　熊谷 元一 著、河出書房新社、2001年
■関連する写真　　　❺給食、❼卒業式、❽運動会

言葉がけの例

- 授業参観の思い出で、印象に残っていることはありますか。
- （子ども時代への問いかけ）ご両親に来ていただいた時、どんなお気持ちでしたか。
- （親時代への問いかけ）どんな気持ちで、みていらっしゃいましたか。
  （回想が展開されない時には、写真の感想をきいてみましょう。）
- 子どもたちは、みな元気に手を上げていますね。
- うしろに並んでいるお母さんたちは、着物の方が多いようですね。
- 教室のうしろに、絵がはってありますね。

実際の思い出話

① 授業参観っていうと、母親がパーマ屋さんに行って、当日はきれいな着物を着て見に来てくれて。前の日に、何を着て行くか一緒に考えたこともあったね。そりゃあ、楽しみだったね。（昭和19年生まれ、女性、東京都）

② ちゃんと聞いてるかしら、答えられるかしらって、心配だったわね。それなのに、こっちを気にして、うしろばっかり向いてて。私も子どもの時はそうだったから、気持ちは分かるんだけれどね。（昭和1年生まれ、女性、神奈川県）

③ 手だけは上げようって、すぐに上げるんだけどね。上げてから、答えを考えてたね。（昭和10年生まれ、男性、埼玉県）

お話の広げかた

　授業参観の思い出は、来てもらう側（子ども）と行く側（親）、二つの立場からのお話をうかがうことができます。家族歴も考慮しながら、高齢者ご自身がお話なさりたい方をきかせていただくようにしましょう。

　子どもは、きっと少し緊張しながら、わくわくした気持ちで待っていたことでしょう。親はどんな服を着てくるだろうか、遅刻しないで来てくれるだろうか、親にいいところを見せられるだろうか…。一方、親の方は、心配な気持ちを抱えながら見ていたかもしれません。自分の子どもが学校でどんなふうに授業を受けているのか、先生に指された時にちゃんと答えられるだろうか…。

　また、授業参観というテーマに限らず、好きだった教科・苦手だった教科、どんな先生だったかなど、学校での思い出に広げてうかがってみることもよいでしょう。

（萩原裕子）

まなび

7【卒業式】

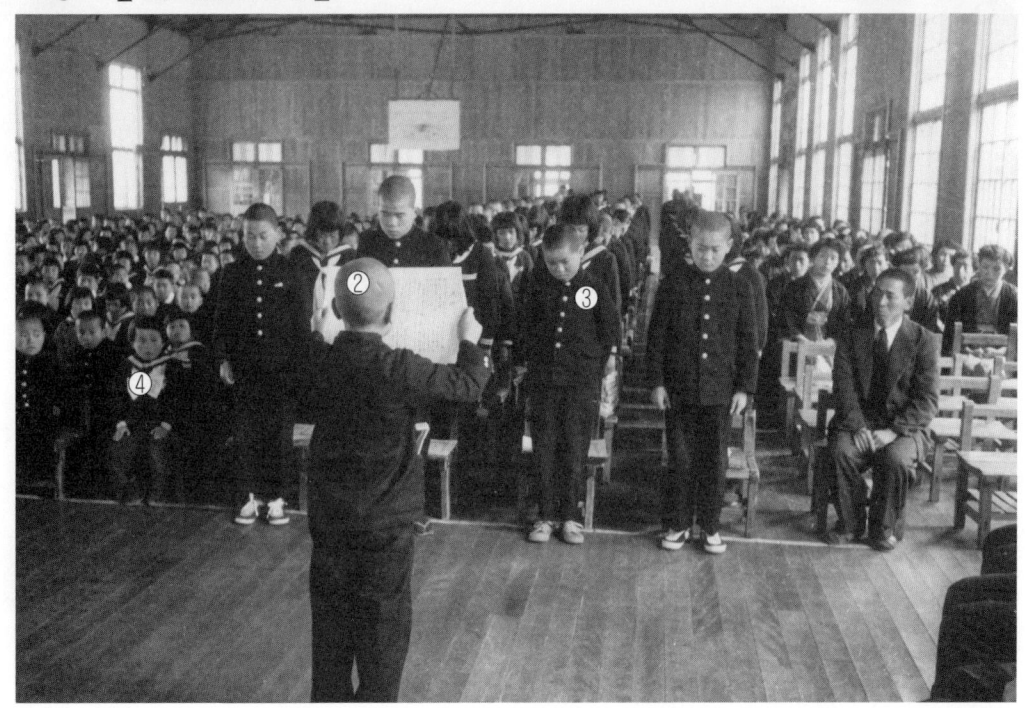

長野県下伊那郡阿智村（昭和32年3月23日）熊谷元一撮影

キーワード

①義務教育の卒業式には、小学校と中学校の二回があります。この写真の卒業式は小学校の卒業式です。小学5年生の在校生から送辞の挨拶を受けているようです。小学校から中学校へ進学するときは、ただ学校が変わるだけではなく、それまでの生活が大きく変わる瞬間でもあります。ひとつひとつの通過儀礼としての儀式を重んじていた時代には、卒業式にも厳かな雰囲気があったのでしょう。参列する保護者は着物を着用しています。まだ昭和30年代前半は普段の生活でも着物の着用が多かったそうです。卒業式のようなあらたまった場には、少しよい着物に羽織を着て参列しました。卒業式に対する意味づけは、今の時代とは重みが違っているのかもしれません。通過儀礼のある社会から、それがなくなりつつある社会へと移り変わっているのかもしれません。

■その他のキーワード　②坊主頭　③学童服　④セーラー服
■関連する写真　　❺給食、❻授業参観、❼運動会

言葉がけの例

- 学校を卒業される時、とくに印象に残っていることはありますか。
- 卒業の時の恩師や級友との別れは、どんなお気持ちでしたか。
（回想が展開されない時には、写真の感想をきいてみましょう。）
- 小さな生徒さんが挨拶をしているようですね。
- 体育館の中での卒業式は、どこか厳かな雰囲気がありますね。

実際の思い出話

①小学校の時の先生は厳しい方でしたね。並ぶときもきちんと整列していないと許されませんでした。でも、その時教えられたことが今でも生きていますよ。卒業してからも時々会いに行きました。卒業してからの先生のお顔は優しかったですね。（大正4年生まれ、女性、東京都）

②卒業式には、女の先生はみんな袴(はかま)を着ていらっしゃいました。卒業式には子どもたちの背筋を伸ばさせる厳かな雰囲気がありましたね。家に帰ると、夕飯は鯛(たい)の尾頭(おかしら)付きと赤飯で祝ってもらいました。ひとつひとつの節目を大切にしていたのでしょうね。（明治44年生まれ、女性、埼玉県）

お話の広げかた

　卒業式や学校時代の思い出をきくときには、高齢者ご自身の子ども当時の体験をお話しくださっている場合と、親として子どもを卒業させたときの出来事をお話しくださっている場合があることを念頭に置いておく必要があります。どちらでも高齢者ご自身が話したいことをきかせていただくようにしましょう。卒業式には「仰げば尊し」や「蛍の光」、また「君が代」の斉唱をした方が多いでしょう。懐(なつ)かしい歌をご一緒に口ずさんでみるのもよいかもしれませんね。

　卒業は、恩師や級友たちとの別れであると同時に、新しい旅立ちへの門出(かどで)となります。次のステージへどんな夢を持たれて進まれたのかをおきかせいただけるとよいかもしれません。その夢は実現されたのでしょうか。また、卒業後にも恩師や級友との付き合いが続いているのかどうかもおきかせいただけるとよいでしょう。学校時代を通して何を得られたのか、それは人生にどのように影響しているのか、もおきかせいただけるとよいですね。

（下山久之）

くらし

⑧【大家族の夕ごはん】

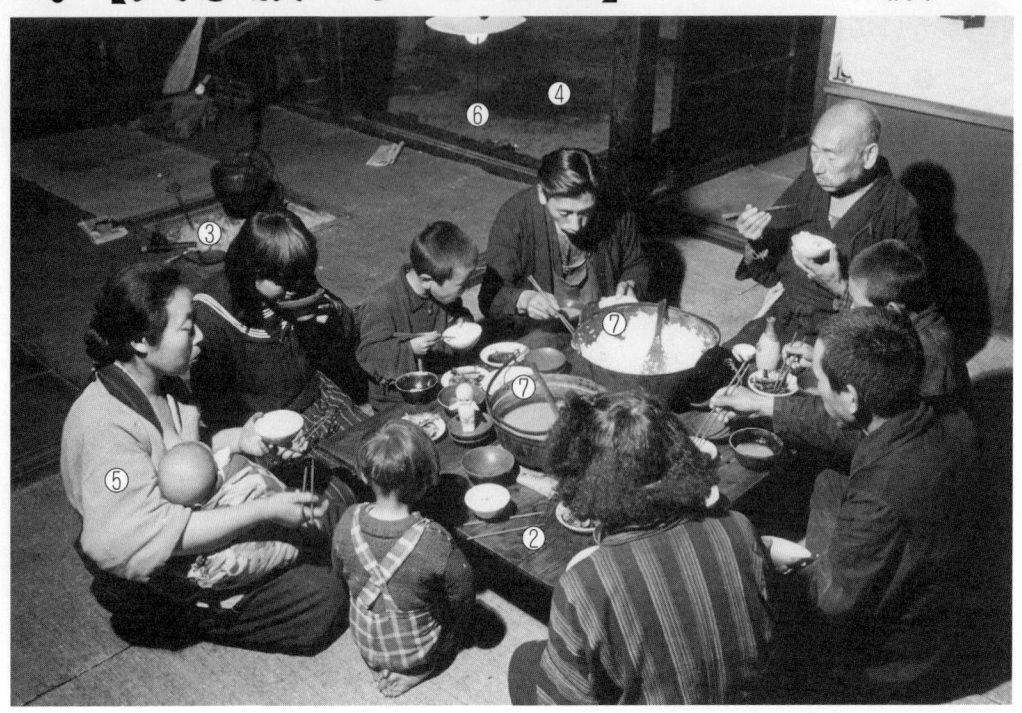

秋田県平鹿郡十文字町（昭和28年）菊池俊吉撮影

🔑キーワード

①日本の典型的で伝統的な農家の大家族の姿です。長男が親と同居し、嫁を迎え、家を継承していく家制度は明治以前から続いてきました。次男の家族などが同居することもあるので、必然的に大家族になります。家長である父親と長男は大切にされ食事の時は決まって上座(かみざ)に座ることになっていました。大家族から現在のような核家族に少しずつ変化を遂げてきました。飯台(はんだい)を前にして皆が正座しています。食事のしつけは厳粛(げんしゅく)なものでした。以前はカマドやヘッツイでご飯を炊(た)いていました。火のついたかまどに薪(まき)をくべると、煙やすすがお勝手場(かってば)に充満し、家中真っ黒になりました。昭和30年代には、電気釜が普及し始め、スイッチを入れるだけでよくなりました。さらには、冷蔵庫に貯蔵しておいた各種の加工食品に少し手を加えて添(そ)えるだけで、食卓を満たすことができるようになりました。

■その他のキーワード　②飯台　③囲炉裏(いろり)　④土間(どま)　⑤割烹着(かっぽうぎ)　⑥電球　⑦鉄鍋(なべ)
■関連図書　『台所道具いまむかし』小泉和子 著、平凡社、1994年
■関連する写真　⑫テレビ、⑭五畳半のすまい、⑯新しい服、㉒ぼた餅づくり、㉙女工さんの食事

18

言葉がけの例

- 大家族ですね。どのようなご家族でしたか。
- ご家庭の普段のお食事は、どのような雰囲気でしたか。座る席などは決まっていましたか。
（回想が展開されない時には、写真の感想をきいてみましょう。）
- 皆正座をして召し上がっていますね。食事のときのご家庭での「きまり」はどのようなものでしたか。（ご家庭の行儀作法や座る位置などをきいてみてもよいでしょう。）
- どんなものを普段召し上がっていましたか。好物の思い出を教えてください。
- お食事の準備の思い出を教えてください。

実際の思い出話

① うちは、大家族で一家に13人くらい住んでいたよ。お父さんの座る位置は、決まっていた。なんといっても子どもが多かったよね。お勝手のかまどに新聞紙や小枝で火をおこし、薪（まき）をくべて火加減にも気を配っていたわ。ガスコンロになってほんとうに楽になったわ。（昭和17年生まれ、女性、秋田県）

② 家の中にある食料といえば、配給の大豆（だいず）と山盛りの砂糖だけでした。毎日、母は、夜のご飯の心配をしていました。ときに親切な農家でもらったえんどう豆入りのごはんがごちそうでした。父母はあの苦しい時代によくぞ皆を守ってくれたと思います。（昭和10年生まれ、女性、茨城県）

お話の広げかた

大家族の食事風景から、なんとも懐かしい家族の姿を思い出す人が多いことでしょう。大家族の登場人物がどんな間柄（あいだがら）であるのかを推測していただいてもよいでしょう。それぞれの方の服装や髪型がどのようなようすかを表現してもらうのもよいでしょう。大家族から核家族へと移りかわった今の時代を考える話し合いをしてもよいでしょう。電気釜の登場、ステンレス製の流し台、ガスコンロや湯沸かし器の登場によって、食事のしたくが変化したことが語られるかもしれません。定番の夕食の食事メニューなどをきいてみてもよいでしょう。食事がとても大切であった時代や家庭での食事のしつけなどについて触れてみるのもよいでしょう。食事は、家庭での大切な団らんです。この写真を通じて家族関係や思い出を引き出すことができるでしょう。回想法を家庭で行い、家族同士で写真を見ながら思い出話を展開してもよいでしょう。

(志村ゆず)

くらし

⑨【お使い】

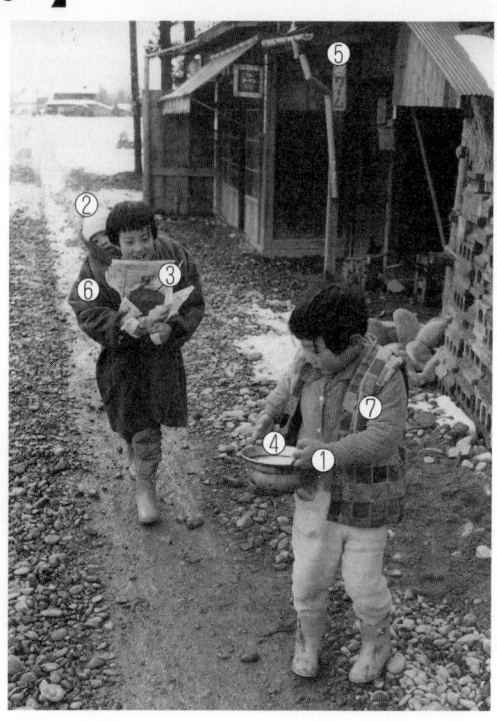

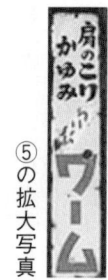

⑤の拡大写真

秋田県湯沢市（昭和39年1月20日）佐藤久太郎撮影

🔑キーワード

①寒い地方の子どもたちの赤いほっぺ、耳や手のしもやけは元気な子のトレードマークのようなものでした。しもやけは最初は赤くなって腫れて、足などはコタツに入って温めると痒くなります。ひどくなると皮ふが破れて汁が出ることもありました。うしろの女の子は両手に包帯をしています。

②背負われている子どもがかぶっている帽子は正ちゃん帽といって、マンガの主人公 "正ちゃん" がかぶっていて流行した毛糸で編んだ帽子です。

③新聞紙にくるんで持っている練炭は石炭を練り固めたもので、安価で昔は一日中火として使え、煮物などに重宝しました。練炭を使った火鉢、七輪、ストーブなどがあります。

④持ち手付きアルミ鍋は、戦後物資不足のため軍需工場からまわされたアルミでアルミ鍋が多く売り出されました。焦げつくとすぐに穴があいて空にかざすと星が見えました。

■その他のキーワード　⑤ワーム（当時の万能軟膏）　⑥ママコート　⑦袖なし（ちゃんちゃんこ）
■関連する写真　⑱雪の日

言葉がけの例

- ある日の午後、仲良しの二人は学校が終わってから道で出会いました。どんな場面でしょう。
（回想が展開されない時には、写真の感想をきいてみましょう。）
- 女の子が手に持っているものはそれぞれ何でしょう。
- 季節はいつごろでしょう。雪がありますね、初冬でしょうか、早春でしょうか。
- 手が腫れてますね。白いものを巻いてますね。どうしてでしょうか。
- 子どもたちのしもやけがひどくなるのはいつ頃ですか。
- お母さんのコートを羽織っている子の背中に見えるのは弟ですか妹ですか。
- なぜか手前の子は慎重に鍋を持っていますね。中に入っているものは何でしょう。

実際の思い出話

①背景の看板に「ワーム」という字が見えますね。よく見るとその上に「ひげそり、しもやけ、に」と書いてありますよ（別図参照：これは「肩のこり、かゆみ」）。鉄板にホーロー塗りの小さな看板、今も覚えてます。（昭和2年生まれ、女性、島根県）

②ちょっとしたお使いをするとお釣銭の一部をお駄賃に貰ったものです。

・おんぶされてる男の子は正ちゃん帽、かぶってますね。この帽子は流行りましたね。簡単に残り毛糸で編めますし。昔の子はみんな、下の子をおんぶして遊びに行ったり、お使いにいったものです。（昭和9年生まれ、女性、島根県）

お話の広げかた

　昔の子どもたちはよく親の手伝いをしました。とくに兄弟が多かったので学校から帰るとお使いや弟妹の子守が待っていました。簡単な農作業（薪集め、畑起こし、草取り…）や遊ぶときも空身ではなく、子どもたちはみな弟妹をおんぶして遊んでいました。どんなお手伝い、お使いをしたか話し合いましょう。

　お豆腐を運ぶには鍋、籠、木箱などを用いました。地方、時代で違います。お豆腐、油揚げ、昆布巻きの行商もありました。これに関連づけてもよさそうです。

　しもやけ、ひび、あかぎれ、などの話題も盛り上がります。

（鈴木正典）

くらし

10 【洗濯】

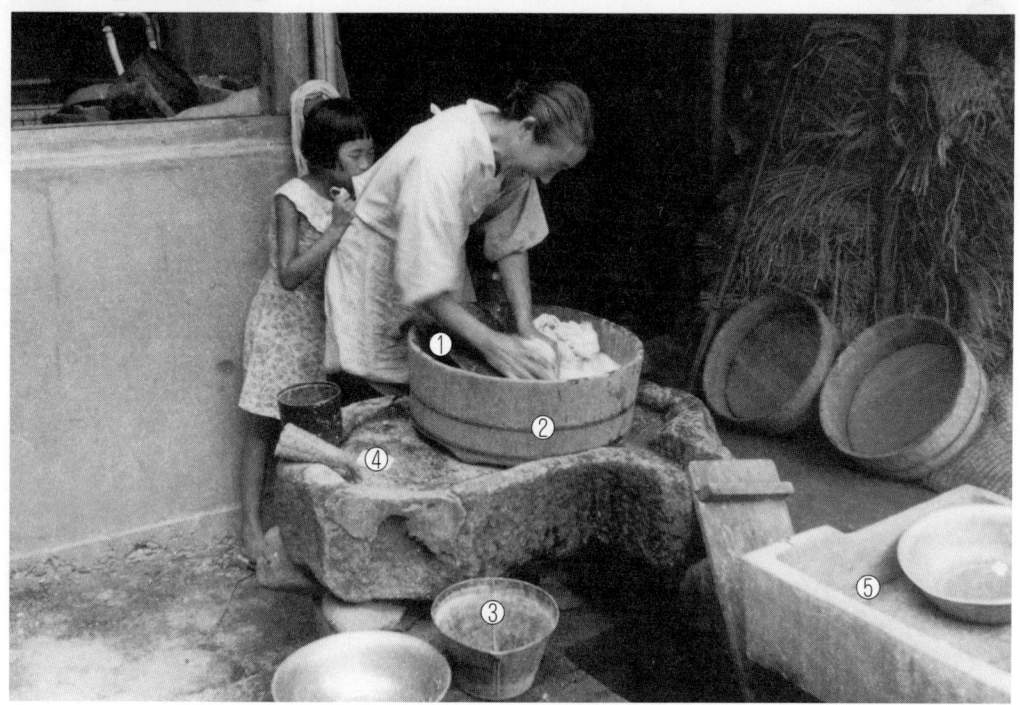

長野県下伊那郡阿智村（昭和31年8月17日）熊谷元一撮影

キーワード

①洗濯板による手洗いは、かなりの力を要するものでした。手洗いの洗濯は、さらに濯ぎと絞るという力仕事が加わります。井戸水による洗濯では、幾度も水を汲み上げなければならないし、川で洗濯をした時には、洗い上げて重い洗濯物をバケツに入れて運ばなければなりません。家族全員の洗濯をするのは大変なことでした。楽な洗濯などありえませんでした。

②洗濯機が入る前は、写真のようにたらいと洗濯板による手洗いでした。町には桶屋もありました。たらいのたががゆるむと調整してもらうこともありました。また布によって洗い方を変える必要もありました。野良着のようなものを洗うときは、へちまを使ったりもしました。

■その他のキーワード　③ブリキ製のバケツ　④洗濯石鹸　⑤流し台
　　　　　　　　　　⑥三種の神器（電気洗濯機、電気冷蔵庫、電気掃除機）
■関連する写真　　　⑰洗濯機、㉔洗い張り

言葉がけの例

- 洗濯板を使ったことはありますか。
- 洗濯は大変な仕事でしたか。どのような工夫(くふう)をなさいましたか。
- 洗濯をするときはどのような手順でなさいましたか。また、どこで洗濯をなさいましたか。
  （回想が展開されない時には、写真の感想をきいてみましょう。）
- この女の子はお母さんに甘えているんでしょうか。

実際の思い出話

①昔は今のように洗濯機なんかなかったから、洗濯はそりゃ大変な仕事でしたよ。一番の力仕事でしたね。洗濯板を使って着物を洗うときには、布を傷(いた)めないように気をつかったものです。大きなたらいを使って洗いましたね。（明治44年生まれ、女性、埼玉県）

②冬の洗濯は大変でしたよ。水が冷たくてね。小さいころからお母さんの手伝いをしたもんですよ。昔の子どもはみんなそうだったと思いますよ。今の子どもはどうなのかしら。（大正8年生まれ、女性、新潟県）

お話の広げかた

　洗濯というテーマから、道具の名称や使用法に限定された回想にならないように気をつけましょう。洗濯をしたときの気持ちやだれとしたのかなどもきけるとよいでしょう。写真のお母さんと女の子のような家族のようすもきかせていただけるかもしれません。洗濯をしたことのない男性でも、お母さんの話をきかせてくださる方もいらっしゃいます。

　また、洗濯機が家庭に入ってきた時の話に発展することもあります。洗濯機が入ってきて生活がどのように変わったのかもきけるとよいでしょう。

　洗濯から家事や仕事に話が広がっていくこともあります。家事や仕事は多くの人にとって、とても誇(ほこ)りに思っている事柄でもあります。お話しくださっている時の表情やしぐさにも留意しながら、話をきいていきましょう。有用感、苦労話などもしっかり受けとめてください。

　現在の家族構成とは異なり、また生活習慣も違った生活の中では、洗濯の頻度(ひんど)も違っていたかもしれません。洗濯を通して、その方がどのような生活を送られて来たのかをおききできるとよいでしょう。

(下山久之)

くらし

⑪【洗濯機】

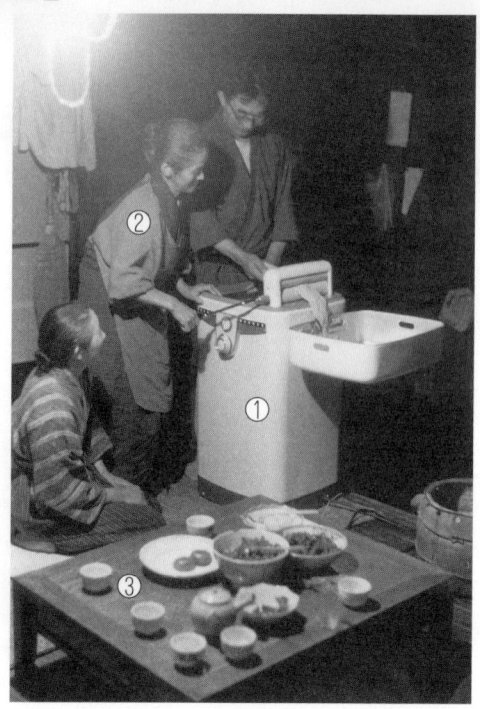

長野県下伊那郡阿智村（昭和32年6月7日）熊谷元一撮影

🔑 キーワード

①電気洗濯機は、昭和26年（1951年）ごろから量産に入り、昭和29年には電気冷蔵庫、電気掃除機とともに「三種の神器（じんぎ）」と呼ばれるようになります。（電気掃除機のかわりにテレビを含め「三種の神器」ということもあります。）昭和30年ころからは山村にも普及し始めました。昭和30年ころのサラリーマンの月収の約半分ぐらいの金額でした。テレビや電気冷蔵庫は、電気洗濯機の価格の約4倍でした。つまりサラリーマンの月収の2カ月分です。その後、電気洗濯機の価格は、ほぼ一定であるのに対し、テレビ、電気冷蔵庫の価格は普及とともに若干（じゃっかん）、低下していきました。最初の電気洗濯機や電気冷蔵庫やテレビの購入は、きっと家族みんなにとって、とても心躍（おど）る出来事だったことでしょう。戸惑（とまど）いや期待も大きかったことでしょう。

■その他のキーワード　②割烹着（かっぽうぎ）　③飯台（はんだい）　④三種の神器（電気洗濯機、電気冷蔵庫、電気掃除機）
■関連図書　　　　　　『図表でみる江戸・東京の世界』江戸東京博物館、1998年
■関連する写真　　　　⑩洗濯、⑫テレビ、⑬洗い張り

言葉がけの例

- 洗濯機が入ってきた日のことを覚えていらっしゃいますか。
- 洗濯機が入ってきて女性の仕事は変わりましたか。
- この洗濯機の上にはローラーが付いていますね。これで絞(しぼ)っているのでしょうか。
  （回想が展開されない時には、写真の感想をきいてみましょう。）
- なんだか洗濯機を使うしぐさにぎこちなさを感じませんか。

実際の思い出話

①脱水機のついた洗濯機の最初のころは、こんな感じでしたね。手でグルグル回しながら絞るんですよ。洗濯物をいっぱい入れると詰まってしまって大変でした。ボタンが挟(はさ)まって割れてしまうこともあったんですよ。それでも手で行う洗濯よりはずっと楽ですね。（明治44年生まれ、女性、埼玉県）

②家事の中で洗濯が一番の力仕事でした。それが洗濯機を使うようになってずいぶん楽になりましたね。家電製品によって生活は大きく変わったものですよ。（大正8年生まれ、女性、新潟県）

お話の広げかた

電気洗濯機から他の電化製品へと話が広がるかもしれません。張り板による洗い張り、たらいでのもみ洗い、かまどや七輪(しちりん)での飯炊(めした)きの風景は、電化製品の普及とともに姿を消していきました。電化製品の普及前後の生活の変化についてお話をきけるとよいでしょう。

また生活様式の変化はとても大きく「生活革命」ともいわれていました。民放ラジオやテレビ、週刊誌による盛んな広告、宣伝の影響もあって第二次世界大戦下の「ぜいたくは敵だ」から、戦後は一転して「消費は美徳」へと考え方も変わっていきました。このような考え方の変化をおききするのもよいでしょう。「大衆消費時代」への幕開けでした。電気洗濯機、電気冷蔵庫、電気掃除機、あるいはテレビのうちで一番最初に購入した物は何であったのかをおききしてみるのもよいでしょう。何が一番便利だったのでしょうか。あるいは何が家に来たときが一番嬉(うれ)しかったのでしょうか。

（下山久之）

くらし

12【テレビ】

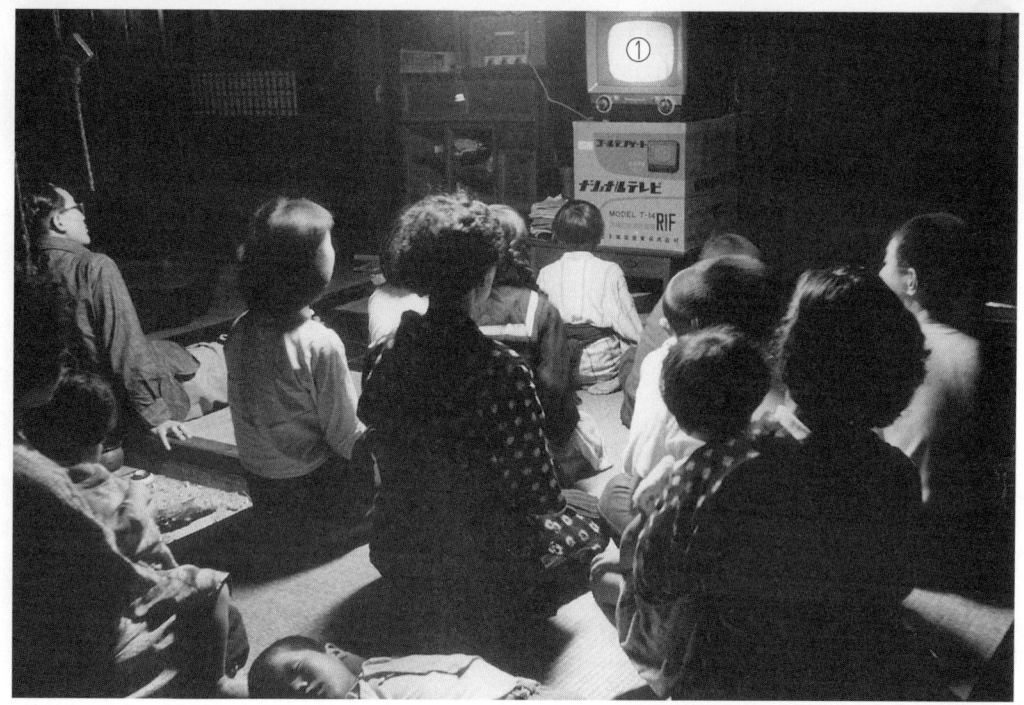

新潟県岩船郡朝日村三面（昭和34年7月）中俣正義撮影

●キーワード

①テレビは、正式名称をテレビジョン受像機といい、昭和28年（1953年）2月1日にNHK、そして8月28日に日本テレビが本放送を開始しました。米10キログラムが680円、小学校教員の初任給が5,850円（昭和27年）の時に白黒テレビジョン受像機は18万円でした。テレビの契約数が増えるのは、昭和31年からで、平成天皇の皇太子当時のご成婚はその時代の共通の話題となり、ご成婚が一つのきっかけとなりテレビの契約数がかなり増えたということです。カラーテレビの放送は、昭和35年（1960年）9月からNHK他8局が始めました。昭和39年の東京オリンピックを見るためにカラーテレビを購入する人が増えたそうです。昭和35年から45年にかけての高度経済成長期に生活様式が大きく変わり、ダイニングの中心にテレビが位置するようになりました。

■その他のキーワード　②三種の神器（電気洗濯機、電気冷蔵庫、テレビ）
■関連図書　『お年寄りの歩んだ時代』西澤稔 著、中央法規、1994年
■関連する写真　❽大家族の夕ごはん、⓫洗濯機

言葉がけの例

- 初めてテレビをご覧になったときのことを覚えていらっしゃいますか。
- お好きなテレビ番組は、何でしたか。
（回想が展開されない時には、写真の感想をきいてみましょう。）
- みなさん、姿勢(しせい)を正してテレビを見ているようですね。
- みなさんの目が、テレビに集中していますね。

実際の思い出話

① テレビのある家はそう多くなくてね。近所のテレビのある家にお邪魔(じゃま)してみんなで見せてもらったものですよ。それからね、電気屋さんの前は、テレビ番組が始まるころには大勢の人でいっぱいになったものです。テレビはとても大切な娯楽でしたね。また、喫茶店も客寄せのためにテレビを入れたもんですよ。テレビを見るために喫茶店に行っていましたね。（大正9年生まれ、男性、埼玉県）

② テレビ放送が始まった最初のころは、今のように番組が多くなかったと思います。好きな番組を選ぶというほど、番組はありませんでしたね。テレビのスイッチを子どもが勝手につけると怒られました。いつもお父さんにたずねてからつけたものです。（昭和15年生まれ、女性、青森県）

お話の広げかた

　テレビは、今ではどこの家庭にもある当たり前の家電製品ですが、昭和30年代前半にはまだまだ高価なものでした。街頭テレビや喫茶店でテレビを見ていた人も多いと思います。テレビが初めて家に来たときのようすをおききしてみるのもよいですね。ワクワクしたり、初めての電化製品に戸惑(とまど)ったり、どんなお気持ちだったのでしょうか。

　また終戦後、元気がなかった日本のなかで、外国人レスラーをなぎ倒していく力(りき)道山(どうざん)は日本中の人びとを元気づけたようです。プロレス放送はとても人気の高いテレビ番組でした。当時のヒーローであるプロレスラー、力道山についてお話をおうかがいするのもよいかもしれません。

　テレビが普及し多くの家庭で購入されるようになるころには番組も増えてきました。それにつれて食事の風景も変わってきたようです。食事時にテレビをつけている家庭も増えたようです。テレビの普及とともに変わってきた食卓の風景についておききしてみるのもよいでしょう。またその変化についてどのようにお考えか、おききしてみるとよいかもしれませんね。

（下山久之）

くらし

13【団地の紙芝居】

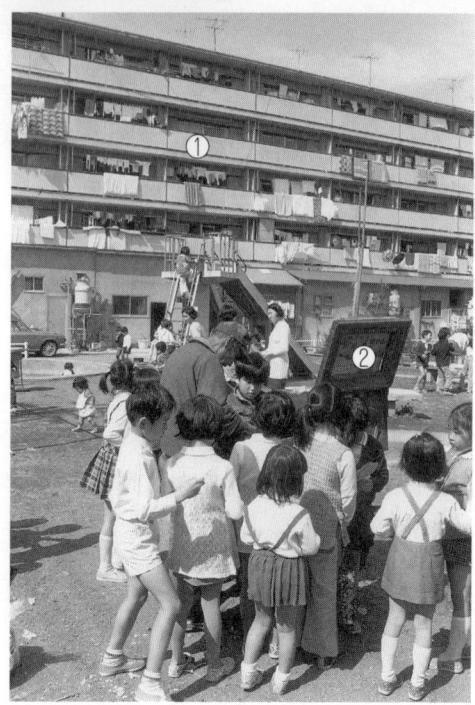

東京都（撮影年不詳）東京都提供

キーワード

①終戦時の住宅不足を解消するために、住宅復興の柱として昭和29年（1954年）に設立された日本住宅公団によって、公団住宅が積極的に建設されるようになりました。これを団地といいました。団地は、水洗トイレ、ガス風呂、ステンレススチール流しなど今日の住宅では常識となった設備がすでに整えられており、あこがれの生活でもありました。

②紙芝居は、昭和5年（1930年）ごろから、飴や菓子を子ども相手に行商して、おまけに見せることがきっかけとして始まりました。昭和10年頃には東京に2000人ほど紙芝居屋がいたとされます。紙芝居の形式は、明治の終わりごろの紙人形の芝居であったのが、昭和の初めに絵物語形式に変わりました。とくに人気があったのは、冒険空想活劇などのテーマで、「黄金バット」はシリーズとして作られるようになりました。

■その他のキーワード　③団地族　④黄金バット

■関連する図書　　　『お年寄りの歩んだ時代』　西澤　稔 著、中央法規、1994年
　　　　　　　　　　『別冊太陽　子どもの昭和史　昭和二十年ー昭和三十五年』　平凡社、1987年
　　　　　　　　　　『再現・昭和30年代　団地2DKの暮らし』　青木　俊也 著、河出書房新社、2001年

■関連写真　　　　　❼駄菓子屋、❽めんこ、❹五畳半のすまい

言葉がけの例

- 紙芝居を見に行ったことはありましたか。どんな紙芝居でしたか。
- 団地に住んだことはありましたか。
  （回想が展開されない時には、写真の感想をきいてみましょう。）
- ずいぶんと立派な団地ですよね。
- どんなお部屋だったのでしょうね。
- 紙芝居では、飴とかもらえたりもするんですってね。

実際の思い出話

① こんなところに住んでみたいと思っていたのよ。でもね、公団住宅は抽選だったのでね、最初は、はずれてばっかりだったわ。それまでは貸家だったので、入れたときはとてもうれしかったのよ。どこにあこがれたのかって。そうね、お手洗いが水洗だったのなんて、びっくりしたところのひとつよね。でも、なんといってもキッチンかしら。（昭和2年生まれ、女性、鳥取県）

② 紙芝居はね。そうだな、すごくどきどきしてきき入っていたことを思い出すね。拍子木ね、鳴るとね、すぐに飛んでいったものだよ。いろんな話があったけど、やっぱり「黄金バット」がよかった。次はどうなるんだろうと楽しみだったな。飴をもらえたりするもの楽しみのひとつだったね。（大正11年生まれ、男性、東京都）

お話の広げかた

　新しい住まいとしての団地生活は、戦後の急速な社会の変化の代名詞のひとつでもありました。当時働き盛りであった人たちにとってあこがれの生活ともいえます。そこにはもっといい生活をしたいと思いがんばって仕事をしてきた苦労や、また家事の大変さも思い出されるかもしれません。またとくに女性にとっては、台所と食事室が一緒になったダイニングキッチンは、文化生活のシンボルでした。あこがれの気持ちやそれを励みにしてがんばってきた気持ちが表現されたならば、大事にうかがってください。

　昭和20年代から30年代に入るときに、生活は様変わりするようになりました。新しい生活は不安と隣り合わせのところもあったかもしれません。しかし、もっとも活力に富んで、意欲に溢れていたころの気持ちに焦点をあてましょう。

　紙芝居は、子どもたちにとって楽しみにしていたことのひとつです。そのときのワクワクした気持ちを思い出せるように、話を向けてみましょう。どんな話をおぼえているか。

（下垣　光）

くらし

14 【五畳半のすまい】

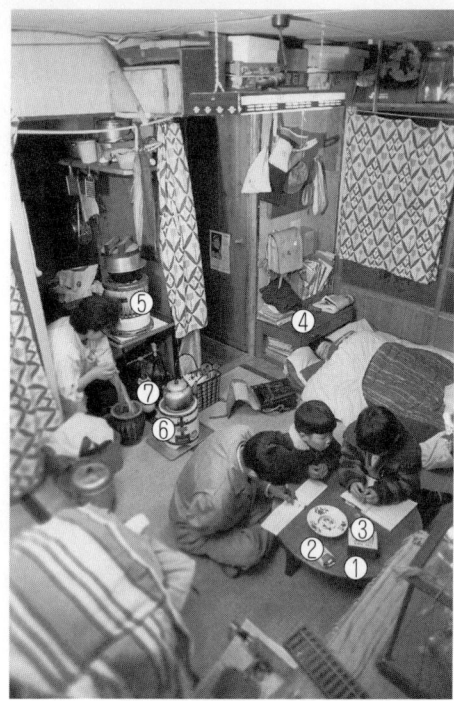

東京都中野区（昭和40年4月）渡部雄吉撮影

🗝 キーワード

①ちゃぶ台　円形の食卓が、机の代わりにもなりました。脚を折りたたんで収納できました。

②タバコ　銘柄は「新生」。「新生」は中級品でした。

③マッチ　パイプ印の徳用箱。

④文机　引き出しが二つ付いています。机の下に本などを積み入れてあります。

⑤石油コンロ　ここでは飯炊きに用いています。昭和37年（1962年）ごろからプロパンガスが普及し、家庭で石油コンロが使われた期間は短いものでした。

⑥七輪　土製。煮炊き用に用います。普通は炭を燃料としますが、これは練炭用です。やかんで湯を沸かすと同時に、暖房用にもなっています。

⑦一升瓶　キッコーマンの醤油瓶です。右は量り売りの食用油を入れたものでしょうか。紙栓がしてあります。

■その他のキーワード　⑧木賃アパート

■関連図書　　『20世紀キッズ　子供たちの現場 kids』毎日新聞社、1999年
　　　　　　　『別冊太陽 No.49　子どもの遊び集　明治　大正　昭和』平凡社、1985年

■関連する写真　⑧大家族の夕ごはん、⑫テレビ、⑬団地の紙芝居

言葉がけの例

- こんな感じの部屋、どうですか。
  （回想が展開されない時には、写真のさまざまな要素を取り上げてみる。）
- この子たちは何をしているんでしょうね。そばにいるのはお父さんでしょうか。
- 懐（なつ）かしいものがいろいろありますね。使っていたものはありますか。
- 家族がみんなそろっているのでしょうか。このころ、みなさんはどんなところにお住まいだったのでしょうか。

実際の思い出話

①うーん。こんな感じのアパートに住んでいたわね。だいたい4畳か5畳っていう広さで、もちろん一部屋だったのよ。あなたには考えられないことかもしれないけど、便所は共同だったのよ。そうね。こんなにはなかったかもしれないけど、ちゃぶ台やらなんやらが部屋にあったので、狭かったのかもしれないわね。でもこんなもんだと思っていたわ。あのころは。（昭和5年生まれ、女性、東京都）

②これはこの子どもたちの父親かな。兄弟が一つの台の上で、勉強したりするのも当たり前だったよな。子だくさんの家も多かったし。まぁだから、子どもは今よりも、外で遊んでいる子が多かったわけだし。こんな風に狭くても、うまくやりくりしていて、使っていたもんだなぁ。でもね、ずっとこんなところに住んでいたくはなかったよね。もっと広い家に、かならず住むんだ。そんな思いをもっていたね。（昭和10年生まれ、男性、埼玉県）

お話の広げかた

都市への人口流入が急速に進んだ戦後は、一部屋四畳（じょう）から五畳程度のアパートなどが急増した時代でもありました。狭いかもしれませんが、そのぶん家族が肩を寄せ合って生活をしていました。この写真では、結婚した当時や子どもを育てていたころの思い出を引き出すことができます。

またこの写真には、いろいろなものがいっぱい置かれているようすが写っています。ちゃぶ台や七輪（しちりん）、一升瓶（いっしょうびん）などさまざまなものに囲まれています。ひとつひとつ懐かしいものばかりです。気になるものはあるでしょうか。「あぁ、これあったわね」など思い入れがあるものがあれば、それについての話をしていただきましょう。また私たちが名前も知らないもの、使い方がわからないものもあるかもしれません。そのときは、それについて話をうかがいましょう。

（下垣　光）

よそおい

⑮【散髪】

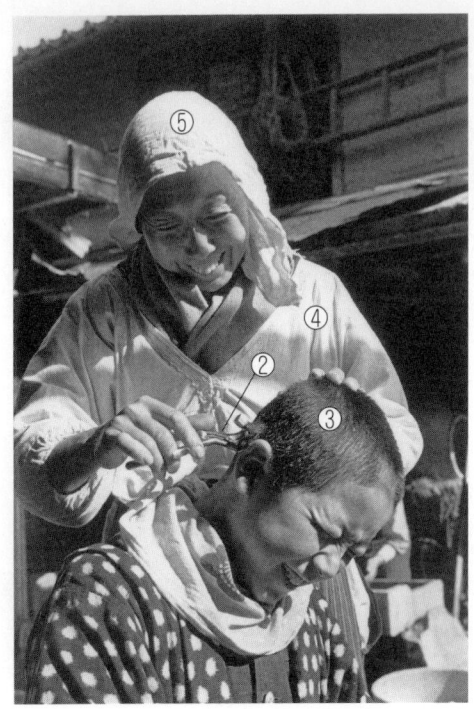

長野県下伊那郡阿智村（昭和32年4月24日）熊谷元一撮影

キーワード

①子どもの散髪は、自宅で親が行った家庭が多かったようです。理由としては、坊主頭は簡単に刈れるので素人でもできること、床屋があまりなかったこと、お金がかからないことなどがあげられます。また、一定の期間をあけて、家に来てくれる床屋さんもいました。

②昭和10年（1935年）ごろから電動のバリカンが出回り始めましたが、当時はまだ手動のバリカンを使う家庭が多かったようです。散髪は、髪が飛び散るので、庭先や縁側で行われました。髪の毛が身体にくっつかないよう、布をかけます。縁側のような開放的な場所で、太陽のもとで行われる散髪は、現在私たちが考えるものとは少し異なった体験だったといえるでしょう。

■その他のキーワード　③坊主頭　④割烹着　⑤手ぬぐい
■関連する写真　⑤給食、⑲美容院、㉓運動会

言葉がけの例

- （子ども時代への問いかけ）バリカンで刈ってもらったことはありますか。どなたに刈ってもらいましたか。
- （親時代への問いかけ）お子さんの髪を散髪なさったことはありますか。
（回想が展開されない時には、写真の感想をきいてみましょう。）
- この男の子、ちょっと痛そうな顔をしていますね。
- 外で散髪しているようですね。

実際の思い出話

①男は坊主頭が多かったね。くりくり坊主だよ。坊ちゃん刈りなんて、ほとんどいなかったし、そんな頭はいじめられたもんだよ。縁側で、よく刈ってもらったね。母親にやってもらった。毛がはさまれて、引っぱられて痛かったね。虎刈りになることもあった。（昭和3年生まれ、男性、東京都）

②昔のバリカンは切れ味が悪くてね。よくひっかかったものよ。素人がやると、上手に刈れないのよね。でも床屋さんに行かせるのはもったいないし、よく虎刈りにしちゃったわ。（大正10年まれ、女性、東京都）

お話の広げかた

散髪は、刈ってもらう側（子ども）と刈る側（お母さん）、二つの立場からのお話をうかがうことができます。当たり前の日常として家で行われていた散髪を通しての、親子のふれあい、交流についてきかせていただけるとよいでしょう。

子どもの時に、慣れない手つきのお母さんに刈られて髪を引っぱられ、とても痛い思いをしたことや、虎刈りになってしまい、友だちにからかわれてちょっと恥ずかしかった経験などを話される方もいるでしょう。初めて床屋に行ったときの思い出、何歳ぐらいから髪を伸ばし始めたかなど、お話を広げていくこともできます。

また、ご自分でお子さんの髪を切った経験のある方からは、その苦労話、工夫なさっていたことなどをうかがえるとよいでしょう。その方の家族歴に合わせてたずねるように心がけましょう。

（萩原裕子）

よそおい

16 【新しい服】

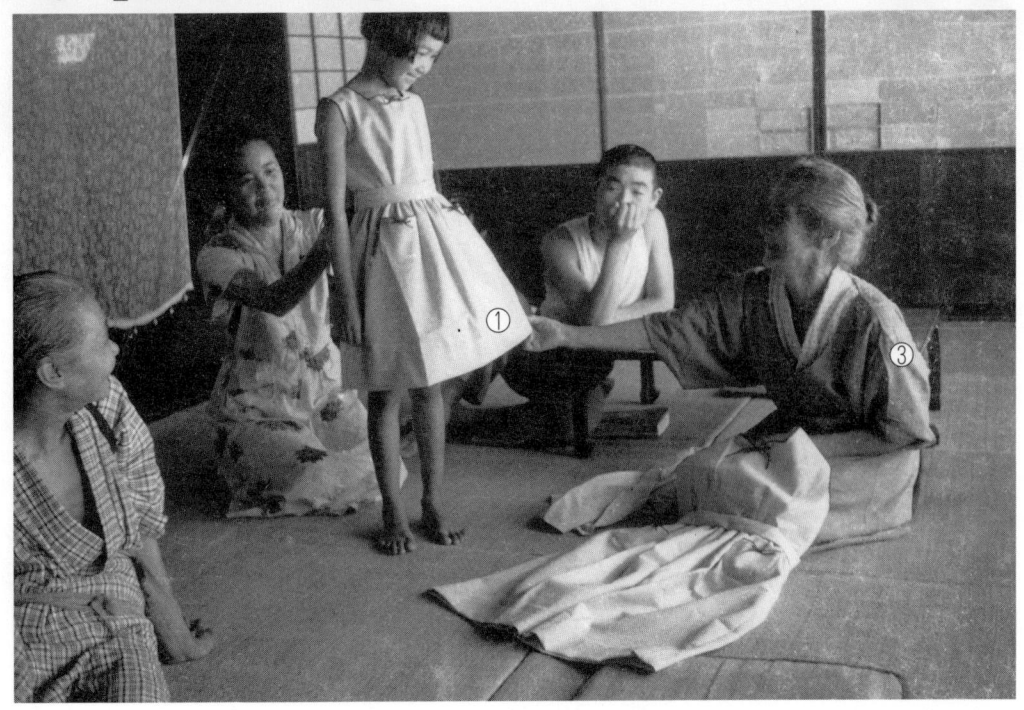

長野県下伊那郡阿智村（昭和31年7月24日）熊谷元一撮影

キーワード

①簡単服は、大正時代の末から昭和時代の初期にかけて流行した女性用の洋服です。デザインが単純で、裁断や縫製が簡単であったことから、この名がつきました。おもに夏用のもので、歩くと裾がパッパッと開くことから、地域によっては「アッパッパ」とも呼ばれていました。

②日本で本格的にミシンの普及が始まったのは、明治時代の末期、アメリカ製のシンガーミシンによってでした。その後、国産ミシンの生産も始まりましたが、「ミシンといえばシンガー」と考える女性が多かったようです。戦後、戦災の復興期にあって、着物よりも活動しやすい洋服が好まれ、洋裁を習って自宅で洋服を仕立てる女性も多く、ミシンは急速に普及し始めました。

■その他のキーワード　③割烹着
■関連図書　　　　　『日用品の文化誌』　柏木 博 著、岩波新書、1999年
■関連する写真　　　❽大家族の夕ごはん、❾お使い、⓱浴衣、㉒草履づくり

言葉がけの例

- （子ども時代への問いかけ）着るものはお母さんに作っていただいていましたか。
- （親時代への問いかけ）お子さんには、ご自分で作られていましたか。
（回想が展開されない時には、写真の感想をきいてみましょう。）
- この女の子、とても嬉しそうな、満足そうな顔をしていますね。
- みんなが、この女の子に注目していますね。

実際の思い出話

① 着るものは何でも作ってもらったわ。いつできるかな、って楽しみでした。朝起きた時に、枕元においてあると、最高よね。母親は、朝着られるようにって夜なべで縫ってくれたのよね。（昭和8年生まれ、女性、群馬県）

② 簡単服って、雑誌の付録に型紙がついてたわね。襟とか袖とかついてない、だれでも簡単にできるワンピース。（身振り手振りをしながら）あの時は、足踏みミシンの前の、手回しミシンだったわ。（昭和4年生まれ、女性、神奈川県）

③ この男の子、俺は関係ねぇなぁ、なんて顔してるよ。いい顔だね。（昭和3年生まれ、男性、東京都）

お話の広げかた

　第二次世界大戦後、物が十分になかった時代には、新しい服を作るために、よそいきの洋服や着物を仕立て直したり、さまざまな工夫がなされていました。それだけに新しい服は最高の贈り物であり、子どもたちは、物のありがたみ、用意してくれた親への感謝の気持ちを感じながら、大切に着ていたようです。

　現代のように物が溢れていない時代に、どのような苦労や工夫をなさり、戦後を乗り越えていらしたか、その知恵に満ちた経験を教えていただく気持ちで、お話をうかがってください。

　この写真は、新しい服を着て嬉しそうな、恥ずかしそうな女の子、それを取り囲む家族のようすが一つの作品のように写しだされています。もし回想があまり展開されない場合には、この作品にあう題名を考えてみたり、女の子だけでなく、おばあさんやお兄さんの立場に立って、何て言っているか、せりふを考えたりして、広げていくことも可能でしょう。

（萩原裕子）

よそおい

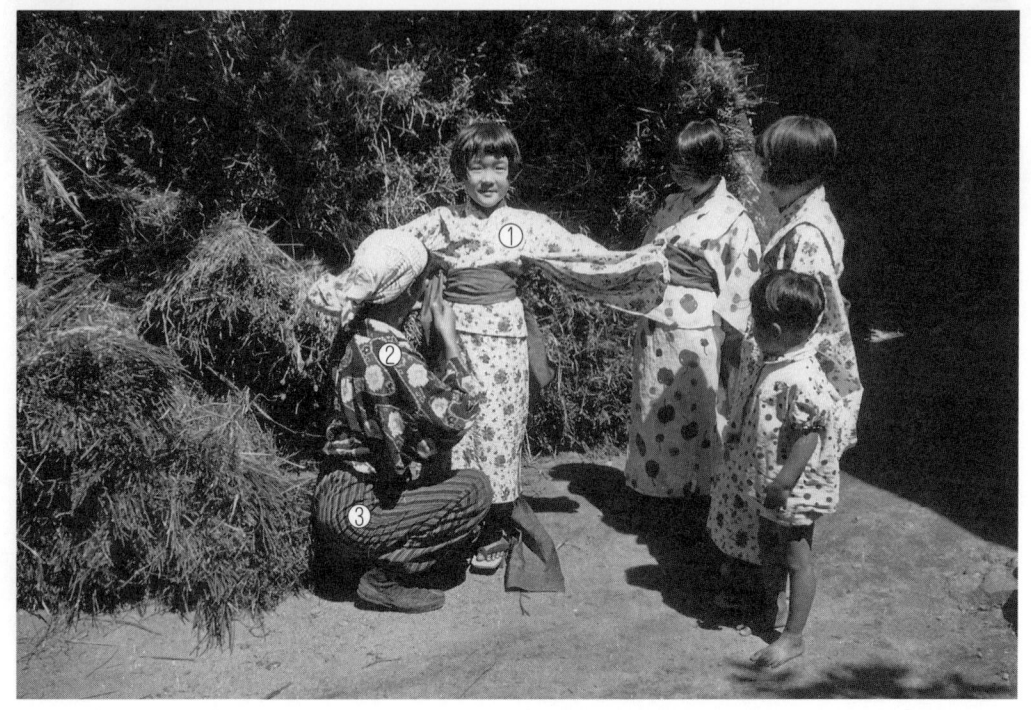

17 【浴衣】

長野県下伊那郡阿智村（昭和31年7月14日）熊谷元一撮影

キーワード

①お祭りに行くために野良仕事から戻ったお母さんに浴衣を着付けてもらっています。母さんの服装は、手ぬぐいをかぶり、野良着を着ています。上半身は、丈の短い着物、下半身にはもんぺをはき、前掛けをつけるスタイルが多かったのです。浴衣を着せてもらってお祭りに参加するための期待感にみちた特別な気持ちが女の子の表情から伝わってきます。浴衣を着てうちわを持ったとたんお祭りの雰囲気に溶け込んでいけそうな気持になります。それはなぜなのでしょうか。浴衣は、もともとは、風呂上りに羽織るものでしたが、江戸時代から庶民の家庭着となり、ちょっとした外出や訪問などにも着られて長い間庶民に親しまれてきたのです。お祭りの日が特別であることは今も昔も変わりはありません。服装といえば、昭和初期までは、日本人の服装の大部分は着物でした。農村では、子どもは全部着物でした。戦後少しずつ服装が洋装化してきました。

■その他のキーワード ②野良着 ③もんぺ
■関連する写真 ⑯新しい服、⑱雪の日

言葉がけの例

- これは何をしているところでしょうか。どんな雰囲気が伝わってきますか。
  （回想が展開されない時には、写真の感想をきいてみましょう。）
- 浴衣を着せてもらっていますね。どんな心境なのでしょうか。着付けをしている女の人の気持ちはどうでしょうか。
- これは夏祭り前の準備をしているところです。夏祭りには行ったことがありますか。（だれと、どこに行ったのかをうかがってみましょう。）
- どんな夏祭りでしたか。（地域、神輿や山車、御囃子のようす、踊りなど。）
- お祭りの楽しみはなんでしたか。（露店、屋台、楽しみにしていたこと。）

実際の思い出話

①浴衣はお祭りのときに着せてもらいました。浴衣を着てみると、浴衣を着ている人同士で親密感がわいてくるのは不思議なものですね。誇らしいような楽しみなような、お祭りに参加してもいいという許可をもらったような気持ちになりますね。（昭和5年生まれ、女性、埼玉県）

②夏祭り。そりゃあ楽しいよ。神輿をかつぐのはよかったなぁ。露店があって、わたあめ、イカを焼いたのとかあってお面だとか。やぶさめ、お神楽、おかめやひょっとこの踊りがあって、活気があってよかったなぁ。（昭和12年生まれ、男性、東京都）

お話の広げかた

浴衣をうれしそうな心持ちで着せてもらっている女の子の気持ちをうかがってもよいでしょう。また、着せているのはお母さんでしょうか。娘に浴衣を着付けているときの心境をきいてもよいでしょう。

夏祭りは農家の暮らしととても関係がありました。田植えの行事、川開き、山開き、お盆には、各地域でお祭りが繰り広げられます。どんなお祭りがあったのでしょうか。どんなようすだったのでしょうか。どんな気持ちで参加したのでしょうか。出身地域のお祭りのようすをきいてみてもよいでしょう。

季節に合わせてお祭りの雰囲気を生かした回想ワークを企画するのも楽しいでしょう。御囃子を演奏したり、実際の太鼓をたたいたり、実際に浴衣を着たりうちわをもってみたりするなど、お祭り気分を味わえるさまざまな音響や道具を用意してみてはいかがでしょうか。

（志村ゆず）

よそおい

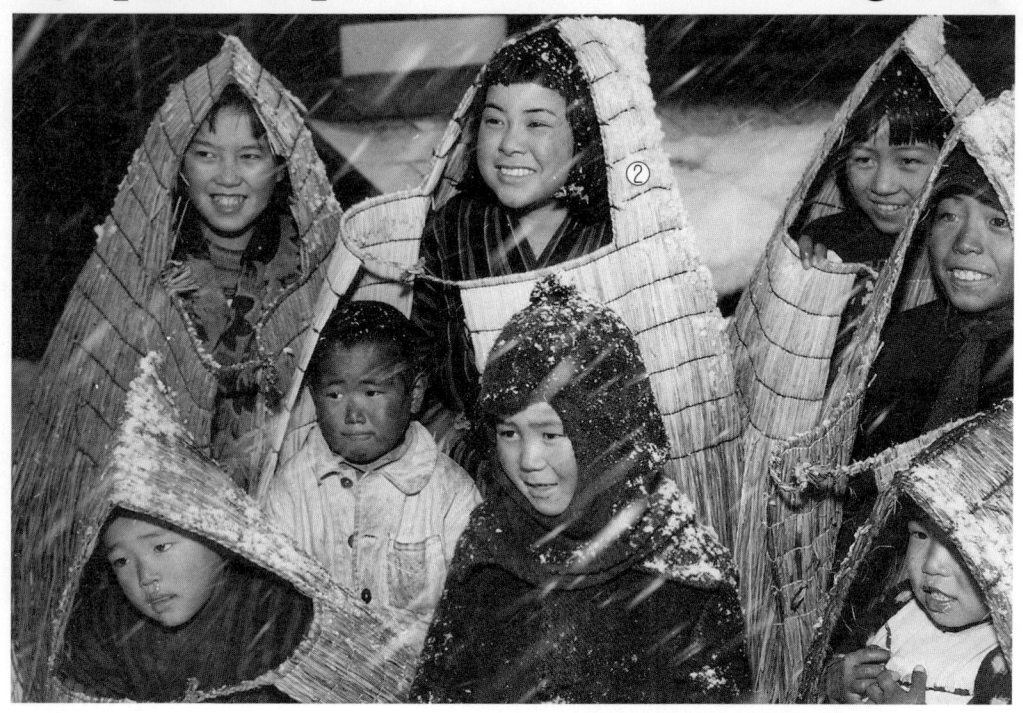

18【雪の日】

新潟県小千谷市（昭和28年2月中旬）中俣正義撮影

🔑 キーワード

①雪国の子ども遊び

　かまくら：雪玉をころがしながら大きくして雪だるまをつくり、それを積み上げ、内を掘ってその雪をまた上に乗せてだんだん大きくします。寒い地方では炭の火鉢を入れて餅(もち)やスルメを焼いたりしました。

　すべり台：坂や屋根の雪下ろしでできた雪山をすべり台にして、竹スキーですべったりしました。

　雪合戦：雪の降りだすころ偶発的に雪玉を投げ合うことはありましたが、今のようにルールや試合はなかったようです。

②冬の民具

　わら靴：ゴム長靴が出る以前は夏は下駄(げた)、冬はこれでした。

　蓑(みの)：茅(かや)、菅(すげ)、わら、などを編んで作った雨具です。頭・肩からかけて身につけます。

③昔は雪がよく降りました。昭和38年（1963年）1月23日から約40日間降り続き、高田（上越市）では377cm、一晩で120cmも積もった記録もあります。豪雪で北陸、上越、信越本線は運休、死者・行方不明165名となり、住居の倒壊、食料難、交通まひなど甚大(じんだい)な被害を受けました。これを「サンパチ豪雪」といいます。

■関連する写真　　❷めんこ、❹自転車、❾お使い

言葉がけの例

- 子どもたちが羽織(はお)っているものはなんと言いますか。
- 子どもたちは何を見つめているのでしょう。
- それぞれの子どもたちの表情を語り合いましょう。
- 雪の日にはどんな遊びをしてましたか。
- 冬の子どもの生活はどんなでしたか（着るもの、食べ物、遊び、暮らし）。
- お生まれは雪国ですか。
- みなさんの雪の印象、思い出はいかがですか。

実際の思い出話

①未来を見る子たち、子どもの顔が神々(こうごう)しいですね。
後列の女の子、きっといい嫁さんになって、たくましく、やさしく生きていくのだろうな。子どものころはよく雪が降りましたね。今ごろは暖かくなってあまり積もらないですが…。（昭和10年生まれ、男性、島根県）

②昭和38年（1963年）の豪雪の時は大変でしたよ。1週間も降り続きましたから。二階から出入りしました。長距離列車が雪に埋まって近くの農家が炊(た)きだしをしました。学校にも屋根の雪下ろしに行きました。（明治44年生まれ、女性、福井県）

③雪だるま、かまくら、すべり台、竹スキーで遊びましたね。リンゴ箱の下に竹スキーを付けてそりにもしました。でも、屋根の雪下ろしとか、雪かきとか、雪の中の大根掘りなど、雪は遊びよりも大仕事でした。（昭和9年生まれ、男性、鳥取県）

お話の広げかた

雪の体験がある方とない方では思いが異なるので万人向けの写真ではない面もありますが、子どもの表情から読みとれる感性を語り合いましょう。また、地域性や季節、参加者のなかに雪国育ちの方がおられてその方にたっぷり自己紹介を兼ねてお話していただきたい時にも活用できそうです。雪は降りすぎて困った経験と九州南部、沖縄の皆さんのように雪が珍しいものとして感じられる方もおられます。

(鈴木正典)

よそおい

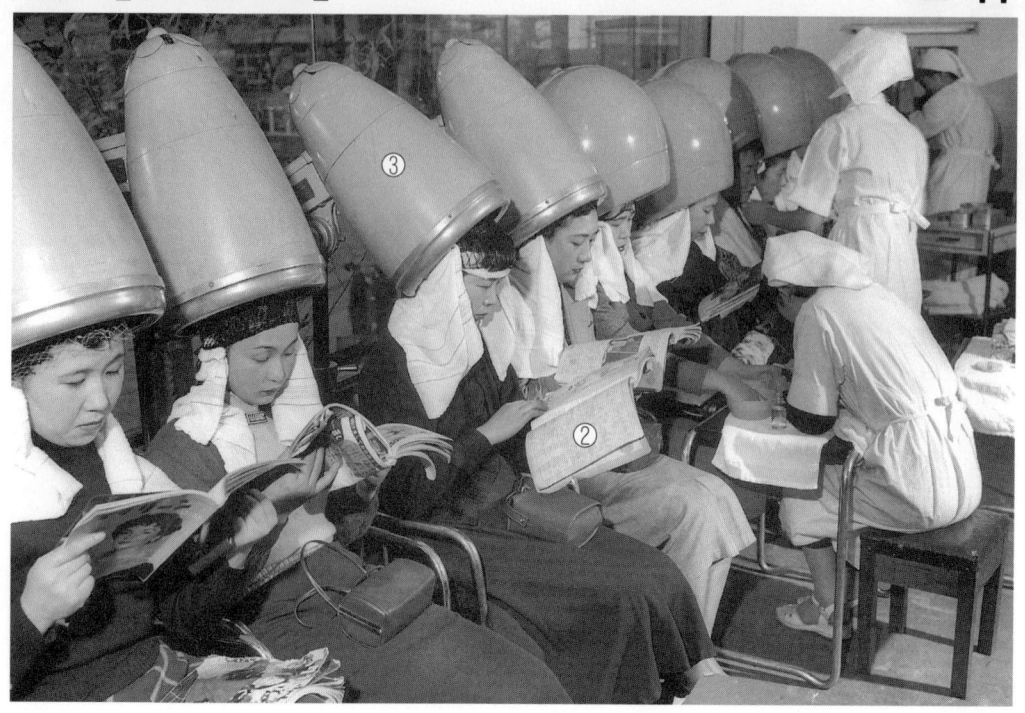

⑲【美容院】

東京都（昭和28年12月27日）共同通信社提供

🔑 キーワード

①パーマネント・ウエーブ（通称「パーマネント」「パーマ」）は、電髪ともいわれ、大正12年（1923年）に日本に初めて紹介されました。はじめは女優や上流の婦人たちがかけていたようです。昭和10年ごろ、国産のパーマネント機が作られ、一般にも普及し始めました。欧米からもたらされたこのパーマネントは、第二次世界大戦中は戦時体制に合わないとして禁止されていましたが、戦争が終わってからは盛んにかけられるようになりました。

②美容院で読まれる雑誌は、映画雑誌（「映画の友」、「スクリーン」）、女性雑誌（「主婦の友」、「主婦と生活」）などが多かったようです。当時のパーマネントは、時間がかかった（4、5時間）ので、美容院でゆっくり雑誌を読むことを楽しみにしている方も多かったようです。

■その他のキーワード　③パーマネント機　④美容院（美粧院）
■関連図書　　　　　『化粧品のブランド史』　水尾 順一 著、中公新書、1998年
■関連する写真　　　⑱散髪、㉙女工さんの食事、㉚朝のラッシュ

言葉がけの例

- パーマネントをかけられたことはありましたか。どんな髪型をなさってましたか。
- 美容院でおしゃれをした時には、どんな所にお出かけになりましたか。
（回想が展開されない時には、写真の感想をきいてみましょう。）
- パーマネントをかけるのに、どのくらいの時間がかかったのでしょうか。
- みなさん雑誌を読んでいますね。どんな雑誌がお好きでしたか。
- この奥の方、爪のお手入れをなさっているのでしょうか。

実際の思い出話

①学校では禁止されてたから、卒業して初めてかけたのよ。クリップ付けて、怖かったし、ちりちりになっちゃって嫌だったわ。こんなに機械が並んでいるなんて、きっと東京の大きなお店ね。私の方じゃ、二つ三つがせいぜいだったもの。（昭和8年生まれ、女性、群馬県）

②母親が、年末には必ずお釜をかぶりに（パーマネントをかけに）行きましたよ。きれいな髪型でお正月を迎えるんだ、って言って。きっと、ハレの日のための特別なものだったんでしょうね。時間がかかって、なかなか帰ってこないから、父親の機嫌が悪くなったりしたもんですよ。（昭和19年生まれ、女性、東京都）

お話の広げかた

時代は変わっても、女性がきれいになりたい、おしゃれをしたいと思う気持ちに変わりはありません。パーマネントに限らず、当時なさっていた髪型、お化粧、ファッションのお話など、お話してくださる方の表情、声の調子などに気を配りながら、お話をうかがえるとよいでしょう。

昭和20、30年代から洋髪が一般にも広まりはじめ、日本髪の時代から、洋髪の時代へと移り変わります。パーマネントをかけるのが初めてで不安だった女性には、パーマネントのかかったかつらをかぶせ、安心してもらってからかけたそうです。初めてかけた時のこと、その事柄だけでなく、その時の気持ち、家族の反応などがうかがえるとよいでしょう。また、どのようなハレの日（いつもとは異なる特別な日）のためにパーマネントをかけて、おしゃれをしたのか、どこに出かけたのかなどもうかがってみるとよいかもしれません。

(萩原裕子)

行事

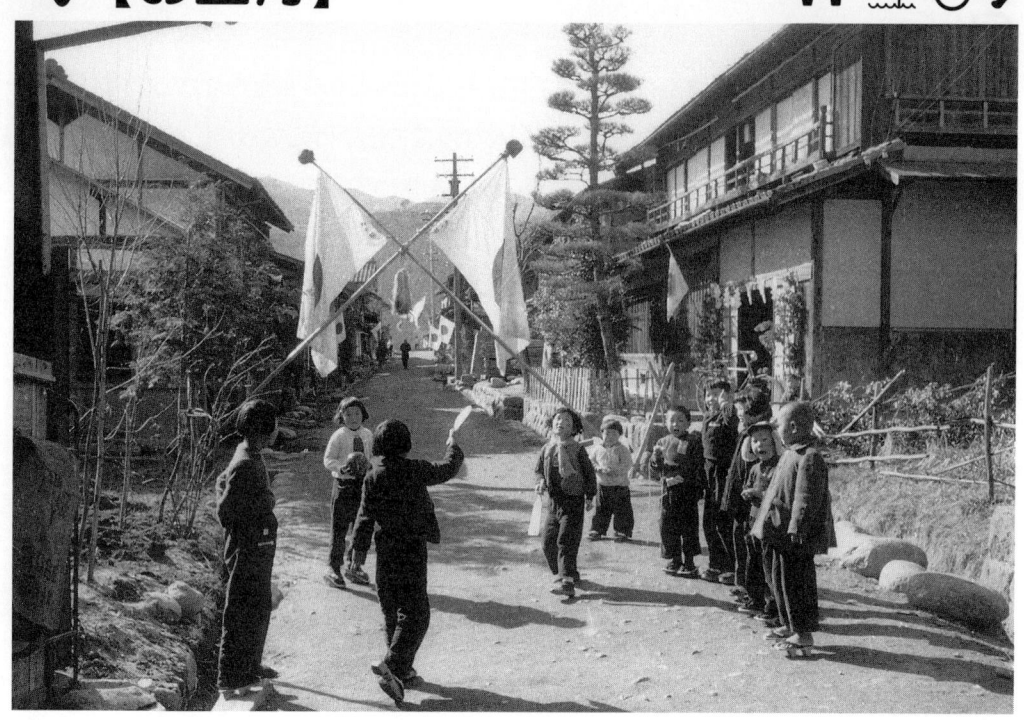

⑳【お正月】

長野県下伊那郡阿智村（昭和32年1月1日）熊谷元一撮影

キーワード

①正月には、子どもたちは、近所の子どもや学校の友だちとかるたや福笑い、すごろく、羽根突き、独楽回し、竹馬、凧揚げなどをして遊びます。お年玉は、お金でなくても品物でもらった人もいます。お正月のしきたりは、今も昔も大きくは変わっていません。お正月になると年神様がやってくると古くから言われてきたことから、暮れになると、どこの家でも大掃除をし、門松をたてたり、注連縄をはるのに大忙しになります。また、大晦日には年越しそばを食べながら除夜の鐘を聞き、一晩中起きているのがならわしでした。子どもたちがもっとも楽しみにしていたのは、元旦の夜明け前から、氏神様の神社へ初詣に行くことでした。元旦になると新年のあいさつをしてから、屠蘇を飲んだり雑煮を食べたりして祝いました。

■その他のキーワード　②門松　③お雑煮　④小正月　⑤仕事始め　⑥七日正月　⑦初夢　⑧書初め
■関連図書　　　　　『日本の年中行事百科―民具でみる日本人の暮らしQ&A』全5巻　岩井 宏實 監修、河出書房新社、1997年
■関連する写真　　　㉑鏡開き、㉕ぼた餅づくり、㉖餅つき

言葉がけの例

- これは何をしているところでしょうか。どんな遊びをしたのでしょうか。
 （回想が展開されない時には、写真の感想をきいてみましょう。）
- お正月はどのようにすごしましたか。（大晦日から元旦、仕事始め、七日正月、小正月などの過ごし方。）
- お正月に何を召し上がったでしょうか。（お雑煮やおせち料理の中身など。）
- お正月で思い出深い行事や芸能はなにかありましたか。（獅子舞や猿回しなど地域の行事や芸能など。）
- お年玉は何をもらったでしょうか。（お金、品物など。）

実際の思い出話

① 正月は、家族そろって初詣に行くんだよ。そのために、下着から洋服から、靴、コートなど着るものをそっくり新しく買ってもらった。お年玉みたいなものなんだろうね。夜の明けないうちから、出かけたんだよ。おせち料理は、家族総出で。子どもたちもそりゃあ当然手伝ったよ。雑煮は長男が作っていたな、なんでなんだろうなぁ。（昭和11年生まれ、男性、東京都）

② 羽根突き、やったよ。羽子板なんて買わないよ。兄貴が手作りで作ったよ。お田植えという行事があって、雪に松の葉を刺すの。それに参加するとお金をもらえた。そう、こんな風に当時は、旗日には旗を揚げるんだよね。（昭和15年生まれ、女性、岩手県）

お話の広げかた

　写真のようすをたずねながら、お正月の遊びについてうかがうことができます。大晦日から年越し元旦までのお正月の準備、初詣、仕事始め、七日正月、小正月などの過ごし方についてもきいてみてもよいでしょう。年越しそば、おせち料理、お雑煮などご馳走の思い出なども豊かに広がる可能性があります。とくにお雑煮は、地方によって、素材や作り方が違ううえに、同じ地方でも家庭によって違うという郷土色のある料理です。その他、お正月に各地域で行われる芸能や行事などの思い出をうかがうことで故郷の思い出が展開されるでしょう。お正月の過ごし方、晴れ着、故郷ならではのお正月の特徴、しきたり、それについてどう感じていらっしゃったのか。大切な年中行事の特別な日をどうすごしていたのか、どんな心境だったか、お正月を通じての個人的な大切な思いをうかがってみましょう。

（志村ゆず）

行事

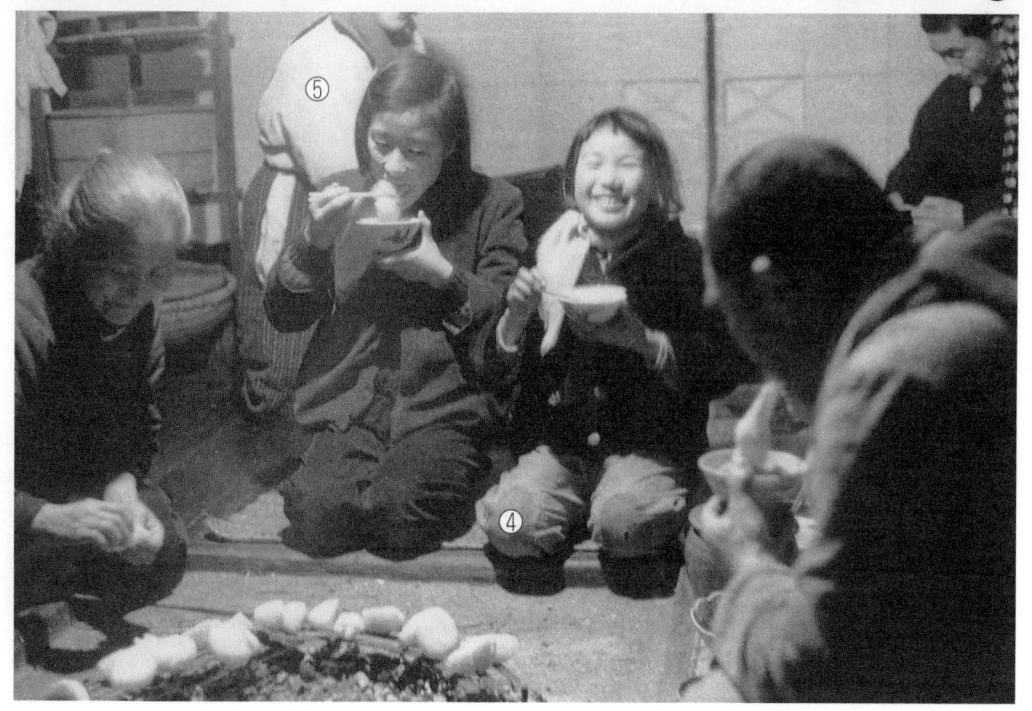

21 【鏡開き】

長野県下伊那郡阿智村（昭和32年1月21日）熊谷元一撮影

キーワード

①鏡開きとは、一家円満を願う年中行事のひとつで、1月11日に行います。正月中、神棚(かみだな)などに供(そな)えていた餅(もち)を、この日に開き（割り）、しるこなどにして食べます。この家庭では、囲炉裏(いろり)に鉄板製の網をのせ、炭のまわりにお餅をならべて焼いています。

②小正月は、おもに1月15日に行われます。大正月（元旦(がんたん)）に対し、小正月は豊作祈願などの農業や家庭にかんする行事です。年末年始中の主婦の労をねぎらって女正月ともいい、女衆の宴会や里帰りの習慣などもあります。

③どんど焼き・左義長(さぎちょう)は、名称は土地によってさまざまですが、それぞれの地域の道祖神(どうそじん)にゆかりのある火祭りの行事です。1月14日または15日、注連飾(しめかざ)り、書初(か)き)め作品などを各家庭からもちよって集まり、辻などで焼きます。その火で焼いた餅や団子(だんご)（繭玉(まゆだま)を見たてたもの）を食べると、その年は病気をせずにすごせるといいます。また、書初めを焼いたときに炎が高くあがると、字が上達するともいわれます。

■その他のキーワード　④継ぎあて　⑤割烹着(かっぽうぎ)
■関連図書　『写真でみる日本生活図引・別巻』須藤 功 編、弘文堂、1993年
■関連する写真　⑧大家族の夕ごはん、⑳お正月、㉗ぼた餅づくり、㉘餅つき

44

言葉がけの例

- 家族そろって、何かを食べていますね。何でしょう。
- 鏡開きをしていましたか。それはどんな行事でしたか。時期はいつでしたか。
- 開いたお餅は、どんなふうに（料理）してめしあがりましたか。
  （回想が展開されなければ、写真の感想をきいてみましょう。）
- 皆、笑顔で、おいしそうに食べていますね。
- この人たちは、囲炉裏(いろり)でお餅をあぶり焼きしているようですね。

実際の思い出話

①あぁ、鏡開きねぇ。11日の夜でしょ、家でおしるこにしたわ。お供え餅は、刃物で割っちゃいけないから、お餅のひびのところを、父が手で割るの。一緒にスルメも焼いたかなぁ。それは、……どんど焼きだったかしら。（昭和16年生まれ、女性、神奈川県）

②この、鉄器は懐かしいわ。囲炉裏のはしっこに置いていたのよね。燃えさしで、何でも焼いたわぁ。お餅でしょ、ふかし芋(いも)、まんじゅうやおにぎり、スルメに、ミカンもね！　ミカンなんて、めったに食べられなくて、焼くと栄養になるって、皮ごと食べたのよ。乾燥芋もそのまま食べるのはかたいでしょ、焼くと柔らかくなるから、なんだかおいしく感じたの。（昭和21年生まれ、女性、神奈川県）

お話の広げかた

「鏡開き」という行事そのものは、家庭的でこぢんまりしたものであり、大きな年中行事ではありません。元旦からの行事の流れで、同じ時期のほかの行事ともあわせてあつかうと、この季節の思い出として語られやすくなります。

「餅」そのものに注目するのも、気軽に話しやすくてよいでしょう。「餅つき」とも関連しますが、ハレの日のごちそうである餅を、みなさんはどう食べていたのでしょうか。家庭でのお餅の調理や調味の仕方、好みのお餅の食べ方、お餅のじょうずな保存の仕方やかたくなったお餅をおいしく食べる方法など、参加者たちがお餅を食べたくなるような、楽しいセッションを心がけます。

この写真では、家族そろって、にこやかにお餅をほおばっています。その情景を手がかりに、家族全員で集まってごちそうを食べる、という状況について話題を広げてもよいでしょう。家族ではどんな献立(こんだて)がごちそうとされていたでしょうか。家族の好きな献立や、特別な献立は何だったでしょうか。反対に、ふだんのごはんの話題にきりかえて、定番メニューの話と比べてみることもできます。

（伊波和恵）

行事

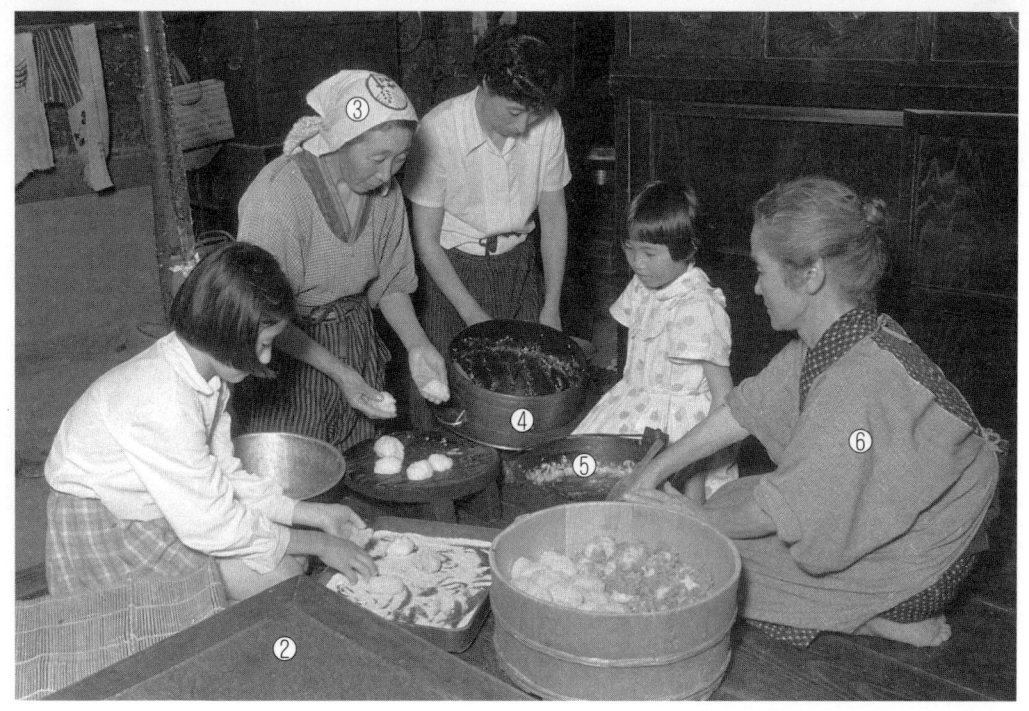

22 【ぼた餅づくり】

長野県下伊那郡阿智村（昭和31年6月28日）熊谷元一撮影

🔑 キーワード

①ぼた餅は、たいていもち米6とうるち米4か半々の割合で混ぜて炊き、炊き上がったお米を上からすりこぎで半つきくらいついて作ります。手に水をつけながら握り飯を楕円形に握り、小豆餡、きなこ、すり胡麻などをまぶしつけます。彼岸など家ごとの行事によく作られていました。大きな皿やお盆などの中ほどにきな粉をつけた黄色のを置き、その周囲に小豆餡をつけたのを並べたその姿が牡丹に似ているところから牡丹餅といいます。呼び方の違うものに、御萩があり、秋の彼岸に供えるという地域もありました。餅つきより手軽にできるので忙しい農家の農繁期中によく作られる地域もあります。こうした手作りのごちそうは、家族大勢で作りました。

■その他のキーワード　②飯台　③手ぬぐい　④羽釜　⑤鉄鍋　⑥割烹着
■関連図書　『昭和台所なつかし図鑑』小泉 和子 著、平凡社、1998年
■関連する写真　⑧大家族の夕ごはん、⑳お正月、㉑鏡開き、㉖餅つき

言葉がけの例

- これは何をしているところでしょうか。
- 家族のだれが参加しているのでしょうか。どんな雰囲気でしょうか。
  （写真の雰囲気をきいてみたり、状況をたずねてみましょう。）
- ぼた餅は作ったことがありますか。（手順やコツをきいてみてもよいでしょう。）
- ぼた餅を食べたことはありますか。○○さんにとって懐かしい味のする食べ物はなんでしょうか。（家庭の味、郷土の味など。）
- 家族で協力しながら手作りすることはありましたか。それはどんなものでしたか。
  （家族がどんな雰囲気だったかに話を広げてみましょう。）

実際の思い出話

①今でも頻繁に作るんじゃのぉ。でもうちなぁ格別。あまり甘くなく作るんがコツなんよ。お米もうるち米との割合が大切。小豆にゃあ、ちぃと塩を入れるのが甘みを際立たせるんによいんよ。（昭和14年生まれ、女性、広島県）

②信州には、似たもので五平餅っていうのがあるだ。さんしょうの葉や、胡麻味噌をつけて、二つ三つおだんごのように串にさすんずら。御幣に似ているもんで、五平餅というんだ。（昭和12年生まれ、男性、長野県）

お話の広げかた

　ぼた餅は、地域によってもまた家庭によっても作り方（餅のやわらかさ、味付け、あんの作り方）が異なります。各ご家庭でのぼた餅づくりの秘策についてもうかがうことができます。味付けや作り方の秘策をきいてみるのもよいでしょう。料理の秘策は長年主婦を務めてきた女性たちにとって誇りでもあり、話題も豊かで、じっくりうかがってみるとよいでしょう。懐かしいごちそうの思い出をテーマにすると、男女問わずお話が展開されることでしょう。どんな時にそれを召し上がっていたのかをきいてみてもよいでしょう。ぼた餅は、餅つきより手軽だったことから、田植えまでの激しい労働を癒すごちそうでした。他にも手作りといえば、柏餅、桜餅、のた餅、五平餅などがあります。各地の郷土料理、おふくろの味、地域の味、家庭の味、など懐かしいごちそうをいただきながら回想を体験することで、味覚を通じての記憶がよみがえってくることでしょう。

　写真では祖母、母、娘と三世代そろった家族の風景が写し出されています。こうした伝統的な家庭の姿から、家庭の味を継承しているのでしょうか。家族の雰囲気についても話を展開することができるでしょう。

（志村ゆず）

行事

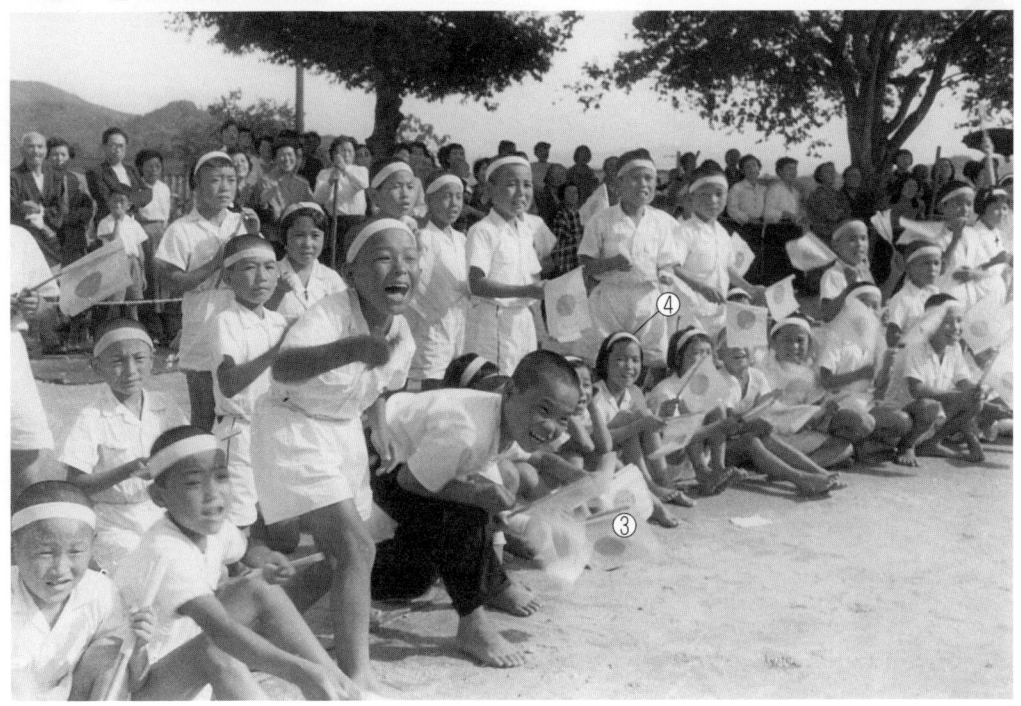

❷❸【運動会】

長野県下伊那郡阿智村（昭和31年10月4日）熊谷元一撮影

🔴キーワード

①運動会の始まりは、明治7年（1874年）にさかのぼるといわれていますが、全国で広く行われるようになったのは、明治33年（1900年）に体操が小学校の必修の科目となり、運動場の設置が義務づけられてからのことでした。小学生のみならず、その両親、家族、地域の人びとが、お弁当と茣蓙(ござ)（イグサで織った敷物）を持って参加できる、一日がかりのお祭りでした。

②お弁当は、運動会のもう一つの楽しみでした。普段とは異なり、ごちそうがいっぱいつまったお弁当を、お母さんが早起きして作ってくれました。中身は、のり巻きや赤飯、お稲荷(いなり)さん、煮しめ、たまご焼き、果物(くだもの)などが多かったようです。

■その他のキーワード　③日の丸　④おかっぱ　⑤足袋靴(たびぐつ)
■関連図書　　　　『写真で見る日本名産事典』　泉 秀樹 編著・撮影、日本図書センター、2000年
■関連する写真　　❺給食、❻授業参観、❼卒業式、⓯散髪

言葉がけの例

- 運動会では、どんなこと（競技）をなさいましたか。得意な競技は何でしたか。
- どんなお弁当を持っていきましたか。
（回想が展開されない時には、写真の感想をきいてみましょう。）
- 子どもたちは、だれを応援しているのでしょうか。お友だちでしょうか。
- みんな、裸足ですね。裸足でかけっこなさったことはありますか。

実際の思い出話

①かけっこ、騎馬戦、棒倒し…いろいろやったね。前の晩は、わくわくして、緊張して、なかなか寝つけないこともあったね。お弁当も楽しみだったわ。特別だからね。のり巻きに、お稲荷さん、たまご焼き。のり巻きの中身はカンピョウやシイタケだったね。（昭和19年生まれ、女性、東京都）

②この子たち、みんな裸足ね。そうなのよね、体育の時間は、みんな裸足だったわ。冬は寒くて、大変だった。終わった後に、水で洗うのが冷たくて、つらくてね。（昭和8年生まれ、女性、群馬県）

③東京では運動靴だった。足袋靴っていうのかな、底がやわらかくて、返しがきいているやつ。年中裸足じゃ、寒かったろうねぇ。（昭和3年生まれ、男性、東京都）

お話の広げかた

運動会というテーマから、高齢者の方はご自身がなさった思い出だけでなく、お子さん、お孫さんの運動会を見に行かれた時の思い出をお話しなさる場合もあります。どちらでも、お話ししてくださる内容にあわせて、お話をうかがうようにしましょう。今も昔も変わらない、楽しく大切な行事であった運動会について、きき手自身の思い出ともあわせながら、きいていけるとよいでしょう。

組に分かれて競い合った運動会は、とても盛り上がる、楽しい行事だったことでしょう。そのわくわくしたようすが一緒に感じられるように、得意だった競技、苦手だった競技、何組だったのか、どんな応援をしたのか、どなたが見に来てくださったのかなど、さまざまな質問をなさってください。また、楽しかったことだけではなく、残念だったこと、悔しかったことなどをお話しになる時もありますので、その気持ちを受けとめながら、お話をうかがうようにしましょう。

（萩原裕子）

24【洗い張り】

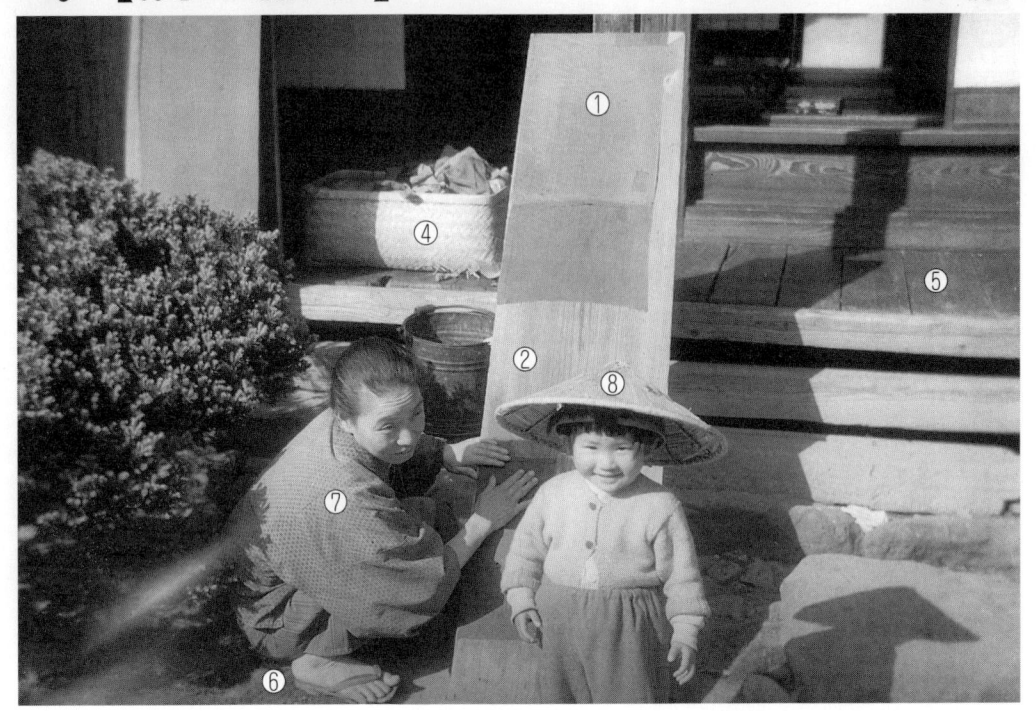

新潟県南魚沼郡塩沢町（昭和27年）林明男撮影

キーワード

①洗い張り（板張り）とは、糊づけした布を板に張って乾かし、その布でふたたび衣類を仕立てる、布地の洗濯方法、リサイクル方法のひとつです。木綿・絹・人絹（スフ）など、平織りの生地がやりやすかったようです。母親の古い着物地を、かわいらしい子ども服に仕立てなおすなど、裁縫の楽しみもありました。

洗い張りのしかた：(1)布海苔の煮汁（糊）に布を浸します。(2)ぬれた布を張り板にのせ、伸ばしつつ張ります。布の一片を板の線にそって張ると、ゆがみもなく、仕上がりが美しくなります。(3)風通しのよい、日が直接あたらないところに立てかけて干します。(4)乾いたら、布の下方から1枚ずつはぎます。糊でピンと伸びるので、アイロンがけは不要です。

②張り板は杉などの一枚板で、かつては家庭の必需品でした。寸法は、着物の並幅より3寸（9cm）広めの1尺5寸（45cm）、長さは1間（1.8m）。タタミ縦半畳大です。

■その他のキーワード　③孫のお守り　④行李　⑤縁先・縁側　⑥下駄（日和下駄）
　　　　　　　　　　⑦ウワッパリ・標準服　⑧菅笠
■関連図書　『昭和のくらし博物館』小泉和子 著、河出書房新社、2000年
■関連する写真　⑩洗濯、⑪洗濯機

言葉がけの例

- このおばあさんは、何をしていますか。
- 洗い張りをしたり、見たりしたことがありますか。（動作を促したり、実際の状況を思い出してもらいます。）洗い張りは、どういうふうにしますか。
- 着物や洋服の手入れはどういうふうにしましたか。お仕立てや仕立て直しは。
- お若いころは、どんな服装をしていらっしゃいましたか。

（回想が展開されない時には、写真の感想をきいてみましょう。）

実際の思い出話

① あぁ、洗い張りねぇ。しょっちゅうやっていたような気がする。昔はマメだったのかねぇ。布海苔(ふのり)をつけて張るのよね。襟(えり)や裾(すそ)がひけちゃって、薄くなったところに継ぎあてしたり、とりかえたり。（昭和24年生まれ、女性、神奈川県）

② （写真を指さして）ぬれ縁(えん)、障子(しょうじ)、行李(こうり)、菅笠(すげがさ)。そうねぇ、こんなだったかなぁ。菅笠は田植えのときくらい。日傘(ひがさ)がわりなら、麦わら帽子(ぼうし)をかぶることが多かったけど。ふぅん。標準服着て、下駄はいて。みんな、（標準服を）上着がわりにして、よく着ていたのよね。（昭和21年生まれ、女性、神奈川県）

お話の広げかた

　着物が日常着であった時代、洗い張りは、ごく普通の家事でしたから、女性にとっては、なじみの深い写真と思われます。洗い張りをする場所、よく晴れた日の庭先の情景、着物の手入れ作業のようすなど、かつての家庭生活の一コマを切りとるように回想を促すとよいでしょう。また、裁縫(さいほう)やアイロン（鏝(こて)）あて、虫干し、衣替(が)えなど、衣類の管理にかんする家事や、日常習慣についての話題へと広げてゆくこともできます。

　男性ならば、母や祖母など身近な女性たちが「洗い張り」などの家事をしていた情景や思い出を語ってくれるかもしれません。また、幼いころの家庭内の役割分担や、自分が子どものころにしたお手伝いの話題へも、つなげてゆけるでしょう。

　着物から洋服へと、私たちの衣類は時代的に大きく変化してきました。ファッションに注目して、この「洗い張り」を切り口に、服装にまつわる思い出に話を広げてもよいでしょう。たとえば、好みの着物や帯の色柄、娘時代のおしゃれや流行、和装小物、髪型、着付け法、仕立て直しや染め直しの思い出など。テーマに関連して、実際に浴衣(ゆかた)を用意し、着付けをしてみたり、教わったり、具体的な作業も楽しみましょう。

（伊波和恵）

わざ

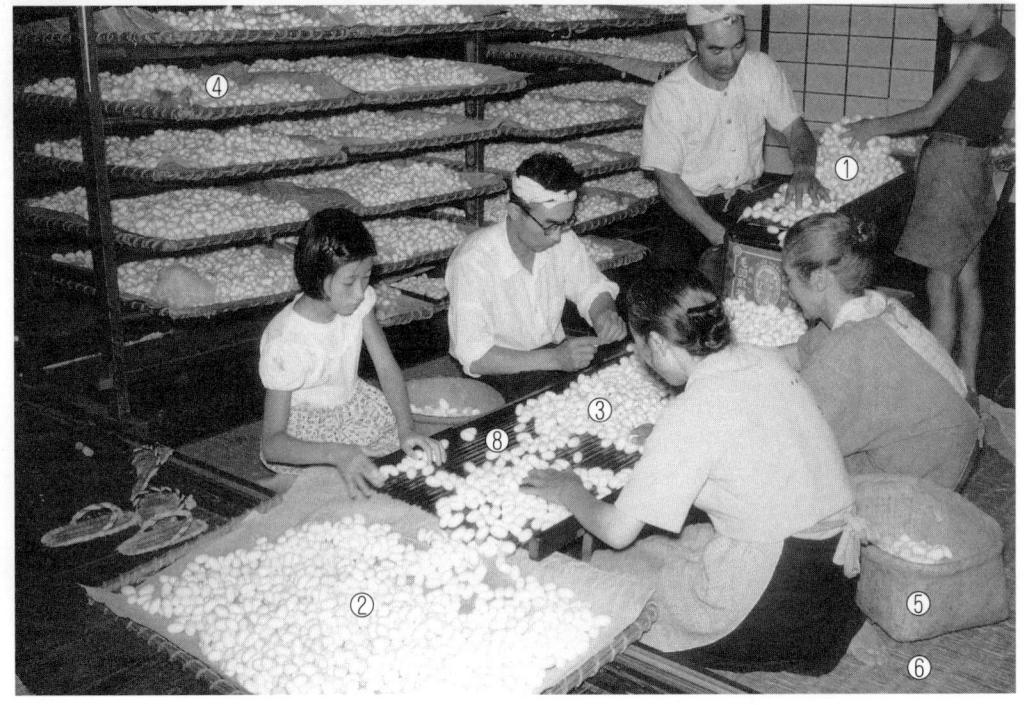

25 【オカイコサマ】

長野県下伊那郡阿智村（昭和31年8月9日）熊谷元一撮影

キーワード

①蚕が繭を作るとき、足場として最初に張った糸を毛羽といいます。完成した繭をとりだしたときに毛羽とりをし、よい繭を選別します。毛羽をとらないと、写真右上隅の少年が手にするような、繭のかたまりになってしまいます。また、写真では、男性が左手で繭を押さえて量を加減しつつ、右手で機械のハンドルを回しています。この毛羽取機は昭和初期ころには全国的に普及していました。画期的に量産できるようになると、家族総出で流れ作業に加わり、生産効率をあげました。

②よい繭は、落花生の殻のようなかたちと大きさで、見ためはふっくら、触ると硬く乾いています。やわらかすぎるもの、汚れているものは商品価値がなく、除かれました。

③養蚕農家にとって重要な現金収入源だったため、蚕は「オカイコサマ」と呼ばれ、丁重にあつかわれました。業者が繭を買いつけにきて、何貫目という単位で買いとられました。質のよい繭は、とった毛羽でさえも売れました。さらに、農閑期を利用して、農家の女性は毛羽を真綿や糸にも加工しました。

■その他のキーワード　④蚕棚　⑤養蚕籠　⑥蓙座　⑦桑・桑畑　⑧選別台　⑨絹
■関連図書　　　　　『写真でみる日本生活図引・別巻』須藤 功 編、弘文堂、1993年
■関連する写真　　　草履づくり

言葉がけの例

- これは何をしているところでしょうか。
- 養蚕（ようさん）は大変な作業だったそうですね。どういう作業がありましたか。
- 「オカイコサマ」や、蚕（かいこ）の繭（まゆ）をみたことがありますか。
（回想が展開されない時には、写真の感想をきいてみましょう。）
- 皆、半袖（そで）を着ていますね。季節はいつでしょうか。
- 家族総出なのでしょうか、子どもも何か作業を手伝っていますね。

実際の思い出話

① 「オカイコサマ」ね。そりゃあ大事に扱うようにっていわれたわ。この作業は毛羽（け ば）取りね。二つサナギが入っているのはタママユっていって、まん丸いからすぐわかるの、これは除（よ）けるの。ビショマユは、中で（サナギが）死んだ繭（まゆ）のこと。これも混ぜちゃ駄目（だめ）。除（よ）けそこなうと他のまで汚れちゃって大変。（昭和16年生まれ、女性、神奈川県）

② 桑（くわ）が大事だったね。春・夏・初秋・晩秋・晩々秋、と桑があるあいだは育てた。桑は、春に枝を切ると、また茂る。お蚕さまは寒いと風邪をひくから、秋は部屋に豆炭をいれてあげる。風来坊（ふうらいぼう）になるんだ。ごはんを食べなくなって、真っ赤になって死んじゃう。ダニがたかっても、ぬれた桑を食べさせてもいけない。雨にぬれた葉っぱは干してからあげないといけないから、みんなで桑の葉を1枚1枚、手でふいたりした。台風の前なんかはもう大変で。知らせをきいたら、夜でも総出で桑の葉をとりに畑へ出た。「オカイコサマサマ」で…。大仕事だったよ！（昭和21年生まれ、女性、神奈川県）

お話の広げかた

養蚕は、経験者にとっては、とても重要な仕事として記憶されていることが多いテーマであり、その当時の苦労と充足感がいきいきと想起される話題です。きき手にまったく知識がない場合は、それらをイメージするのは難しいことですが、作業にまつわる具体的な回想がきかれやすいので、丁寧（ていねい）に話しをおっていってください。作業の手順や難しい作業についてのコツをたずねてみると、上記の例のように、「情報伝達的な回想」が多く引き出されることでしょう。

経験者ではない場合でも、かつて、紡績（ぼうせき）は日本の重要な産業でしたから、桑畑のようすや、桑の実を食べたこと、養蚕農家の風聞（ふうぶん）などの話をしてくださることがあります。そこから、絹製品や着物の話に広げてもよいでしょう。

（伊波和恵）

わざ

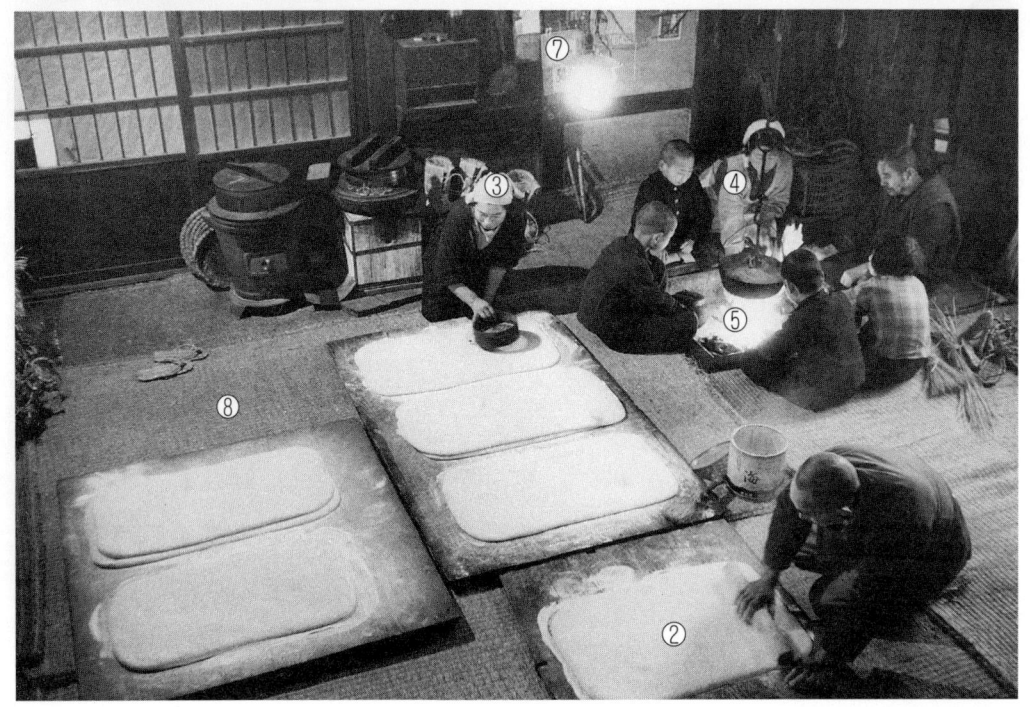

26【餅つき】

新潟県南魚沼郡六日町（昭和29年12月30日）中俣正義撮影

🔑 キーワード

①上記写真にはありませんが、餅は、蒸した糯米を臼に入れ、杵でついて作りました。臼の大きさによって1〜3人つきがあり、人数が多いほどはやく仕上がりました。また、つく餅の量は、1臼あたりもち米3〜4升（4.5〜6キロ）、一家で7臼ほどでした。身内で男手を集めて、親戚中の分をまとめてつく家もありました。正月の餅は12月28日か30日につくのが習わしで、29日は「九（苦）の餅は縁起が悪い」と避けられました。

②写真は、つきあがった餅をのしているところです。つきたての餅は熱く、しなやかで柔らかいものです。臼からとり出して、すぐにのし板の上におき、まだ熱いうちに、餅のし棒ですみやかにのします。このとき、餅の表面に取粉（打ち粉）をふるい、餅全体の厚みを均等にしました。やがて餅がよく冷めたら、用途に応じて切りわけました。（熱いと包丁の刃に餅が粘りつき、切り口の見栄えが悪くなってしまいます。）

■その他のキーワード　③手ぬぐい　④割烹着　⑤囲炉裏　⑥取粉（粳米）　⑦日めくり暦　⑧筵
■関連図書　『写真でみる日本生活図引4』須藤 功 編、弘文堂、1988年
■関連する写真　⑳お正月、㉑鏡開き、㉒ぼた餅づくり

言葉がけの例

- これは何をしているところでしょうか。
- 餅つきをどういうふうにしましたか。（動作や、状況を思い出してもらいます。）
- 餅つきをしたことがありますか。
  （回想が展開されない時には、写真の感想をきいてみましょう。）
- 寒い季節のようですね。冬でしょうか。どういうとき（時期）にしましたか。
- お餅つきを終えて、囲炉裏端に集まり、家族でのんびりしているようですね。

実際の思い出話

①もち米はヘッツイでやった（蒸した）もんだけど。カマドの上に、蒸籠を3つも重ねてやるんだわ。粉だらけ、家中、真っ白になってやったわ。つくのはおじいちゃんか、父ね。うちはそれ用の、こう（動作で示す）、ぐるりと角がついた、お餅用の、のし板を使ってたのね。（昭和24年生まれ、女性、神奈川県）

②これ、そうそう、大晦日の前、28日か30日なのよね（写真中の日めくり暦を指しながら）。一夜飾りもいけないから、31日も避けるのよ。こうして（のす動作）、お餅が冷めたら重ねておく。重ねると乾燥しにくいから、切りやすくなる。次の日の早朝に切るから、猫が足あとをつけないように、土間や外の小屋に入れておくの。（昭和21年生まれ、女性、神奈川県）

お話の広げかた

餅つきというテーマから、道具（臼・杵）の名称や使用法のみにとらわれすぎないようにします。写真では、大晦日前日（写真中、柱の暦では12月30日）、正月準備の最中に家族が集まって、囲炉裏端でくつろいでいるようすが写されています。たとえば、餅つきを行ったとき、あるいはそれを見ていたときの気持ちや情景、だれと行ったのかなど、家庭内の家族の役割分担についてもたずねてみるとよいでしょう。

年越しのようすなど、正月準備に追われる年末の家族の情景についても話し合ってみてください。たとえば、ほかにも、煤払い、御用納め、買い物、おせち作り、帰省などが考えられます。また、それらの風物詩や家族の恒例行事は、時代や家族の成長とともにどのように変わったでしょうか。

「お餅を食べる」こともテーマになります。餅は、かつては特別な食物でした。年中行事やお祝いなど、餅をついたり、買ったり、もらったりすることも多かったのです。お餅を食べる機会についても話題にしてみましょう。

（伊波和恵）

27 【草履づくり】

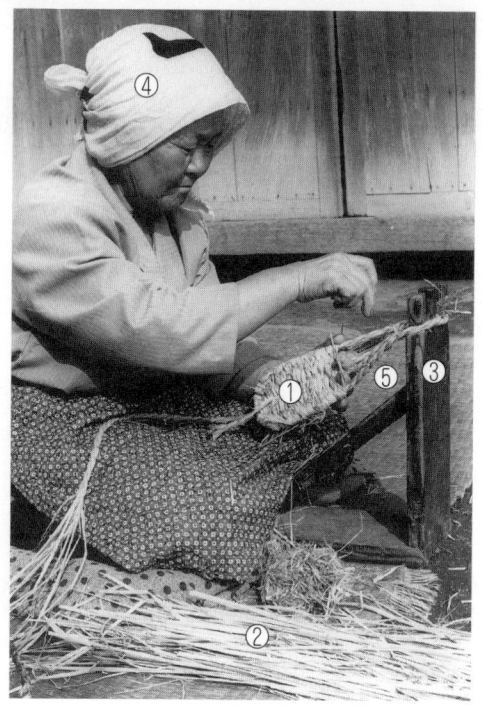

千葉県勝浦市大楠（昭和49年10月）清野文男撮影

🔴 キーワード

①わら草履は昭和30年代ころまでは日常的な履物でした。屋外の作業用として、あるいは、家庭内の板間や土間での履物（つっかけ）としても使われました。やがて、ビニール製、ゴム製のレジャー草履や、スリッパ、サンダルにおきかわっていきました。

②稲わらは、農家暮らしをささえる日用品を作るうえで、欠かせない材料でした。紐や縄をなうほか、正月用の注連縄なども自宅で作られました。とくに、わら草履、筵、菰などは、身近な素材だった稲わらで簡単に作れるものでした。農家の人びとは、農作業の合間や、冬季などの農閑期を利用して草履などを作り、商品としても売っていました。

③写真中の女性は編み台を使っています。上部に芯緒をかける爪が三つあり、L字型の作りで、底部に座って体重で安定させます。わら草履は台部と鼻緒からなります。鼻緒には、芯緒を利用した台部一体型と、下駄状に別にすげるタイプがあります。台部は、足裏大の長楕円形か、または、足半という、足裏半分の大きさにします。

■その他のキーワード　④手ぬぐい　⑤筵　⑥縄ない　⑦注連飾り（注連縄）
■関連図書　　　　　『写真でみる日本生活図引8』須藤 功 編、弘文堂、1993年
■関連する写真　　　㉕オカイコサマ

言葉がけの例

- これは、何をしているところでしょうか。
- わらで作るものというと、どんなものがありましたか。
- 普段は、どんな履物をはいていましたか。草履をはいていたことはありますか。
- 草履をご自分で作ったり、作っているのを見たりしたことはありますか。
  （回想が展開されないときには写真の感想をきいたりしましょう。）
- わらで草履を編んでいますね。

実際の思い出話

① 編んだことはないなぁ。父が、冬の間に作ってくれたのをはいたことはある。縄はなったね。縄ないは機械でやった。上手い人は手でも編むけれど、機械だと子どもでもできた。兄と二人、むこうとこっちから藁を入れて。足踏みでね、ちぎれてしまうと、継ぎたすの。遊びながらだね。……縄は何にでも使ったの。昔はロープや紐なんて、売っていなかったもの。（昭和21年生まれ、女性、神奈川県）

② わら草履？　やったことないわねぇ。田舎のほうなのかな。私のころは、下駄か布製の運動靴があったもの。このおばさんは、ずいぶんハイカラな柄の前掛けして。絞りみたい。手ぬぐいも、よくこうしたのよ。今はタオルばかりだけれど、便利だったわ。手ぬぐいや風呂敷は必需品。草履も、わらじゃなく、ぼろ布を編んで、スリッパ代わりに履いたわ。（昭和16年生まれ、女性、神奈川県）

お話の広げかた

　わら草履を編んだり、編んでもらったりした経験があるかたには、その作業の情景をおききしてみましょう。経験者なら、実際の動作が出てくることも多いテーマです。乾燥したわらの香りや手ざわり、はだしで地面を歩く感触や、わら草履が足裏にあたる感触など、五感の記憶をひき出しましょう。また、農家経験者なら、稲わらの使いみちや、身近な素材を使った生活道具にかんしても話がはずむでしょう。

　日々の手作業へと展開させる場合は、梅干しやぬか漬けなど、だれかに習った技や、何かを習得したことについて尋ねてみましょう。また失敗や成功のお話はいかがでしょうか。どのような工夫を重ねたのでしょうか。それをだれかに教えたことはあるでしょうか。

　街での生活が長い人が集まるセッションならば、ファッションの一部として、履物や靴の話題を切り口にしてもよいでしょう。たとえば、幼いころ、買ってもらったズック靴や、革靴のかたち、はき心地についてたずねてみましょう。

（伊波和恵）

なりわい

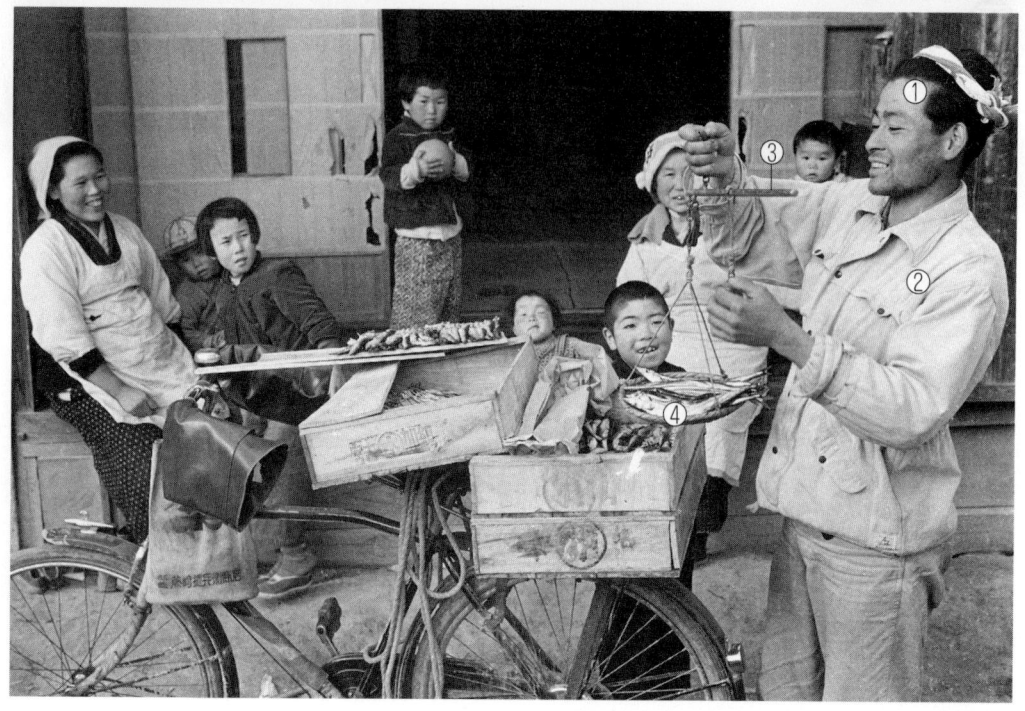

28【魚の行商】

埼玉県秩父郡小鹿野町間明平（昭和31年12月）武藤盈撮影

キーワード

①商店のない田舎では行商は便利な買い物の手段でした。行商人たちは山のものを街や海に、海のものを山や街に、街のものを海や山に、荷物を背負ったりリヤカーなどで運び、単に「販売」というより人びとの生活になくてはならない重要な「運送」であり、うわさ、話題の提供者でもありました。また、行商には昔からの縄張りやお得意先がありました。

②行商人が着ているナッパ服は、仕事着ですが、これ一枚を一日中、毎日、繰り返し着ていると、よれよれになってしなびた菜葉のようになるのでこう呼んだそうです。ナパ（柔らかい羊革）からナッパ服になったという外来語の説もあります。

③行商人が持っている天秤量は、分銅を竿の上で動かしながら平衡がとれたところの目盛りを読んで重さを計ります。

■その他のキーワード　④魚干物、サンマ、イワシ、カレイ、アジの開き、みりん干し、棒ダラ、身欠きニシン、塩鮭、塩鯖

■関連図書　『写真で綴る昭和30年代　農山村の暮らし』、武藤 盈・写真、須藤 功・聞き書き　農山漁村文化協会、2003年

■関連する写真　④自転車、㉙女工さんの食事

言葉がけの例

- どんな場面ですか。天秤量(てんびんばかり)を持っている若い衆(しゅう)はどなたですか。
- 家族何人でしょう。
- 魚屋さん、きっと何かおもしろいこと言ってますよ。女の子はなんだかけげんな顔してますね。どうしてでしょう。男の子はニコニコしてますがなぜでしょう。一人一人の表情から判断して説明をお願いします。
- 季節はいつごろでしょうか。魚の種類でわかりますよ。
- あなたがこの写真のお母さんぐらいの時には行商の魚屋さんはどこ（港など）から来ましたか。何を持って来ましたか。その品物、口上(こうじょう)はどんなでしたか。
- そのほか行商人はたくさん来ましたか。どんな行商人ですか。何を商(あきな)っていましたか。

実際の思い出話

①いつでも欲しい物は買えたわけじゃないですよ。行商から買うことは現金を失うことになるでしょ。お財布(さいふ)は姑(しゅうとめ)さんが握ってましたから、どんな小さな物を買うのにも姑さんの許可がないと買えなかったですね。姑に内緒(ないしょ)で買うときにはお米で物々交換しました。米だと米櫃(こめびつ)から減ったかどうかわからんでしょう。ところが利口な姑さんはお米の上に字を書いてそれを防いでいた。（私の姑さんはこうだった。嫁のつらさを、今、姑になっている「おばあちゃん」が話すとこがおもしろい。）（昭和4年生まれ、女性、島根県）

お話の広げかた

当時の魚の位置づけは贅沢品(ぜいたく)でした。盆と正月、お祭りにしか海の物は食べない地方もあります。塩鮭(しおざけ)、塩鯖(しおさば)もごちそうだったし、川でとれるコイ、フナ、アユは日常の貴重な蛋白源でした。冷蔵・冷凍運搬も発達していなかったので海に近いか、山間部かによって魚の種類が違います。魚の値段、どんな塩魚、干し魚があったかなど話しましょう。

いろいろな行商人が村々をまわっていましたのでこれも大きな話題です。どんな行商があったか、物の値段とあわせて思い出しましょう。

(鈴木正典)

なりわい

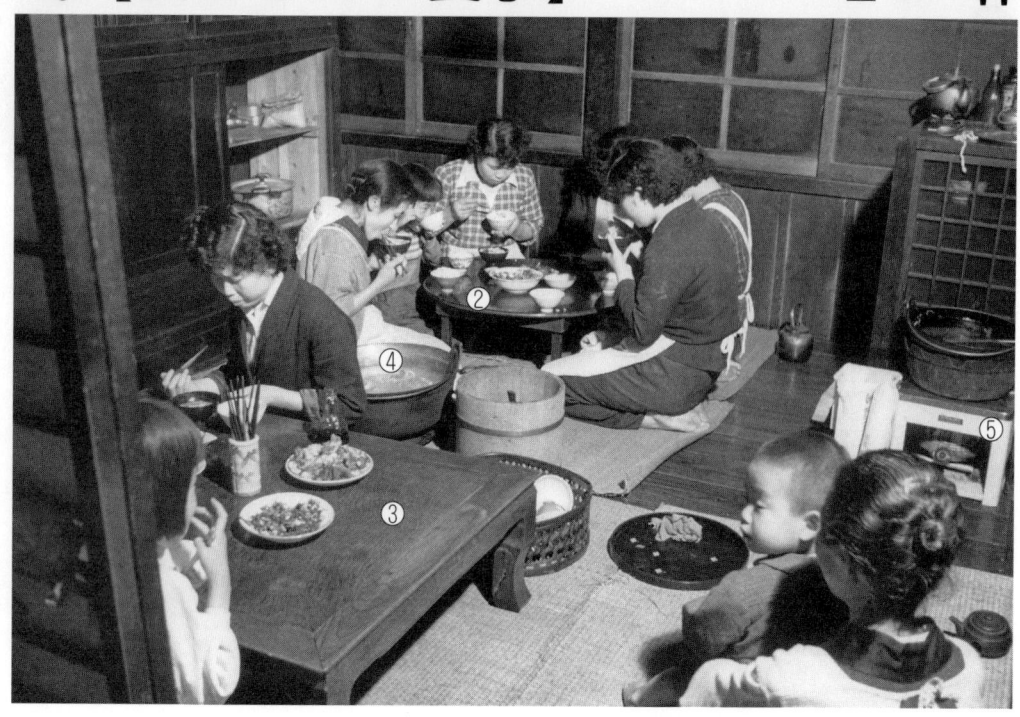

29 【女工さんの食事】

山梨県・都留地方（昭和28年）菊池俊吉撮影

キーワード

①これは先刻まで織機の前に立っていた女工さんの夕食の光景です。零細な織物工場では、女工さんは家族同様ということでしたので食事も家族と一緒でした。昭和30年代には、農村女性が工場などで働くことが増えてきました。電化製品の普及によって家事労働が軽減されるようになってきて、とくに結婚後、出産や育児を終えた中高齢者層が多かったようです。パートタイマーという仕事の形態が流行するようになったのもこのころです。電機産業はとくに花形産業で、近代的なオートメーションで働く若い女性の姿が雑誌のグラビアを飾りました。しかし決して勤務環境はよいものではありませんでした。当時の職場での食事は、飯びつや汁鍋を置いて、各自が取りたいだけ取って食べていました。

■その他のキーワード　②ちゃぶ台　③座卓　④アルマイト製の鍋　⑤石油コンロ
■関連図書　　　　　『昭和路地裏大博覧会』市橋 芳則 著、河出書房新社、2001年
■関連する図版　　　⑧大家族の夕ごはん、㉘魚の行商

言葉がけの例

- これは、女工さんの食事の光景です。どのような雰囲気でしょうか。
  （回想が展開されない時には、写真の感想をきいてみましょう。）
- 働いていらしたご経験はありますか。どんなお仕事をなさいましたか。
  （仕事をお持ちでない方は、家庭でのお仕事をきいてみましょう。）
- どんなようすで働いていましたか。（職場環境、人びと、お給料などをきいてみましょう。）
- お仕事の中でやりがいを感じたことは何だったでしょうか。
- 仕事で苦労されたご経験はありましたか。

実際の思い出話

① 外国向けの小さい造花の仕事を役場の紹介ですることになりました。これは、家庭でも片手間にできるので、本当によかった。廃校になった学校の跡地が、工場になったりしたんですよ。（昭和10年生まれ、女性、長野県）

② 私は専業主婦でしたから、亭主（ていしゅ）と子どもの健康、つまり生計の鍵を握っているのは私でしたっていう意識はありました。食料がないときでも、できる限り、とにかく、食事には気をつかっていました。（昭和15年生まれ、女性、東京都）

お話の広げかた

こちらから写真のようすを詳細に説明していくよりも、まずは一人一人が感じる写真への思いを大切にきいていくのもよいでしょう。

話し手が安心して話しができるようになってきたら、仕事の内容、職場環境、仕事のやりがい、継続するための底力の源、などの少し深い内容もきくことができます。参加者のなかには、労働経験のない女性もいらっしゃいます。そんな時には家事全般について質問してみるとよいでしょう。当時、本当によく働いてきた方々にとって、仕事を誇りに思っていらっしゃることが多いものです。自然に語られる仕事の話しに沿って大切にじっくりきいてみましょう。職場で支えてもらった友人、同僚、上司などの人間関係についてうかがうとさまざまな気持ちが語られます。きき手との人間関係が十分にできてくると、仕事上の苦労話も出てきます。苦労話中には、十分な意味を本人なりに見出していることが多く、一見すると否定的であるように感じるものの、それが必ずしも後ろ向きとはいえず、生きる支えになっているということもあります。

（志村ゆず）

あそび

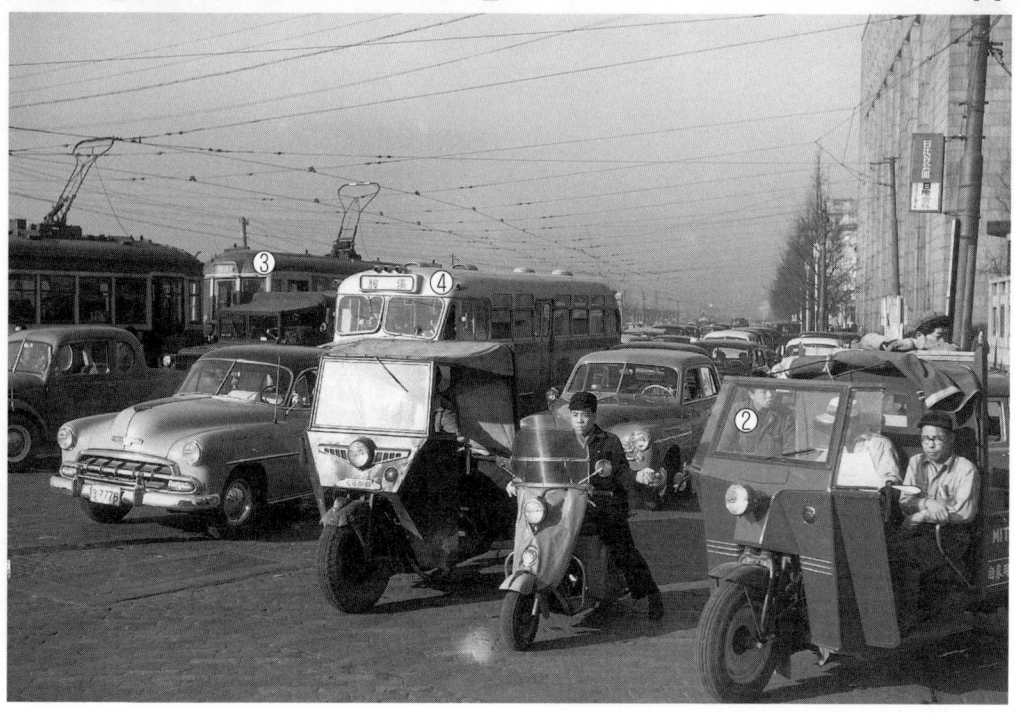

㉚【朝のラッシュ】

東京都千代田区丸の内（昭和29年2月26日）東京都提供

キーワード

①ラッシュは、戦後に始まりました。東京都の自動車台数は、戦前は約6万台でしたが、敗戦直後は、戦災とガソリン不足などで3万台を割っていました。しかし昭和22年（1947年）に乗用車の生産が再開されると、昭和25年（1950年）には戦前を上回る6万5000台、昭和27年（1952年）には12万2000台、10年後の昭和37年（1962年）には81万台と急増しました。当然それは深刻な交通渋滞を巻き起こすこととなりました。とくに都心は、東京の道路網が都心から四方へ広がる放射線状になっており、また住宅政策も都心から住宅を離すことに主眼をおいていたために、朝のラッシュが起きるようになりました。またこのころの道路は、都電などの路面電車がたくさん走っていましたが、激しい車のラッシュにより、徐々にその姿を消すこととなります。

■その他のキーワード　②オート三輪車　③都電　④バス
■関連図書　　　　　『写真でみる日本生活図引・7』須藤 功 編、弘文堂、1993年
■関連する写真　　　㊃自転車、㊳魚の行商

言葉がけの例

- 朝、車に乗って、渋滞に巻き込まれたことありますか？
- 懐かしい車がずいぶんありますね。初めて車の運転したときには、どんなお気持ちでしたか？

  （回想が展開されない時には、写真の感想をきいてみましょう。）
- 昔は、オート三輪も走っていましたね。
- 路面電車がありますね。道路の上は、架線が空を覆っていましたね。
- 通勤は、大変でしたか。

実際の思い出話

①初めての車の運転は、オート三輪でしたね。免許は取るのは簡単でしたよ。そんなに難しくはなかったけど、ずいぶんと危なっかしかったかなぁ。ここはどのへんなんでしょうね。大きな車は、外車でしょうかね。こんなのに乗ってみたかったなぁ。（昭和8年生まれ、男性、東京都）

②あのころは、すごく忙しかった。こんなに混んでいるのはわかっていても、車で配達しなきゃいけないし。交通事故もけっこう多かったような気がする。（昭和10年生まれ、男性、神奈川県）

お話の広げかた

自動車は、昭和25年（1950年）以降、町中に急激に増加していきました。そして昭和30年を過ぎるころには、都会での渋滞や大気汚染も問題視されるようになっています。車は生活の中にとけ込む存在となったわけです。それはまた、日常的な仕事に車が必要となってきたことにも結びつきます。ここでは、運転経験のある高齢者の方でしたら、初めて車の運転をしたときの思い出をきいてみることをきっかけにできるかもしれません。

いろいろな種類の車が走っています。オート三輪やボンネットバス、路面電車。これら市電や都電などは、地域によってちんちん電車などの愛称もあります。ここにあるさまざまな乗り物の名前をきいてみましょう。

また昭和20年代の後半から昭和30年代に入るころから、経済は活発になると同時に、渋滞などのさまざまな問題も徐々に目立つようになってきました。みんなが忙しかったころです。がんばってきたお話に耳を傾けてみてください。　　（下垣　光）

【解説篇】

第1章　回想法とは

① 回想法の起源と展開

　回想法とは、語り手が、過去の思い出を思い出してそれを語り、よい聞き手との交流を通じて、人生を振り返る支援をすることで、語り手の心の安定や話し手の周囲のさまざまな人との質の高い交流を目指す援助の方法です。

　「回想法」は日本の高齢者の医療や福祉の現場でとてもポピュラーになりつつあり、多くの参考図書があり、研修の機会も得られるようになってきました。

　では、なぜ「回想法」という名前がついたのでしょうか。海外から日本に導入された経緯について説明しましょう。

　もともとは英語のレミニッセンス・セラピー（reminiscence therapy）または、レミニッセンスワーク（reminiscence work）、あるいはライフレビュー・セラピー（life review therapy）という援助方法が日本に輸入されて、回想法という名称として知られるようになってきました。

ライフレビューの提唱

　回想法のきっかけとなったのは、米国の精神科医であったロバート・バトラー博士（R.Butler）のライフレビューという考え方です。バトラー博士は、精神科に入院中の患者に対して精神療法をしていましたが、治療では、病気の経緯をうかがうとともに、家族からも十分に患者の生活の歴史を聴取する必要があり、ご家族が治療に積極的に参加いただくことが大切であることを指摘しています。

　さらに博士は、高齢者が人生を振り返ることは大切な心のプロセスである、と考えていました。当時の米国の学術論文で多くの専門家は、回想をすることは、記憶を失っていく高齢者が、現在よりも過去の方に目を向けてしまうという老化の症状だと考えていたのです。そこで、博士のライフレビューの提唱は、当時としては、大変画期的なものだったわけです。すなわち、一見、後ろ向きととらえられる過去を振り返るという行為を前向きにとらえるものなのですから。

　博士は、人生を振り返ることは、人間が、

死に近づいているという現実に向き合うと、ごく自然にだれもが経験する健康的な心のプロセスであると主張しています。とくに、積極的に過去の解決されていない葛藤を意識するように眺めることは、気持ちの安定につながっていくものだと主張しています。

これは高齢者だけではなく、ターミナルの患者、死刑を宣告された囚人など人生の終わりを意識した人にとって、自然に起こりえることだといいます。

一方で、だれもが、ライフレビューに成功するわけではなく、なかには過去に折り合いがつかないで悩む人もいます。つまり、人によっては、思い出すと過去の後悔ばかりを振り返ってしまって、つらい気持ちになってしまう人もいます。思い出すことは、さまざまな当時の感情を伴うことであり、ときには、それが、本人を傷つけることもあり、ライフレビューを成功に導くには、参加者を守るための配慮と援助が必要といえるでしょう。「ライフレビューは高齢者の心理的安定にとってよい」、そのような考えがきわ立ち、援助技法につながっていった結果が、回想法というひとつの方法でした。

回想法についての研究を展望すると、1980年代から増加をし始め、近年でも多くが報告されています（図参照）。

欧米の回想法の実践は、地域の高齢者、施設入所者、認知症の高齢者、精神障害者などを対象に行われています。

日本では、1990年代に実践報告が増加し始めて、施設高齢者や認知症高齢者にグループ回想法を実施していることが最も多いのが特徴です。少しずつ地域の健康な高齢者へも

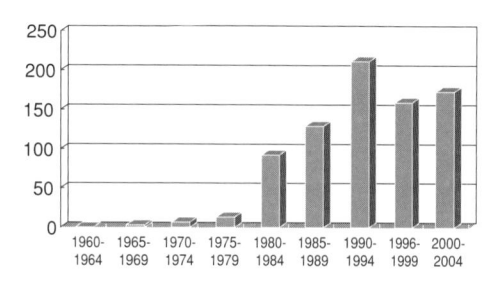

図　回想法に関連した文献（学術論文）の年代推移
出典：*PsychoInfo*　（心理学関係の文献データベース）
検索条件：Content & Abstruct：Reminiscence or Life Review
　　　　　Age ：65years and older

コラム　■国際回想法・ライフレビュー協会

　国際回想法・ライフレビュー協会（International Institute for Reminiscence and Life Review）は、1995年にウィスコンシン大学に作られました。初代の理事長はバーバラ・ハイト博士、2代目をピーター・コールマン博士が務めています。この協会では、回想法とライフレビューに関する実践、研究、教育、ボランティア、個別的な適用の各研究分野の相互交流と相互教育を行う機会が提供されています。これまでに国際会議は、1995年（ウィスコンシン）、1997年（ウィスコンシン）、1999年（ニューヨーク）、2001年（シカゴ）、2003年（バンクーバー）、2005年（オーランド）、2007年（サンフランシスコ）と隔年で開催されています。日本人では野村豊子氏（岩手県立大学）が理事を務めています。

　国際会議は、とてもリラックスした雰囲気のなか、シンポジウムやワークショップや小講演、口頭発表、ポスター発表がされます。医師、ソーシャルワーカー、看護師、心理職、社会福祉や介護の専門職から芸術家まで幅広い分野からの参加に門戸を開いています。

　協会のホームページでは、回想法とライフレビューに関する話し合いの機会がチャットなどを通じて提供されていたり、書籍の情報、論文の紹介や過去の国際会議の内容の紹介、参加申し込みフォームなどが掲載されています。

（志村ゆず）

ホームページアドレス　　http://reminiscenceandlifereview.org/

実践されるようになってきました。療養型の病院で認知症高齢者との回想法などの集団療法に診療報酬がつくようになったことや、福祉現場で、高齢者とのコミュニケーションの配慮が注目され、個別性を尊重するケアが大切にされるようになり、回想法が導入の糸口とも考えられ、注目されるようになりました。

（志村ゆず）

② 回想とライフレビュー

回想とは、過去を思い出す行為

想起（recall）とは、思い出す行為全般をさす、非常に一般的で、幅の広い概念です。ごく自然にだれにでも起きる心理的現象であり、言葉に出さずに、心の中で思い出すことも想起です。

想起の中でも、"思い出"つまり、過去の出来事に関する想起については、回想（過去回想）、レミニッセンス（reminiscence）、またはリコレクション（recollection）といいます。回想は、通常はとりとめのない、ごく断片的なものです。ある話題から次の話題へと、さしたる脈絡もなく、いともたやすく連想が飛ぶという特徴があります。

その当時の気持ちや、人との関係性がおのずと想起されやすいのも回想の特徴です。とりわけ、楽しい思い出が次々に引き出されるようなときには、人はくつろいだ気分で回想を楽しむことができます。このような回想によって、思い出している人の現在の気分や行動さえも変わる可能性もあります。

ライフレビューは、人生を再編集する作業

一方、回想に似た考え方に、ライフレビュー（life review）があります。ライフレビューとは、回想に含まれる概念ではありますが、より洞察的な心理的作業であるのが大きな特徴です。ライフレビューでは、ある人の人生、つまり過去を、現在の視点から振り返り、経験や課題を再評価し、再編集しながら、整理していきます。このプロセスを経て、最終的には何らかの結論、つまり、"自らの過去（経験）が統合された状態"がもたらされることになります。

日常場面でライフレビューが起こりやすいのは、身近な人の死や別れに直面したとき、あるいは、自分自身が転・退職や闘病、老いの自覚など、人生の大きな（とくに困難な）転機を迎える前後であるということを、多くの研究者たちが指摘しています。

ですから、ライフレビューでは、「今（の自分）からみて」という再評価がよくなされ、自己分析的な作業をともないます。再評価には、肯定・否定いずれの側面も含まれます。

回想とライフレビューとを区別することの意義

かつては回想とライフレビューについて、とくに区別されないままに扱われていたことがありました。現在では、回想法セッションにおいて、デリケートかつプライベートな話題を扱ううえで、両者の水準は分けるのがよいと考えられています。つまり、援助者として、今、自分がどちらの水準で対象者にアプローチをしているのかということを自覚的に行うのです。

たとえば、一般的な回想を想定した回想法セッションであれば、参加者は昔話を語り合う会合として、気軽に顔を出すことができるでしょう。一般的に、グループでのセッションではこちらのほうが向いているのですが、その場合は、あえて現在の視点からの評価を強く求めるような援助者側の介入はしないよ

うにします。

また、洞察力のある参加者がたまたま集まったような場合、援助者は一般的な回想を促しているつもりでその場を作ったとしても、過去と現在を照射しつつ、自らライフレビュー的な展開で語りあい、参加者同士が話題を深めていくことになるでしょう。そのような場合は、グループ全体のバランスをとりつつ、援助の水準を適切に調整するのも、援助者の役目となります。あるいは、人によっては、それらとは別に個別にライフレビューセッションも用意したほうが、より適切な援助ができるかもしれません。

このように、回想の水準を援助者が考慮することは、援助の枠組みと場のありかたを考え、見直すことでもあります。(この点については、第1章③「グループ回想法と個人回想法」の項目も参照してください。)

その他、回想に関連のある概念との比較

回想やライフレビューと似た考え方として、自伝・ライフヒストリーなどがあります。これらの違いについて、野村豊子(回想法・ライフレヴュー研究会2001)による分類比較を参考にして紹介します。

自伝

自伝とは、表現上、おもに記述を主体とする作業です。まず、「書こう」という強い本人の意欲を要するうえに、書くこと自体が非常に計画的で、構造的な作業です。さらに、完成までには時間がかかるでしょう。

自伝を執筆する過程そのものがライフレビュー的要素を強く含んでいますから、個人で自伝を書くうちに自己統合がもたらされる可能性は高いといえます。また、自伝作成講座など、グループでの意見交換や発表を交えながら自伝執筆にとりくむのならば、自分だけの見方だけではなく、グループメンバーや指導者の影響を受けることになるでしょう。

ライフヒストリー

個人の生活史などの私的な歴史(ヒストリー)を、公的かつ社会的な歴史に対して、ライフヒストリーまたは口述史といいます。ライフヒストリーは、当事者が口頭で語った回想を、インタビュアーが聞き書きしたものです。ですから、語り手にとってはとりとめのない話から、聴き手側が情報や話題を取捨選択し、時間軸や地域といった枠組みで再構成

コラム■語り——ナラティヴ・アプローチ——

今日、医療や看護、福祉などの臨床場面で当事者の「語り」に着目する動きがあります。これはポスト構造主義という思想の流れからくるものでもあり、専門的知識をもつ「専門職」からの一方的な視点で治療やサービスを決定するのではなく、当事者自身の体験は当事者にきかなければ分からないことを大前提にし、当事者の語りをきいていくという基本的姿勢を中心にすえた援助法です。また、この「語り」は語り手だけで作られるものではなく、聞き手がどのように聴いたかにより、その内容は変わっていくと考えます。だれに話すかにより、また相手の態度により語り手の語り口が変わってくるのはだれもが日常的に経験していることです。これを医療や福祉の臨床場面にも当てはめ、専門職の「聴く姿勢」を問い直すのです。このように考えると聞き手である専門職も、語り手のつくる「物語り」の共同作成者ということになります。この物語りの方向がよりよく人生を捉えなおしていくように進めば、当事者は生きやすくなることでしょう。

今、回想法の研究と実践においても、「思い出す(想起する)」という部分から「思い出したことを語る」というところへ比重が変わりつつあります。どれだけ思い出せたかに着目するのではなく、大切な思い出を丁寧に編みなおしていく、その場面に専門職も立ち会えるとよいのでしょう。(下山久之)

していくという点が特徴的です。

また、聴き手の視点によっては、語り手の思いや感情は切り捨てられるという点が、回想やライフレビューとは大きく異なります。

（伊波和恵）

③　グループ回想法と個人回想法

図を参考にしながら、グループ回想法と個人回想法それぞれの実施方法と効果の特徴についてみていきます。対象者と目的、そしてスタッフの力量に応じて、グループか個人かを選ぶとよいでしょう。

グループ回想法とは

回想法は、高齢者向けのグループワークの一手法として広まってきました。現在、高齢者向けの施設などでの回想法セッションの多くは、参加者5〜8人規模のグループ形式で行われており、回想法の代名詞のようになっています。

方法としては、場を仕切り、進行役となるリーダー1人と、それを補助するコ・リーダー2〜3人のスタッフを中心にグループを運営します。リーダーは、自分自身を含めて、その場にいる人びとのかかわりあいを意識しながら、また、参加者一人一人にスポットライトをあてていくように配慮しながら、グループ全体でひとつのセッションを展開していきます。

グループ回想法の効果

参加する高齢者にとって、個人内のおもな効果としては、感情や意欲の回復、社交性の向上があげられます。対人的効果としては、会話の活性化や楽しみの共有、そして、参加者同士の絆の形成がおもなものとしてあげられます。

グループでのセッションでは、参加者以外へも強く影響を与えることがあり、とくに参加している介護スタッフにとって大きな意味があることが知られています。たとえば、参加した高齢者についての見識が深まり、普段のケアでは気がつかなかった、参加者の新たな一面が理解できるようになったりします。その方への尊敬の念が深まったり、あるいは介護への意欲が高まったりすることもあります。このことは、痴呆性高齢者など、コミュニケーションのとりづらさをスタッフが感じている場合に、いっそう効果的であるようです。

クローズド・グループとオープン・グループ

次に、グループ形式で区別して比較してみましょう。参加メンバーを固定するクローズド、事前に固定メンバーを決めるものの、飛び入り参加も可能なセミ・クローズド、参加メンバーをとくに定めず、その場に居合わせた人びとで行うオープンがあります。

オープン・グループは、気軽にはじめられ

中央の軸：一般的回想法もしくはライフレヴュー
縦軸：一般高齢者もしくは特殊ニーズを有する高齢者
横軸：個人対象の方法もしくはグループ対象の方法

図　一般的回想法とライフレヴューの対象と方法
（出典：野村豊子『回想法とライフレヴュー』中央法規出版、p. 9、1998年を一部改変）

る点が大きな利点です。しかし、グループの運営については偶然によるところが大きいので、事前準備がしにくいこともあり、セッション中のリーダーの力量が問われます。1回限りのセッションの場合などは、深く重いテーマを避け、楽しい話題を中心とするのもひとつの手です。

クローズド・グループの場合は、一般に、定期的かつ継続的に行います。スタッフは事前に打ち合わせと準備をしておきます（詳しい方法については、第2章「グループ回想法のすすめ方」で紹介しています）。

クローズド・グループの最大の利点は、連続したセッションにより、回想を通じて、"今ここで、このメンバーで"共有できる体験が積み重ねられることです。その結果、共有できる体験をもった「なじみの関係」が形づくられていき、メンバー同士で支えあえるようになっていきます。ときには、スタッフらの介入を必要とせず、参加者間でいかにも同時代人らしい会話を楽しんだり、ねぎらいあったりするようになります。

個人回想法とは

回想法を個人で行う場合、典型的には、枠のある心理臨床的面接が行われます。たとえば、週1回約1時間、8回継続する、というような枠組みで、ある程度の回数を継続的かつ系統的に行うことが多いのです。

方法の特徴としては、ケアワーカーやセラピストなどの援助者が在宅ケア利用者を訪問してセッションを行ったり、病院や施設の中で個別に行ったりすることがありますが、いずれにしても、相手の都合にあわせることが

コラム ■ 回想法の研究

回想法の研究は、回想に関する基礎的なものと、回想法の効果に関するものの二つに大きく分けることができます。その枠組みを示すと下図のようになります。

基礎的な研究として、まず、回想そのものを扱う、回想類型研究、回想尺度開発、回想プロセス研究、回想機能研究があげられます（楕円の部分）。次に、回想とさまざまな要因との関係についての研究があります（⇔で示されている部分）。回想と性別・年齢との研究、社会的文脈においてどのような回想が行われているかの研究、回想とパーソナリティ、アイデンティティとの研究、回想と心理的適応との研究がこれにあたります。

次に、回想法の効果研究として、地域高齢者へのグループ回想法や、在宅高齢者へのライフレビューを行ったものなどがあげられます（図の下の部分）。これらの研究の結果、高齢者の人生満足度、自尊感情、対人的相互作用などに効果をあげる可能性があることが指摘されています。

最後に、回想法の研究の現状と課題を述べておきます。evidence based（明確な証拠に基づいている）という視点から考えると、十分な実証が不足していること、また回想を行う対象者がさまざまな障害をもっていても、効果の検証をする際には、結果は平均値で集約され、同じように扱われてしまうことがあげられます。正当な効果を導き出すためには、対象者を同質にしたり、個別に効果を検証する工夫が必要となります。また、効果を導き出す評価方法を開発することも課題であるといえるでしょう。

（志村ゆず・萩原裕子）

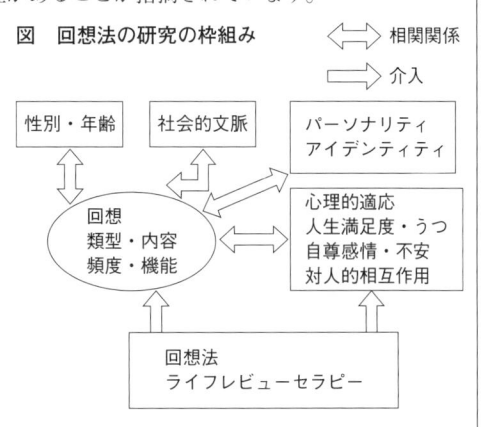

図　回想法の研究の枠組み　⇔ 相関関係　⇒ 介入

性別・年齢　社会的文脈　パーソナリティ・アイデンティティ

回想　類型・内容　頻度・機能

心理的適応　人生満足度・うつ　自尊感情・不安　対人的相互作用

回想法　ライフレビューセラピー

できるという大きな利点があります。

内容的な違いとしては、その人の過去回想や内面性に焦点を絞ってのセッションですから、グループに比べて、おのずからライフレビュー的な、個別的な、心理的に深みのある回想が語られやすくなります。

個人回想法では、参加者と聴き手との関係性が、語られる内容にも影響をおよぼすと考えられます。聴き手がいて、はじめてそのときの回想が成り立ちます。聴き手によって、語られる回想の内容、語られかた、回想の中で強調される側面が変化していきます。この点において、回想は話し手と聴き手によって共同生成されるといってもよいでしょう。

個人回想法の効果

個人回想法で認められている効果としては、次のようなものがあります。

個人の効果
・自信（自尊感情）の回復
・感情や意欲の回復、とくに快感情を抱く

対人的効果
・対人的交流への意欲・興味の向上
・会話の活性化
・他者への共感性・支持の回復

また、個別ケアの充実のための豊かな情報を得られることも、回想法の効果といえます。

個人回想法で心がけること

前述のとおり、個人回想法のセッションでは、個人的な体験やライフレビュー的な回想が多くきかれることがあります。おうかがいしていて、楽しい話、心躍るような話、ほほえましい話を、多くの方が夢中で話されることでしょう。肯定的で力強い、あたたかい感情が流れているときには、その感覚を聴き手も一緒に楽しみ、味わってください。

一方、きいていて思わず胸が苦しくなるような、つらい回想が噴き出してくることもあります。語り手のほうは、つらい気持ちでいっぱいとなり、もしかしたらその出来事について、話したくないのに話さずにはいられない、という心境なのかもしれません。そういうときにも、聴き手は語り手とともにいるように心がけましょう。語る勇気を尊重しつつ、語らずにいられないある種の弱さや脆さをいたわりつつ、時間をかけて語り手の話に耳を傾けるということも、個人回想法では大切なことです。

（下垣光、伊波和恵）

④ 高齢者に対する回想法の意義

高齢者は、だれもが長い人生の歴史を持っていらっしゃいます。戦争、経済の変動、自然災害などに巻き込まれながらも、それらを受け入れ、淡々とした日々を積み重ねてきた人生に、一つとして同じものはありません。それぞれが、かけがえのない貴重な出会いや経験によって彩られた、大切な物語なのです。

そして、高齢になると、自分自身の人生を振り返ること、すなわち回想する機会が増えてきます。第1章①にもあったように、これは人生の終わりを意識した時に自然に起こる、だれもが経験することなのです。回想は、人と話してゆくかたち（対人交流的回想）だけではなく、自分自身の中だけで行われるかたち（個人内回想）をとることもあります。この二つの回想の違いはどこにあるのでしょうか。

聴き手の存在

大きな違いとして、聴き手の存在があげら

れます。対人交流的回想を促していく回想法は、聴き手が、さまざまなコミュニケーションを通して高齢者の回想を引き出し、お話をうかがう方法といえるでしょう。そして、回想法においては、この聴き手の存在がとても重要なのです。グループで行うものは、聴き手として介護者などのスタッフ以外に参加している他の高齢者の方々があげられます。個人で行うものは、話し手と聴き手の1対1のかたちをとります。

高齢者のペースにあわせた聴き手

では、聴き手である私たちはどのような点に注意したらいいでしょうか。話を聴く技法については、第2章⑤「話を聴くときの姿勢」に詳しく述べられていますので、ここでは簡単な説明にとどめておきます。大切なことは、支持的、受容的に、高齢者のペースに合わせて、語られた回想内容を聴いていくことです。正しい事実を聞き取ることが目的ではないので、批判したり、訂正したりせずに、お話しなさっている内容によりそい、一緒に物語を楽しんでください。その際には、問いかけや相づちなどの言葉でのコミュニケーションだけではなく、表情や態度などの言葉以外のコミュニケーションも大切です。柔らかい表情でリラックスした雰囲気を漂わせながら、お話に一生懸命に耳を傾け、一緒に笑ったり悲しんだりする、そのような聴き手の存在があってはじめて、高齢者は安心して回想を行い、語れるようになるのです。

さまざまな経験をみつめ直す

それでは、高齢者にとって、回想法はどのような意義があるのでしょうか。

聴き手が存在する回想法を通して、話し手はご自分の思い出や経験を、言葉や身振り手振りなどで表現し、語ることができます。語ることにより、整理をしたり、客観的にみることが可能になるのです。思い出の中には、あまりにつらいために、自身の中で距離を置いてみることが難しい出来事があるかもしれません。もちろん、それを無理に引き出すことは避けるべきです。しかし、回想法を通して、そのようなつらい思い出が自然と整理され、語られて、客観的にみられるようになる

コラム ■高齢者と記憶

記憶とは、経験を覚えこむこと（記銘）、記銘されたものを頭の中にしまっておくこと（保持）、保持しているものを必要に応じて取り出すこと（想起）の三つの過程から構成されています。記憶は、保持時間の長さにより、短期記憶と長期記憶に分けられます。短期記憶は20秒ほど持続するもので、反復練習（リハーサル）を通して長期記憶に移さなければ消えてしまう不安定なものです。それに対し、長期記憶はほぼ永続的で、容量の制限もないとされています。長期記憶は、エピソード記憶（「いつ、何をした」というような個人的経験に関するもの）、意味記憶（言語や概念の一般的知識）、手続き記憶（意識にあまりのぼることのない習慣的動作）などに分類することができます。

個人差はありますが、加齢により高齢者の記銘力は低下し、反復練習により長期記憶に移行させることも得意ではないため、記憶力も低下するといわれています。しかし、長期記憶そのものに衰えはあまりないとされています。このような正常範囲の記憶低下に対し、認知症になった高齢者はエピソード記憶が障害されます。とくに、ごく最近に起こった出来事（近時記憶）を思い出せずにいますが、小さい時の出来事（遠隔記憶）は比較的覚えています。認知症高齢者の方が、さっきごはんを食べたことを忘れてしまっていても、ふるさとの思い出は詳細にお話くださることがありますが、上記のような理由によるものといえるでしょう。

（萩原裕子）

時もあるのです。さらに、つらい経験を乗り越えてきたご自分の姿を見つめなおすことにより、それまで気づかなかった自身の強い一面を発見する方もいます。

また、人生の終わりに近づいてくると、加齢による身体機能の変化、社会的役割の終了、身近な人の死など、高齢者はたくさんの喪失体験に直面することになります。このような喪失体験と何とか折り合いをつけて生きていくためにも、回想法を通して語り、聴き手にしっかりと受けとめてもらいながら整理していくことは重要です。また、グループ回想法においては、他の高齢者との交流を通して、皆も同じような体験をしていることに気づく時もあります。この気づきを通して、大変なのは自分だけではない、ということが自然に感じられ、気持ちが楽になることもあるでしょう。このような過程を通して、少しずつ死に対する準備、心構えもできてくるのです。

アイデンティティの再確認

また、他のだれのものでもない自身の人生をゆっくりと振り返ることにより、高齢者は今日まで生きてきた自分は、現在の自分とつながっているという連続性を感じることができます。そうすることで、これからの人生についても考えることができるのです。この連続性・一貫性は、エリクソンのいうところのアイデンティティ（自我同一性：自分が自分であること）の概念においても重要な要素です。一人一人の高齢者がその人らしく生きていくため、その人らしい一生を終えるために、回想法は大切な役割を果たします。

世代間交流

最後に、世代の視点から考えてみたいと思います。話し手と聴き手、世代の違う二人で回想法を行い、現在までの長い歴史を共に辿ることにより、人生の大先輩から教えてもらうことはたくさんあるはずです。知らなかった話し手の新たな一面に気づくこともあるかもしれません。世代を超えて、生活の技や知恵、さまざまな経験をしなやかに乗り越えた逸話は引き継がれていくのです。これはお互いにかけがえのない体験となるでしょう。また、グループ回想法では、世代を超えたつながりだけでなく、同じ世代同士のつながりも体験することができます。聴き手と語り手の立場を交換し合いながら、過去の出来事をさまざまなかたちで共有することにより、長い人生を生き抜いてきた同志のような強い絆が感じられることもあるのです。

（萩原裕子）

⑤ 認知症高齢者の基本的知識と回想法の意義

老年期の痴呆性疾患は、高齢者の日常生活にさまざまな影響をあたえます。痴呆性疾患としては、アルツハイマー型痴呆や脳血管性痴呆などが代表的なものとしてあげられます。多くの痴呆性疾患の代表的な特徴は、中核症状（中心症状）と周辺症状（副次症状）があげられます（図参照）。

中核症状と副次症状

中核症状は、認知症の進行と共に悪化する症状です。とくに物忘れの障害は、細々とした内容を忘れるというよりも、出来事や体験などを全体的に思い出すことができないことに特徴があります。食事について例をあげてみましょう。昨日の晩ごはんに何を食べたのか。そのおかずをひとつひとつ詳細に思い出せないことは、だれにでもあるかもしれませ

ん。しかし今朝の朝食について、「食べたこと」すら思い出すことができないこと、そのような体験全体の記憶がでてこないことが、認知症の記憶障害の特徴の一つです。

また理解力と判断力が低下すると、買い物や掃除などの日常的な行為を自分で計画的にすすめることができなくなるという問題を引き起こします。これらの中核症状がすすむことは、自立して生活をしていくことを困難にしています。

周辺症状は、徘徊や失禁、食べられないものを食べる異食などの行動、不安や妄想などの精神症状などがあります。これらの行動や症状には、その出現に個人差があり、認知症の進行の度合いと必ずしも一致するわけではなく、また対応についても同様な問題があります。徘徊や帰宅願望は、特別養護老人ホームや病院に入所、入院しているときだけではなく、長年住み慣れた自宅であっても出現することがあります。これらの行動や症状は、いつ出現するかわからないため、介護者には目が離せない状況をもたらします。そのため介護者は時間的にも拘束されることとなり、その負担は身体的、精神的にも大きなものとなります。

認知症高齢者にとっての心理的問題

これらの痴呆性疾患に罹患した高齢者（以下認知症高齢者とします）は、心理的には大きな問題に直面します。一つは、記憶障害や見当識障害、理解力・判断力の低下などの認知機能や知的機能が十分でないこと、つまり、「できなくなること」や「わからなくなる」ことが多くなります。約束事を覚えていることができない、作業について説明されたことがわからない、実際に取り組むことができない、そのような状況は日常生活だけでなく、社会的な生活にも支障をきたすこととなります。また「できないこと」は、認知症高齢者がさまざまな失敗に直面することを余儀なくさせ、自尊心を損ない、不安や気分の落ち込みへとつながることも考えられます。

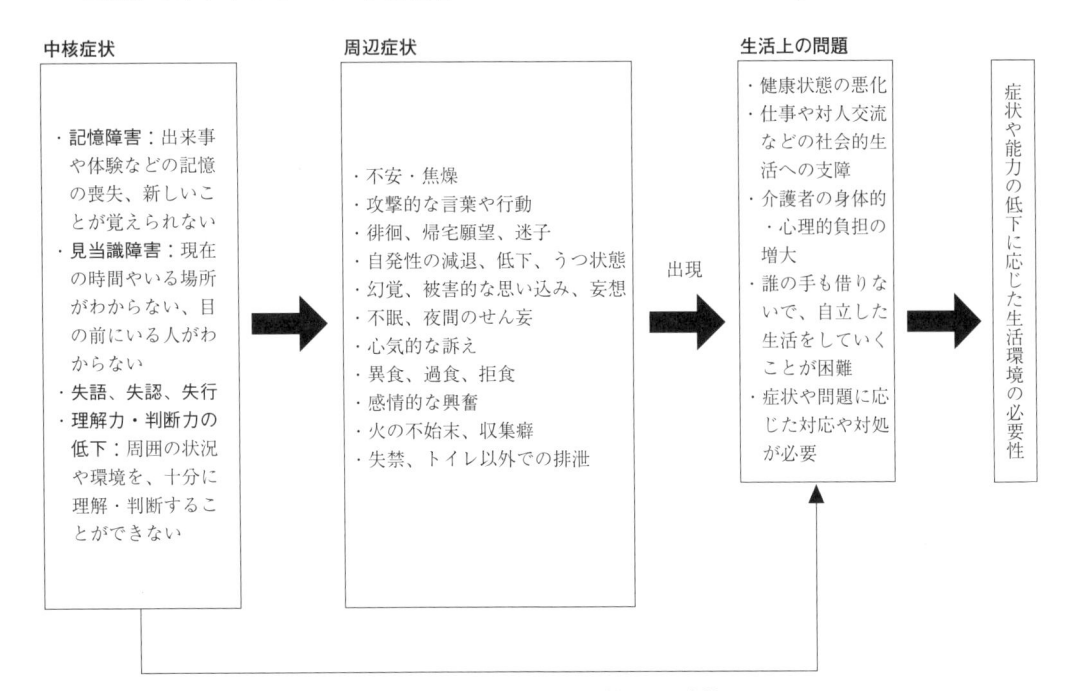

中核症状	周辺症状		生活上の問題	
・記憶障害：出来事や体験などの記憶の喪失、新しいことが覚えられない ・見当識障害：現在の時間やいる場所がわからない、目の前にいる人がわからない ・失語、失認、失行 ・理解力・判断力の低下：周囲の状況や環境を、十分に理解・判断することができない	・不安・焦燥 ・攻撃的な言葉や行動 ・徘徊、帰宅願望、迷子 ・自発性の減退、低下、うつ状態 ・幻覚、被害的な思い込み、妄想 ・不眠、夜間のせん妄 ・心気的な訴え ・異食、過食、拒食 ・感情的な興奮 ・火の不始末、収集癖 ・失禁、トイレ以外での排泄	出現	・健康状態の悪化 ・仕事や対人交流などの社会的生活への支障 ・介護者の身体的・心理的負担の増大 ・誰の手も借りないで、自立した生活をしていくことが困難 ・症状や問題に応じた対応や対処が必要	症状や能力の低下に応じた生活環境の必要性

図　認知症における中核症状と周辺症状
(出典：児玉佳子ほか「痴呆性高齢者が安心できるケア環境づくり」彰国社、2003年)

もうひとつの問題は、周囲が必要以上に、認知症高齢者を「できない人間」であるとみなしやすい点にあります。さきほどあげた症状は、必ずしも生活をしていくための「能力」を根こそぎ低下させるわけではありません。周辺症状はすべての人にでるわけでもありません。また理解が十分できないことはあっても、身振り手振りを入れた説明の仕方や工夫により対応できることもあります。

しかし「できない」と周囲からみなされると、残された能力を発揮できる機会は取りあげられやすくなります。「できない」と決めつけれることは、認知症高齢者の役割を取りあげることとなり、そのことは、認知症高齢者の社会や家庭の中での、「居場所」を喪失させることとなるといえます。

認知症高齢者にとっての回想法の意義
記憶を呼び出す手がかりとなること

認知症高齢者にとって回想法は、その障害の中心である記憶障害に働きかけるアプローチである点に特徴があります。認知症により記憶障害は、記憶そのものがまったく脳のなかから失われてしまうのではなく、「思い出すこと」ができなくなることに原因のひとつがあると考えられています。

失われた自信や不安などの感情への効果

認知症高齢者は、認知症によるさまざまな症状が結果的に自信の喪失や不安などの感情を引き起こしています。回想は、過去の記憶や思い出を刺激し、それに伴う楽しかったことなどの感情を蘇らせるきっかけともなります。

社会や生活との接点を生み出すこと

刺激される記憶には、生活のなかのさまざまな出来事があるはずです。家業の手伝いをしたこと、友だちとの遊び、学校の思い出、仕事で取り組んだことや同僚との交流など、日常生活や社会的活動を思い出させる回想が出てきたとき、認知症高齢者が失いつつある生活や社会との接点を生み出す可能性があります。

「なじみ」の関係をつくりだす

認知症高齢者は、さきにあげた症状などにより、他の人とのコミュニケーションがうまくできず、結果として対人交流が狭くなりがちな人がいます。回想法がグループで行われるときには、疎遠な人間関係に陥りがちな認知症高齢者が、回想により共通する話題をもつことができます。さらに継続的にセッションを重ねるならば、それは「なじみ」の関係へと発展する「ちから」を回想は有しているといえます。これはまた介護スタッフとの関係にも当てはまります。普段身体的な介護中心のケアをしているスタッフは、認知症高齢者の回想に耳を傾けることで、今まで気がつかなかったあらたな一面に気づくこともできるといえます。

（下垣光）

⑥ 介護職にとってのコミュニケーション

介護はコミュニケーションを基盤に成り立つ行為

介護は、身体的あるいは精神的理由から独力では生活がしづらく支援を必要とする人に対して、当事者の意思をふまえて日常生活の援助をすることです。そして、今、個別性に基づく介護がより重要視されてきています。

従来、高齢者福祉施設では、施設側あるいは介護者側からの視点で、一律に同様の介護が提供されてきました。しかし、公的介護保険制度導入後に、サービスあるいは契約としての介護という側面がより強調されるようになり、一人一人が望む介護を提供する事が求め

られてきているのです。このように介護を一人一人が望むように提供するためには、当事者が望むことを理解することが不可欠となります。そこで介護はコミュニケーションから始まるといわれるのです。

　それでは、このコミュニケーションの流れを考えてみましょう。介護を受ける当事者が考えていることをAとします。そして、それを言葉、あるいはしぐさで介護者に伝えます。その時の当事者の表現したことをBとします。その表現されたことを受け止め、介護者が理解したことをCとします。そして、介護者は自らの身体を使い介護を提供していきます。提供された介護をDとします。理想的には、A＝B＝C＝Dとなることが望ましいのですが、これはとても難しいことだと思います。自分自身が考えたことを、そのまま言葉にして他者に伝えることの難しさは、多くの人が日々感じていることでしょう。A＝Bとすることはとても難しいのです。また、伝えたつもりのことが思うように伝わっていないという経験も多くの人がしていることと思います。家族や友人などの親しい間柄であっても、そのようなすれ違いが起こってきます。B＝Cとすることは親しい間柄であっても、かなり難しいことでしょう。次のCからDへ移行する過程で、介護者がC＝Dとすることは、経験を積んでいくとそれ程、難しいことではなくなるかと思います。このA→B→C→Dの過程で、もっとも大きく質が異なってくる可能性があるのが、B→Cの部分でしょう。介護は、コミュニケーションを基盤に成り立つ行為ですが、このように第一歩のコミュニケーション技術がとても難しいということを肝に銘じておく必要があります。介護の専門性は、食事・入浴・排泄の三大介護にあるのではなく、むしろ当事者の意思を汲み取るコミュニケーションにあるといっても過言ではないと思います。第一歩でありながら、決して軽んじることなく、常にその技術を高めていくように努力することが必要です。

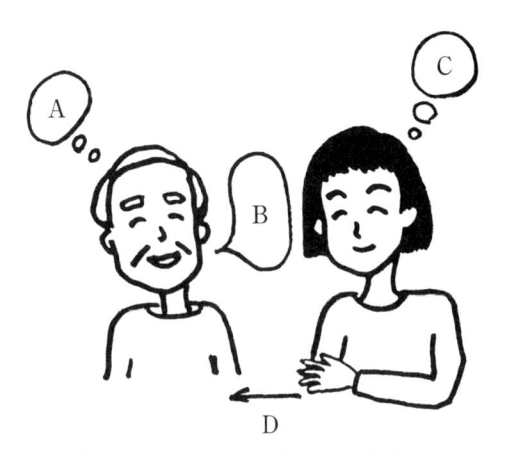

コミュニケーションは双方向

　親しい間柄でも意思の伝達がとても難しいからこそ、相手に確認をとることが必要になります。どのように理解したのかを、言葉で伝え相手に確認をとっていく過程をふまえることによりB→Cのずれが縮小されてきます。当事者から介護者へという流れだけではなく、介護者から当事者への流れも不可欠です。C→B、B→C、そしてC→Bというように何往復かすることで、当事者の望みにより近づいていくことができるでしょう。また、きちんと確認をとることにより、伝えたいことを受け止めてもらっているんだという安心感を当事者に実感していただくこともできます。耳で聞いていることが聴いたことになるのではなく、「このように聴かせていただきました」ということを当事者に伝えて、初めてコミュニケーションが成り立つのです。この伝え直す過程は、つい軽んじられてしまう傾向にありますが、とても重要であることを忘れないようにしなければいけません。

双方向のコミュニケーションが成り立ちにくい場合も多々ある

介護を必要としている人の中には、失語症、構音障害などの言語障害を有する方、あるいは記憶障害を有する方、知的障害あるいは重度の認知症で意思の形成が困難な方などさまざまな方がいます。また当事者と介護者の生きてきた時代や文化的な背景が大きく異なり、双方向のコミュニケーションが成り立ちにくい場合もあります。通常のコミュニケーションでは、相手の言語の背景にあることを理解しているからこそ、言外のことを汲み取りコミュニケーションが成り立っているということが多いので、共有できるものが少なければ少ないほど、コミュニケーションはうまく噛み合っていかなくなる傾向があります。職業的介護者は、自分自身とは文化的な背景の異なる方にサービスを提供しなければならないことが多く、双方向のコミュニケーションが成り立ちにくいなかで、介護を提供する場面がよくあります。そのような状況であっても、個別性を尊重した介護という基本理念を具現化するためには、やはりコミュニケーションは不可欠となります。だからこそ、介護の専門性はコミュニケーション技術にあるといわれるのです。

このような双方向のコミュニケーションが成り立ちにくいなかでも、コミュニケーションを大切にし、そして単なるメッセージの伝達だけではなく気持ちが通い合ったという実感が得られた時に、当事者、介護者の双方にとって心地よい時間が訪れるかもしれません。それが介護者にとってのやりがいではないでしょうか。

コミュニケーションの根底にあるもの

コミュニケーションをとる時に大切であるのは「相手に関心をもつこと」でしょう。その方のことを知りたいと思うから、言語を通して相手が伝えようとしていることを受け止めていき、そして相手のことをより深く理解していくことができるのだと思います。話している言葉だけを理解するのではなく、その言葉を発している本人にどこまで関心を持つかにより、コミュニケーションは質的にも量的にも違いが出てくると思われます。相手に関心を持ち、お互いの違いも楽しむことができる時、豊かなコミュニケーションが展開されていくかもしれません。同質であることに頼ったコミュニケーションから、違いがあることを楽しめるコミュニケーションへ発展させていくためには、相手にどれだけ関心を持つことができるかという力をつけることも大切な課題となってくるのではないでしょうか。

(下山久之)

⑦ 介護現場の課題と回想法の意味

介護現場の課題

2000年4月の公的介護保険制度導入により、措置から契約へと介護現場は大きく変わってきました。それに伴い、高齢者福祉施設では一律に同様の介護を提供するのではなく、一人一人の個別性を尊重した介護を提供する事が求められるようになってきています。制度の変更により生じてきた側面と、一人一人を大切にしたいという福祉の理念の具現化という側面の双方が相俟って、「個別性を尊重する介護」という基本理念が重要視されるようになってきているのです。

それでは、制度の変更により、あるいは理念の提唱により、この「個別性を尊重する介

護」はすぐにかたちとなって現れてくるでしょうか。公的介護保険制度導入前の高齢者福祉現場でも、人権意識を軽んじていて一律に同様の介護を提供していたわけではありません。確かに基本理念を検討し直すことと物事の優先順位を見直すことにより、よりよい介護が具現化されてくる可能性はあります。しかし、制度の変更と理念の提唱は、それだけでは「個別性を尊重した介護」の実現を保証することにはならないでしょう。

　では、さらに何が必要なのでしょうか。必要とされることのひとつに、理念を具現化するための「方法論」があります。どのようにすれば、個別性を尊重した介護を行うことができるのかという具体的な方法を示すことにより、多くの介護者はそれを実行することができるでしょう。今、介護現場では、基本理念の見直しと同時に、その基本理念を具現化するための「専門的知識と技術の確立」が求められているのです。そしてそのような「専門的知識と技術」を伝達するために教育あるいは研修し、人材を育成することも必要となってきます。専門的知識と技術の確立と、それを教育・研修し人材を育成することにより、介護の基本理念は単なるお題目ではなく、日常生活の中に現れるのだと思います。

　さて、高齢者介護をより個別性に則して行うためには、何よりもまず一人一人の高齢者の生活歴を知る必要があります。同じ時代を生きてきた高齢者であっても、一人一人の生活歴は異なってきます。それぞれの生活歴を知ることが重要となります。

　それでは、どのようにそれぞれの高齢者の生活歴を知っていけばよいのでしょうか。そのための具体的な方法として「回想法」があります。

介護現場における回想法の意味

　介護現場における回想法のもつ意味にはいくつかの側面があります。

　まず一つに高齢者が自分自身の人生を振り返り、楽しい一時を得るという側面です。つまり高齢者自身にとって大きな意味をもつということです。自分の人生を思い出しながら、他の高齢者や家族や介護職と語り合うことで、その楽しい気持ちは、より確かなものとなって共有されていくことでしょう。それが人と人を結ぶ大切なきっかけになります。認知症という病気から記憶障害を有し、時間や場所や人間関係のつながりを確認できずに存在不安に陥りやすい高齢者が、共有体験を語り合ったり、気持ちが触れ合う楽しい一時を得ることによって、落ち着いたその人らしい生活を取り戻すことができるのです。

　この一時を共にすることにより、介護者は、一人一人の高齢者の歩んできた人生を知ることができます。これが介護者にとっての回想法の意味です。生活歴から個別ケアを実践するための貴重な情報を得ることができるのです。

　また、オムツ交換などの業務中心に陥り、一人一人の「その人らしさ」を見ることなく介護福祉現場で仕事を続けていくことは、実は介護職の精神的疲労を招きやすくします。人が好きで、人に触れたくて介護という仕事を選んだはずなのに、気がつくと「その人らしさ」を見ずにただ業務をこなしているだけの状態は、介護者を燃え尽き症候群（バーンアウト）にまで追い詰めてしまうことがあります。介護職のメンタルヘルスのためにも、高齢者の人生に触れさせていただく一時は大きな意味をもちます。燃え尽きかけていたその瞬間に、高齢者の人生に触れることで、改めて高齢者に対し尊敬の念を抱き、そして再度、介護という仕事にやりがいを感じること

ができるようになっていきます。回想法は、介護者のメンタルヘルスに役立つという意味もあるのです。

　それから回想法には、介護職のコミュニケーション能力を高めていくという意味もあります。高齢者ご自身の思いを聴きたいと思っても、今・ここでの思いをすぐにお聴きし、理解していくことは簡単ではありません。しかし、それぞれの高齢者の人生史をお聴きし、そこからどのように生きてこられたのか、またこの先をどのように生きていきたいのかを理解することは、断片的に「いま・ここで」の思いを切り取ってお聴きするよりは、はるかに理解が深まっていくことになるでしょう。「いまをどう生きたいか」を断片的に聴くよりも、「どう生きてこられたのか」をふまえた上で、「いま、そしてこれからをどう生きたいか」をお聴きする方が、はるかにそれぞれの高齢者の思いに近づくことができるのです。それぞれの高齢者の人生史をお聴きする中で、自然とその方との信頼関係が深まり、そしてその方に合わせたコミュニケーションの方法が見えてきます。このコミュニケーション法の獲得と、生活歴から得られた具体的な情報により、その方の「個別性を尊重した介護」を提供できるようになるでしょう。

　そして、もう一つ、介護現場における回想法の意味として、実践に基づく理念の確立があります。高齢者福祉の基本理念として「個別性の尊重」が謳（うた）われますが、その理念から実践への道のりは決して平坦ではありません。その理念はとてもシンプルなものですが、それを具現化することは簡単なことではないでしょう。しかし、一人一人の高齢者の人生をお聴きする回想法を行うなかで、個別性を尊重することの重要性を実感できたときには、個別性を尊重した介護は継続性を持ってきます。理念を唱えるだけでは介護現場は変わりませんが、実践に基づく理念を打ち立てることができたときには介護現場は、自律性と誇りを手に入れることができるでしょう。そしてその自立性と誇りにより、介護現場は自らの力でより良い実践を創意工夫していけるようになるのだと思います。

　介護現場における回想法には、このようにひとつひとつの実践の積み重ねを通して、介護福祉という文化をつくりあげていくという意味もあるのではないでしょうか。（下山久之）

第2章　グループ回想法のすすめ方

① 参加者に応じた効果

お元気な高齢者の場合

　日本では、回想法は広く認知症高齢者に対する援助法として実践されているため、回想法の対象者は認知症高齢者だけであるという誤解が生じているようです。そこから記憶障害のない高齢者に回想法グループへご参加いただくのは失礼ではないかというさらなる誤解も生じてきたりします。それでは、本当に回想法を楽しまれるのは認知症高齢者だけでしょうか。

　米国の精神科医、ロバート・バトラー博士は健康な高齢者が過去を振り返り、懐かしみ、そして今を前向きに生きていると述べています。認知症高齢者だけではなく、お元気な高齢者であっても楽しく回想をしているのです。その回想を他の人に語らい、共に楽しい時間を過ごすのが回想法です。

　現在、欧米の国々ではお元気な高齢者のグループ回想法も盛んに行われているようです。そして日本でも、介護予防の一環として生涯大学などに通われるお元気な高齢者に回想法が提供されるようになってきています。このように回想法はお元気な高齢者の方も十分楽しむことのできる活動であるといえるでしょう。心身ともにお元気で、今を前向きに生きている高齢者が他の高齢者とそれまでの人生を振り返り、楽しい一時を過ごしたり、孫や子どもの世代に伝えておきたいことを語り合う場としても、回想法は機能します。回想を十分楽しむ明確な記憶力や言語能力があるからこそ、さらに回想を通して他者との交流を楽しむことができるのです。

認知症高齢者の場合

　認知症高齢者はつい最近のことを覚えたり、その話をしたりすることは苦手ですが、子どもの頃のことや生き生きと仕事をしていた頃のことは、とてもよく覚えている傾向があります。今、記憶をなくしつつあることを自覚していて、それゆえにそのことで頭がいっぱいになり不安にとらわれてしまっている高齢者もその方のなかに大切にしまわれている昔の出来事を思い出し、その出来事に伴う豊かな感情や感覚が蘇ってくる時、心穏やかな一時を過ごすことができるようです。昔の大切な出来事に伴う豊かな感情や感覚が、今・ここでの感情や感覚にも影響を与え、心地よい時間を作り上げることができるのでしょう。最近のことを話題にしても会話が展開しづらい認知症高齢者の方もその方の人生に関する大切な出来事を通した交流はとても豊かに展開されていくことが多いのです。そこで記憶障害や言語障害などを有する高齢者であっても、それらに対する配慮ができたときには回想法は大変有効な援助法となります。気持ちが晴れないうつ的傾向のある高齢者にも

有効であることが知られています。

本人が望んでいることが大前提

　回想法は大変有効な対人援助法でありますが、なかには回想を望まない人もいらっしゃいます。そこで援助者が良かれと思い、強引に回想法にご参加いただくのではなく、本人の意思を尊重することが何よりも大切になります。また、回想法はすべての方に有効な対人援助法ではありません。回想を好まない人に無理強いし、回想法にご参加いただくことは避けます。

（下山久之）

② 一般的な回想法のやり方

参加者の決定

　回想法は本人の参加の意思がある時に行うことが基本です。そこで本人の意思を確認し、どなたが参加者となるかを考えていく必要があります。グループ回想法であれば、そのグループは何回行うのかも決めておかなければいけないでしょう。また、参加者によってどのようなテーマであれば共通の話題になるのかを考えていかなければいけません。そこで参加者が決まった後にテーマを決めていきます。個人回想法であっても、大体の回数を決め、本人と合意の上で行う方がお互いに負担が少ないと思われます。

　参加者が決まったら、参加者ごとの目標を考えていくとよりよい実践となるでしょう。「楽しい一時を過ごすこと」、「他者との交流をもち、穏やかな時間を過ごす」、「昔の体験を活かし、それを今の生活につなげていく」というように一人一人回想法を通して実現したい目標は異なると思われます。目標を明確にすることにより、それを実現するためにはどのようなテーマがより適切であるのかが見えてくるでしょう。そしてそのテーマにふさわしい写真や小道具を決めていきます。そして回想法を行う前に参加者の基本的情報を確認しておきます。この基本的確認を行うことにより、その方にふさわしいテーマが見えてきたり、グループ回想法であれば他の参加者との共通点などが見えてきます。

　このように回想法を始める前に、参加者、参加者の基本的情報の収集、テーマと写真やその他の小道具の決定をしておきます。なお、実際に回想法を進めていく時に必要があれば臨機応変にテーマも小道具も変更していきます。

適度な時間と刺激量で行う

　回想法は楽しい出会いの場となりますが、楽しいから好きなだけ行えばよいというものでもありません。やはり適度な時間と刺激量でないと、回想法を終えた後にとても疲れてしまうことがあります。グループ回想法であれば1回につき、60分ぐらいが適当でしょう。体力の低下や認知症が重度であり、そこまで集中できない場合は、さらに参加者にとって無理がないように変更していきます。個人回想法であってもだいたいの時間枠を決めておくといいと思います。約束の時間枠があるといつ終わりにしてよいか戸惑うことが少なくなります。

　グループ回想法で用いられるプログラム例を示します。

```
・会場へ誘導（BGMを流す）
・始まりの挨拶
・自己紹介や言葉による回想の導入
・写真や道具を用いて回想を展開
・終わりの挨拶
・会場から退出（BGMを流す）
```

　できるだけ静かに話ができる会場を用意

し、入室、退室時にはBGMを流すと雰囲気がよくなります。季節の花なども飾っておくとよいでしょう。会場への誘導から退出までが60分ぐらいと考えてください。またこれはプログラムの一例であり、途中で体操を入れて気分転換を行うという方法もあります。

実際に参加いただく高齢者に合わせて柔軟にプログラムは構成します。認知症高齢者に参加いただくときは毎回、自己紹介を行うとよいでしょう。会の始まりに挨拶をすることで、社会的な交わりの場に出向いてきたことを意識していただけます。

(下山久之)

③ 導入前の準備

費用対効果性の検討

回想法に限らず、どのようなプログラムを行う場合でも開始前にさまざまな準備が必要となります。その一つが活動の意義についての検討です。その活動を行う目的は何か、その活動を行うのにどのくらいのコストがかかるか。これは労力、時間、お金はどのくらい必要であるのかを概算で理解するということです。そしてそれだけのコストをかけてでも行う意味があるのかどうかを考えていく必要があります。

このことを費用対効果性(コストエフェクティブネス)の検討といいます。組織としてその活動を行う時には、責任者に了解していただく必要があります。費用対効果性を十分検討し、無駄ではないことを示さないと活動の許可は得られないかもしれません。費用対効果性を十分に検討すると無駄を省いたプログラムに作り上げていくことができます。専門職の提供するサービスであるからには無駄のないものであることが好ましいでしょう。

道具などの準備

各回のテーマにそった写真や小道具を用意し、そして毎回の参加の印となる参加簿などを用意します。参加簿は記憶障害のある方に活動の継続性を示すことになります。また、とても楽しみにしている活動であればなおさら、突然の終わりは新たな喪失感を生みます。参加簿を活用して、限られた回数の会であっ

コラム ■ 北名古屋市回想法センター

愛知県北名古屋市には「北名古屋市歴史民俗資料館」があります。おもに昭和の日常生活を再現した貴重な資料館となっています。この歴史民俗資料館では、歴史を政治史や経済史ではなく「生活史」という切り口から捉え、そしてそれを見て楽しむことができる日常生活のさまざまな用具を展示しています。

回想法では、大きな政治史という枠組みよりも一人一人の体験に基づく「生活史」が重要となってくるのではないでしょうか。その生活の有り様を知るよいきっかけを、北名古屋市歴史民俗資料館は提供してくれます。この歴史民俗資料館をもとに、さらに一歩すすめてできたのが北名古屋市回想法センターです。この回想法センターでは地域にお住まいの高齢者に回想法スクールを提供しています。また話の聞き手の養成も行っています。回想法を地域の活性化のために役立て、介護予防にもなっているそうです。この北名古屋市にならって他の市町村でも回想法センターを立ち上げる動きが出てきています。それぞれの地域の暮らしと歴史に根ざした他とは違う回想法センターができたとき、その地域の高齢者にとってかけがえのない場所となることでしょう。またそこでの交流を通し、子どもや若い世代へも文化の伝承ができるかもしれません。回想法センターは地域の多くの方にとって大切な文化的交流の場となるのではないでしょうか。

(下山久之)

ても終わりに向けた気持ちの整理をしていきます。

　回想法グループへの参加は本人の意思を尊重しますが、その為にも招待状をお渡しするとよいでしょう。招待状をお渡しする時に、その会の開催の意図を説明し、納得したうえで参加していただきます。また記憶障害がある高齢者に対して介護者には、その招待状を手がかりに、会に向けた気持ちの準備をしてもらうことができます。招待状には、開催の意図、日時、場所などを明記しておきます。そのような招待状を受け取ると社会的な場に出かけるのだという気持ちになれます。招待状の果たす役割は意外と大きなものとなります。

　認知症高齢者や耳の遠い方などが参加するグループ回想法では、より援助の必要な方はスタッフの隣に座ってもらうようにします。そのために前もって席を決めておくと会の進行がスムーズになります。座席札を用意して椅子の上に置いておくとよいでしょう。また座席札があると自分の席が用意されているという安心感もできます。

　それから参加者一人一人の名札を用意します。社会的な場に出てきてお互いに知り合っていくために名札をつけると、それを手がかりに名前を呼び合う様子も見られます。記憶することが苦手な方でも名札があると相手の名前を呼びかけることができるからでしょう。

　会場への入室・退室時にBGMとしてかける曲とカセットテープレコーダー、また必要ならば記録用の8ミリデジタルビデオなども用意します。そして毎回、会場には季節の花を用意すると雰囲気がよくなることでしょう。

　そしてグループ回想法を開始する前に参加者の情報を集め、アセスメント用紙に記入しておきます。

　このように小道具や招待状、参加簿、座席札、名札などの備品や記録のための機器は前もって用意しておきます。

スタッフの決定

　回想法を行うスタッフは前もって回想法についての勉強をしておくとよいでしょう。基本的な話の聴き方を学んでおくとよりよい実践となっていきます。スタッフは、回想法のセッションに参加するだけではなく事前の道具や備品などの準備と各回のセッション終了後に記録をまとめる作業も行います。数名の方が役割分担して協力しながら行うとよいでしょう。

時間の調整

　すべての実践が終了した後に、費用対効果性の説明を行うためにも時間の配分にも意識的となり計画を立て、そして実際に費やした時間を記録しておきます。この時間の配分とその記録が次の実践に役立ちます。回想法の実践のための時間とは、各セッションの合計時間だけではなく事前の準備や記録をまとめあげる時間も含みます。スタッフの役割分担とスケジュールについては一覧表を作成し、記入しておくと漏れがなくなります。

（下山久之）

準備する物	担当	期日	備考
小道具			
備品			
記録類			
記録用機器			
各セッション	担当	日時	備考
第1セッション			
第2セッション			
第3セッション			
第4セッション			
第5セッション			
第6セッション			

④　回想法の開始

スタッフの打ち合わせ

回想法を実施する事前にスタッフと打ち合わせをします。役割分担（リーダー、コ・リーダー、アシスタント）の確認、進行の手順、使用する写真図版の確認、参加メンバーについての情報交換（年代や生活史や留意点）、座る位置の確認や申し送り事項を伝えます。

参加者の誘導

参加者をお迎えします。そのときに、会の様子の写真を見せたり、参加者の都合をしっかりうかがっておきましょう。誘導のときには、ゆったりとした音楽をかけたり、参加されるスタッフが挨拶をしてむかえましょう。他の参加者が席に着くまでの間に世間話をしたりしてよい関係を築いておきます。また、お手洗いの位置の確認や補聴器や眼鏡の所持の確認、体調や気分もうかがっておきましょう。

開始の挨拶

回想法の会の名前は、第1回目の会に、参加者とスタッフの皆で決めるといいでしょう。そうすることで、その会が、自分たちの会であるという気持ちになります。アイデアが出ないときのために、スタッフがいくつかのアイデアを用意しておきます。その場合でも必ず参加者に決めてもらいます。

リーダーは、自己紹介をして、会の開始の挨拶をしましょう。毎回、認知症のある参加者のためにも見当識を補うために、日付や曜日、時間、会の名前を確認しておきます（以下をホワイトボードに書いておきます）。

```
2004年4月20日水曜日　午後1時～2時
さくらの会
```

回想法の開始の言葉かけ

「みなさん、こんにちは。さくらの会をはじめましょう。今日は、4月20日水曜日です。今、午後の1時になります。」

簡単なルールの説明

会に参加するときの簡単なルールを説明しておきます。カードに書いてもよいでしょう。

- ・会の開始の時間と終わりの時間。
- ・テーマ（会のお題）は決まっているものの、話がそこからそれてもよいこと。
- ・気分や体調によっては、参加しないでもよいこと。
- ・うまく話せないときには、パスをしてもよいこと。
- ・うまく話すことができなくてもよいこと。
- ・楽しむことが大切であること。

あまり、厳しいルールにすると、参加者が堅苦しい気持ちになってしまいます。基本的には自由に何を話してもよいことを伝え、他の人には知られたくないようなお話が出たときには、グループのなかだけにとどめておくルールをつくっておくと、安心して発言することができます。

自己紹介

お名前、出身地などを自己紹介いただきます。このとき、自己紹介カード（名前と出身地を書いた大きな紙）を見せて説明をするとわかりやすいでしょう。このときに、近況（最近あったことやその他思うことやなんでもいい一言）を教えてもらうとよいでしょう。まずは、スタッフからわかりやすく自己紹介します。

自己紹介の例

こんにちは。泉花子と申します。出身は東京で、ちゃきちゃきの江戸っ子です。小さい頃には、友達には「はなちゃん」とか、両親には「花子」とか呼ばれていました。どうぞよろしくお願いいたします。

テーマや写真を提示

紙にテーマを書き、皆にまわしておきます。「生活写真集・回想の泉」の写真を配ります。まずは、写真をみて、参加者が、どのような表情をされるのか、どんな発言をされるのか、グループ全体の様子をみておきます。参加者の様子を把握します。写真と一緒に道具を配ってもよいでしょう。

効果的な写真の使い方については、シナリオ篇を参考にしてください。

回想の展開

写真や道具をもとに、自然なかたちで話がはじまります。その流れを大切にしながら、話を展開できるように工夫します。

グループ回想法では、参加者同志の交流が促されたり快適な体験が得られることが大切です。話がうまくできることよりも「楽しむ」ことに重点をおいてください。

具体的な方法については、「⑤話を聞くときの姿勢」や「⑥グループの展開の留意点」を参照してください。

会の終了

話の区切りのよいところで、会の終了の時間に近づいてきたことを伝えます。そこから、少しずつグループのまとめの時間にしていきます。会の時間は、参加者の体調に合わせて、30分～60分程度とします。まとめでは参加者やスタッフから感想をきいておきます。さらに、クールダウンといって、参加者の気持ちを過去から現在へと導くために、日常生活のことを話題にしていきます。

終了直前に、次回のテーマと日程を確認します。そのようにすると、次の回までにテーマに関連した道具を用意することができます。終了時に、カードやボードに出席した日のポイントをつけます。参加者が退出なさるときには、終了の音楽と挨拶で見送ります。そして参加者を担当されるスタッフに声をかけたり、話の内容からみられる参加者の情報を伝えるとよいでしょう。

会の振り返り

できるだけ回想法を日常のケアにつなげるために、工夫のある会の振り返りを行います。フロアの責任者や施設の責任者にも参加してもらうとよいでしょう。参加したスタッフの気持ちの整理や参加者の様子の情報交換、会の中でよかった点、次回への工夫などを話し合います。

(志村ゆず)

⑤ 話を聞くときの姿勢

話の聞き方

適切な方法で、話を聞くことはよい信頼関係を作るきっかけになります。よい信頼関係によって、参加者とスタッフの両者が大切な時間を過ごすことができます。

信頼関係を作るには以下の点が大切です。

・ 回想法では、正しい内容を正しく話すことが目的ではありません。参加者がその会に快適に参加しているかどうか、を大切にします。

・ 語られる話に関心を持って耳を傾ける。参加者が語りづらそうにしているときに

は、言葉を補います。
- 気持ちに寄り添うように、やさしく語りかけます。
- 会話は、全体的にゆったりしたペースで展開されます。そのペースにあわせて、話が出てくるのを待つという姿勢も大切です。時には、質問をした後に長い時間が経過して、ようやく参加者が語りはじめることもあります。参加者が沈黙してしまうと、聞き手はとまどいやすいのですが、そのようなときもあせらずに待つことが大切です。
- 話がなかなか進展しないときには、リーダーから、自分の思い出話を話したり、その時、そのまま感じたことを話してみましょう。
- 聞き手は自分の視線、表情、姿勢、ジェスチャーなどの外見的なものにも気をくばりましょう。温かい心と視線や表情を表現すること。話している内容と表情を一致させること。リラックスした姿勢をとること。話し手である高齢者との距離が適度であること。話している内容を補足するようなわかりやすいジェスチャーは、聞き手への安心感と信頼感につながるものです。
- 聴覚にハンディキャップのある高齢者にとっては、声の大きさ、声の低さは大切です。また、ゆっくりしたペースで、はっきりと、わかりやすい言葉で伝えることが大切です。
- 適切な質問をすると、昔話に広がりが出てきます。その上、質問をされた方にとっては、関心を持ってもらえていると感じます。遠慮深い高齢者では、質問をきっかけに話がはじまる方もいます。質問のしすぎは、参加者を追い詰めることになります。質問のタイミングは大切です。話の流れに沿って、関連のある話題から聞いてみましょう。

質問の方法

参加者が、「はい」、「いいえ」で答えられる聞き方をクローズドクエスチョン（閉じられた質問）といいます。たとえば、「出身地は、東京ですか？」のようなたずね方です。この質問の仕方は、答えを促すきっかけを与えます。

それに対して、「はい」「いいえ」ではなく、

コラム■エイジ・エクスチェンジセンター

　英国ロンドンブリッジ駅から鉄道で30分ほどのブラックヒース駅の前にエイジ・エクスチェンジセンターはあります。入るとすぐに昔ながらのお菓子やおもちゃや本が並べられています。さらに奥にはロンドンの町の写真や暖炉、蓄音機、鉄製のアイロンなどの古い道具が展示されており、回想法の資料や書籍が販売されています。さながら小さい博物館のようになっています。

　センターの一角にある喫茶スペースは地域のお年寄りや介護者同士の交流の場となっています。こうしたスペースはすべてボランティアでまかなわれています。

　センター長は演劇が専門のパム・シュワイツァー氏で、回想を使った劇の公演（回想劇）に力を入れています。高齢者の人生を聞き書きして脚本にしたものです。子どもによる劇の上映が行われます。また、元気なシニアボランティアによる回想劇団（グッド・コンパニオンズ）は、シュワイツァー氏の本格的な指導によってデンマーク海外公演なども行っています。

　そこにはお年寄りだけではなく、子どもも多く来ます。自由な雰囲気で異世代間の交流が自然にされています。また、定期的に回想法の研修会や指導方法のトレーニングが行われています。（志村ゆず）

エイジ・エクスチェンジセンターのホームページ　http://www.age-exchange.org.uk/index.htm

自由に答えられる質問の仕方をオープンクエスチョン（開かれた質問）といいます。たとえば、「出身地は、どちらですか？」「どんな名前で呼ばれていましたか？」のような質問の仕方です。この質問によって、自由に答えを引き出すことができます。
・ 高齢者の語りには、気持ちが込められています。話の内容を理解することも大切ですが、気持ちに寄り添うことも大切です。お年寄りの気持ちを想像して、共感したりペースを合わせるとよいでしょう。
・ 話の内容や語っている気持ちを表現して伝えていきましょう。なるべく、聞き手の価値観を交えずに、話し手の心を映し出す鏡となって、そのままを伝えます。

気持ちの表現の仕方の例
「つまり、○○さんは、仕事が好きで、いつも一生懸命打ち込んでいたんですね。」

（志村ゆず）

⑥　グループの展開の留意点

　グループ回想法の展開では、リーダーとコ・リーダーの連携が大切です。では、それぞれどのような役割があるのでしょうか。

リーダーの役割

　回想法でのリーダーは、参加者の話題の自然な流れに寄り添いながら、参加者同志の交流を促し、グループの中で、豊かな話やそれに伴ういろいろな気持ちが得られるよう触媒のような働きをします。
　たとえば、発言されたお年寄りの言葉を受け取ったら、それをグループ全体に広げるように工夫します。
　Ａ：「私は、料理を作るのが本当に好きです。」
　リーダー：「みなさん、Ａさんは、お料理を作るのが、大好きだそうです。」
　また、リーダーが、お年寄りに個別に働きかけたり、グループの中である行動をとるときには、グループ全体に、これから何を質問するのかを示した後に発言をします。
　「これから、写真を皆さんに配りますね（写真を配る）。」
　あるいは、沈黙が続いて居心地が悪くなった場合には（沈黙はあってもよいのですが）、少し自分の話しをして、間を補ってみましょう。
　リーダー：「いろいろな思いがかけめぐっているようですね。私の思い出では、……。」
　ときには、グループの中が、小グループに分かれてしまうことがあります。そんなときにも、少し様子をみておき、コ・リーダーに「今、どのようなお話がでてきましたか」と聞いてみます。

コ・リーダーの役割

　コ・リーダーのコは、「協同して働く（cooperate）」という意味です。リーダーとは対等の立場で協力しながら参加者とのやりとりの潤滑油のような働きをします。たとえば、聴力の弱い方や注意力が散漫になりやすい参加者には、リーダーからの発言をすぐそばで伝えます。また、参加者の発言を拾い上げておき、頃合いをみて、「今、○○さんの話では……」というように、参加者の情報をリーダーに伝えます。

（志村ゆず）

⑦ 記録について

記録の目的

回想法に限らず、どのような実践であっても一つの活動をやりっ放しにせず記録することにより、その実践がどのような効果を及ぼしたのか、あるいは次に実践する時に何を改善したらよいのかを考えることができます。対人援助サービスとしての目標は達成したのかという確認、プログラム内容の検討、そして援助技法の振り返りを行うことにより、よりよい援助にしていくことができるでしょう。

記録の種類

記録には、1）プログラム全体を把握するためのものと、2）対象者の事前情報（アセスメントに関するもの）と、3）プログラム実施時の様子を記述するものと、4）評価に関するものがあります。

1）記録の記入は、プログラム全体を把握するためのものを、プログラム実施に先駆けて作成することにより、それが予定表となって全体の進行をスムーズにします。予定が変更されたところについては修正し記述しておくことにより、後で実際のプログラムがどのようなものであったのかを確認することができます。このプログラム全体の把握を記録し参考にすることで、次の実践を無駄なくより円滑に行うことができるでしょう。

2）対象者の事前情報（アセスメントに関するもの）も、実際に回想法を行う前に記録しておきます。対象者のニーズや生活歴を把握することにより、よりそれぞれの高齢者に合ったプログラムを実施することができます。またグループ回想法の場合、参加者の情報を事前に知っておくことによりセッション中に他の高齢者へ、その方の話をより適切に伝えることもできるでしょう。事前の情報を得ていることにより気持ちに余裕をもって高齢者の話をうかがうことができます。

3）プログラム実施時の様子は、毎回のセッションが終わったら必ず記入するようにします。簡単にでもよいから記入し続けることにより、高齢者の変化と援助技法の改善点が見えてくることと思います。またこの記録を参考にして、回想法から日常のケアへ、どのように継続させていくのかを考えていきます。

4）評価については毎回のセッション終了時とプログラム全体の終了時に行います。評価とは対象者を査定するために行うというより、プログラム実施前に掲げた目標は達成されたかの確認をするためのものであり、その確認を通し援助法の振り返りも行っていくのです。また、この評価を行う時に悪かった点だけをリストアップしていると次の活動を行う気持ちが萎えてしまうので、よかった点も十分検討するようにしましょう。

記録する際の留意点

記録は難しく考えるのではなく、ありのままに記述します。ありのままに記録して、その記録を読み返し、考えていくような思考のプロセスを踏むようにしましょう。考えてから記録する癖を修正しないと、いつまでたっても記録が書けるようにはなりません。記録を習慣化することにより、実践に即して考えていく力が身についていきます。

記録をつける時期

回想法実施前につける記録

回想法を実施しようと思ったら、最初に周囲の人と相談する必要があるでしょう。そし

て実際に行うことが決まったら、回想法実施の予定を立てることをお勧めします。この時に「プログラム予定表」を記入し、プログラム全体の流れを把握します。次に、回想法に参加される高齢者の情報収集を行います。この情報を「個人生活史記録表」に記入します。回想法を行う際に重要となる情報は、日常生活動作（ADL）よりも生活歴です。何を大切にしてこられたのか、また、どのような人生を歩まれてきたのかをうかがいます。家族については、ご自身が子どもの時の原家族から記入していきます。この「個人生活史記録表」などの情報をもとに「回想法　個人評価シート」のなかの「事前の情報とその評価（事前評価）」を記入します。「現在の生活状況」と「必要と思われること」、そして「今回の回想法を通して実現したいこと（目標）」が事前の情報と解釈となります。この事前評価をもとに、回想法のセッションのテーマと使用する図版、そして必要があれば用いる小道具を決定していきます。これを「プログラム予定表」の「セッション実施予定」に記入します。

各セッション終了後につける記録

毎回のセッション終了後には「回想法　個人記録」を記入します。セッション中の主な発言、セッション中の様子、また使用した生活写真や小道具に関する反応などを記入します。それらを踏まえて、日常のケアへ継続できるヒントがあったらそれも記入します。セッション中に何かをきっかけに表情が和やかになったとしたら、そこに日常のケアにつなげるヒントがあるのかもしれません。このようなヒントを忘れないうちに記録しておく必要があります。また、「回想法　個人記録」の「今回の回想を行っている時の評価」をつけて、毎回のセッションにどのように参加してくださっているのかを記録に留めるようにします。1〜12までの項目を評価基準に従って判断し、合計点をつけます。この点数の増減により、その方の回想がより肯定的な方向へ向かっているのか、否定的要素が強いのかを見ることができるのです。

すべてのセッション終了後につける記録

すべてのセッションが終了したら「回想法　個人記録」をもとに「回想法　個人評価シート」の「回想法セッション実施時の様子」を記入します。数回のセッションを行った場合、その概要がわかるように、また変化の方向がわかるように記入します。そしてこの「回想法セッション実施時の様子」を踏まえて、この欄の下の「回想法セッション終了後の評価（事後評価）」を記入します。今回の回想法を通して得られたこと・実現されなかったことと、その理由を考えることにより、今後のケアの課題が見えてくるでしょう。また、回想法という限定された援助場面から、日常のケアへ継続してこそ回想法は意味があるのだと思います。そこで、回想法セッションから日常のケアへつないでいくための方法を考え、それを実践していくようにしましょう。

記録を通して実践を振り返っていくことで、次の実践はよりよいものになっていくのです。

（下山久之）

プログラム予定表
●セッション前の準備

活動内容	日時	担当者	備考
今回の回想法に関する打ち合わせ (活動の意図・参加者について)			
情報収集・ニーズアセスメント (記録作成、テーマ・図版・小道具決定)			
備品の準備 (招待状・座席札・名札・参加簿)			
小道具の準備 記録用機器の準備			
参加者へ招待状をお渡しする (参加の意思の確認)			
直前の最終打ち合わせ (参加者の様子、プログラム確認)			

●セッション実施予定

	日時	テーマ	使用する図版	小道具	担当者
第1回目					
第2回目					
第3回目					
第4回目					
第5回目					
第6回目					
第7回目					
第8回目					
第9回目					
第10回目					

●セッション終了後の記録のまとめ

記録の内容	期日	担当者	備考
各セッション後の記録作成			
全プログラム終了後の報告書作成			

個人生活史記録表

氏名		男・女	生年月日	年　　月　　日（　歳）		
原家族	祖父	祖母	父	母	兄弟・姉妹	

家族図（原家族を含む）

本人にとって大切な人（亡くなった人も含む）
どのように呼ばれることを好むか

出生地と出生地に対する思い	出生地以外に大切な場所とその理由

職業歴	仕事に対する思い・達成感

関心あること（趣味・特技など）	好きなこと	嫌いなこと

教育歴	普段よく話題にすること

コミュニケーション方法 視覚： 聴覚： 言語：	身体的特記事項（既往歴・治療中の疾患など）

回想法　個人記録

氏名		男・女	生年月日	年　　月　　日（　　歳）	
第　　回	実施日　　年　　月　　日（　曜日）		: 　～　 :		（　　分）

テーマ　〈　　　　　　　　　　　　　　　　　　　　　　　　　　　　　　〉	
使用した図版：	使用した小道具：
発言内容	セッション中の様子（表情・態度など）
図版・小道具に関する反応	日常のケアにつなげるために

今回の回想を行っている時の評価					
1．気分がよくなっている	1	2	3	4	5
2．自分の努力に対して満足している	1	2	3	4	5
3．人を楽しませている	1	2	3	4	5
4．現在に満足感・幸福感を感じている	1	2	3	4	5
5．楽しい出来事を思い出して満足している	1	2	3	4	5
6．これまでの自分の生き方を考えている	1	2	3	4	5
7．自分について考えている	1	2	3	4	5
8．苦い経験を思い出してつらくなっている	1	2	3	4	5
9．自分の努力に対して不満足感を持っている	1	2	3	4	5
10．むなしくなっている	1	2	3	4	5
11．人と過去を分かち合っている	1	2	3	4	5
12．他の人に教えている	1	2	3	4	5

1～5までを合計	点	回想に満足感を持っている	評価基準	1　あてはまらない
6と7を合計	点	自己理解を深めている		2　ややあてはまらない
8～10を合計	点	否定的な回想		3　どちらともいえない
11と12を合計	点	情報伝達的・語り的回想		4　ややあてはまる
				5　あてはまる

回想法　個人評価シート

氏名		男・女	生年月日	年　　月　　日（　歳）	
事前の情報とその評価（事前評価）					
現在の生活状況			必要と思われること		
今回の回想法を通して実現したいこと（目標）					
回想法セッション実施時の様子					
回想法セッション終了後の評価（事後評価）					
今回の回想法を通して得られたこと・実現されなかったこと			目標は実現されたか（目標に対する達成度）		
目標が実現した理由、あるいは実現されなかった理由			課題を明確にする（課題の抽出）		
回想法セッションから日常のケアへつなげるために					

第3章　高齢者の歩んできた時代の生活写真

① 高齢者の時代背景を知る意味

私たちの高齢者観

年齢を重ねることは、生物としての特徴、身体的な変化により、表面的には「年寄りになる」ことです。しかしながら髪の毛が白くなることを例にあげてもわかるように個人個人の違い（個人差）が大きく、一様ではありません。しばしば精神的な気力、生きがいなどの存在によって一人一人に大きな差がうまれることが、高齢者の特徴といえましょう。

私たちは高齢者というと、その人の人となり（人格像）には、頑固、自己中心的、短気、怒りっぽい、不平不満が多いなど、否定的なイメージでひとくくりにしがちです。

このイメージには、高齢者の心身の能力に対する否定的な見方（非生産的である、病気があり、衰弱し、寝たきりである）や、高齢者の心理的側面が頭が固くて古くさく、頑固で涙もろいなど先入観が含まれます。とくに先入観は、高齢者自身が自らの老いを受容していくなかで、新しいことに取り組むことをあきらめたり、自信を喪失してしまうなど自分に対する否定的な気持ちになることの原因にもなります。

そして先入観がもっとも問題となるのは、介護にあたる職員・スタッフが否定的な見方に凝り固まって、その人の真の姿を見失ってしまった状態で介護することです。

それまでの生活や人生の延長線上に生きている高齢者

このような否定的な先入観を取り払い、高齢者の真の姿に触れるには、高齢者がそれまでの人生、生活の延長線上に生きていることを理解することが必要です。レビンソン（D.J. Levinson）は、人間の人生を出発（誕生）から終了点（死亡）までの過程（旅）と考えました。彼は、人間の一生はいくつかの段階または時期に分けてとらえることができるとしています。このように、人間の一生を時間的な変化を中心としてとらえることを、ライフサイクルといいます。彼は人間の人生の各段階（時期）は、階段を上るように徐々に変化していくものと考えます。人間が老いることは、降りることのない階段を少しずつ上っていくようなものといえます

とくに働き盛りの成人期、中年期の生活や家庭、仕事の存在は、その人を支える重要な人生観や価値観をつくりあげる要素です。成年期、中年期は仕事、また家庭での夫や妻、父親や母親などの役割を果たす重要な時期といえます。

生活歴に注目をすること

このライフサイクルの視点から高齢者を理解するには、二つの点からみることが必要であると考えられます。

一つは、実際の介護では、まず生活歴に示

されていることに注目することです。生まれ故郷や親兄弟のこと、就職や結婚、家事、仕事での昇進や成功、そして失敗などは人生で大きな意味をもっています。それは成功したことによる肯定的な感情だけでなく、時には失敗などや離婚や死別などの思い出すことだけで否定的な感情を呼び起こすこともあるでしょう。とくに青年期から老年期までの成人期のなかでも大きな移行期にあたる壮年期・中年期の出来事は、ストレスを感じることも多くあると考えられます。これをどのように乗り切ったかが、老年期にさしかかった時にも大きなヒントになるはずです。

生きてきた社会や時代と体験

二つめは、理解をしていくときに、その人が生きてきた社会の出来事にも注目することです。一つめにあげたことは、個人的な出来事や経験を中心に生活歴から人となりを理解していくことに特徴があります。しかしそれは、同時にその人の周りで起きた社会的な出来事と切り離すことができないことでもあります。

もっとも大きな社会的出来事には「戦争」、大規模な地震や火災などの「災害」があります。死別や喪失体験をともなう、一人一人の心の傷になるような出来事が、今もその高齢者の生活や行動、態度のありかたに影響を与えることもあります。

しかしそのような非常に大きな出来事だけではなく、生活文化の変化も老年期までの長い人生を歩んできた人にとって無視できないものと考えられます。わが国は、明治以降（欧米の影響下で）大きな社会、生活、文化の変化の流れの中にあり続けました。

家事を考えてみましょう。炊飯は鍋や釜から電気炊飯器へとかわるなどの大きな変化がありました。家事のための準備から工夫に至るまでのさまざまな行動が変わっていきます。その人の体験は、家電文化の変化という社会全体の流れによって作り上げられている一面もあるわけです。

高齢者が生きてきた時代に触れることから、初めて個人の体験の意味を知り、その人の理解も深まるといえます。

（下垣　光）

② 昭和30年代と高齢者

高齢者が歩んできた時代と30年代

この本では、おもに昭和20年代後半から40年代初めのさまざまな写真を集めています。集められた写真が、この時代に集中しているのには意味があります。

高齢者は、明治後期から大正時代、昭和前期、戦中戦後、復興から高度経済成長と現代に至るまでの時代を生きてきた人たちです。明治から昭和にかけて、活動写真や流行歌などのさまざまな文化が隆盛となり、庶民の生活も大きく変化しました。しかしその後、戦争を境にしてその生活や文化は、さらに大きな変化を余儀なくされました。

昭和20年（1945年）の敗戦から始まる復興と高度経済成長は、国民生活のさまざまな諸相において、もっとも大きな変革期といえましょう。高度経済成長は、昭和29年（1954年）末の「神武景気」にはじまり、石油ショック後の昭和49年（1974年）の間の約20年間に、国民総生産（GNP）の実質成長率は、年平均約10％という大きな成長を遂げた期間を指します。

この変革には、産業構造の変化、都市への人口集中、核家族化の始まりなどの世帯の変

化があり、生活面では、大量消費生活、洋風化、家の中には耐久消費財の普及も目立ちました。それは伝統的価値観、家族や生活のあり方など、現代の日本人のライフスタイルのすべてに大きな影響を与えます。そしてその変革の担い手であった人たちこそ現代の高齢者なのです。高齢者を理解するために、その歩んできた時代のなかで、現代につながる大きな変化の時期である昭和20年代後半から30年代を取りあげて回想をうながすことは、高齢者の人生の大切な時期に目を向けていくこととなるでしょう。

新しいものが増え、取って代わる

もっとも大きな変化は、新しいものが増えてきたことによってもたらされました。米を中心とした食卓にパンという新しい食材が入り込んできたことが食事の場面を変えました。それは台所を変えていくことになります。例を挙げますと、かまど、囲炉裏、水がめ、ざる、手桶、のし棒、お櫃、臼と杵などは見あたらなくなり、電気釜、冷凍冷蔵庫、給湯器、トースター、レンジなどが現代の台所には目立つようになりました。これらのものは、献立の洋食化や、準備にかかる時間や作業の工程の短縮などの変化をもたらしています。

また掃除では、ほうき、はたき、雑巾、ちり取りなど拭き掃除に欠かせないものですが、電気掃除器が導入されたことにより、畳をあげてするような大掃除ではなく、汚れたときに汚れたところだけの掃除へと簡略化していきました。

家事でもっとも重労働のひとつである洗濯は、川べりや井戸端で、手を使って、姿勢をかがめて時間がかかっていました。しかし洗濯板やたらいを使っていた洗濯は、電気洗濯機の導入で、洗濯時間が短くなり重労働は解消されました。

自動車は、終戦時点では8万台程度の登録だったのが、昭和30年（1955年）には生産台数が10万台、昭和40年（1965年）には187万台と急増しました。とくに昭和33年前後から次々と手の届く値段の軽自動車が発売され、マイカーの所有が増えてくるようになりました。

また昭和28年（1953年）にNHKのテレビ放

コラム■博物館へ行こう

　高齢者の時代背景を知るには、明治から昭和に至るまでのことを記した本に目を通すことが有効です。しかし時代を体感するには、博物館に行くことをおすすめします。

　東京にある江戸東京博物館を例にとってみます。この博物館は、江戸から現代までのさまざまな時代の人びとが、実際に使っていた実物資料を豊富に展示しており、江戸東京の都市と文化、そこに暮らす人びととの生活を楽しみながら学ぶことができます。

　また江戸東京の歴史や文化について、さらによく知りたいという方のために、図書室や映像ホール、映像ライブラリーが館内にあります。そこでは、その時代や文化についての関連図書や映像ソフトを自由に閲覧・利用することができます。

　さらに学芸員が常設展示について解説する「ミュージアムトーク」や、当館の研究員・学芸員が講師となり、江戸東京の歴史・文化に関する講演を行う「ミュージアムセミナー」、夏休みや春休みを中心に、主に子どもたちを対象に開かれる「ふれあい体験教室」など、さまざまな催し物を開催しています。

　博物館は、展示を見てその時代について知るだけでなく、貴重な資料や体験会や講演などの企画を通じて、時代を実体験し、高齢者の理解をするためのヒントを得ることができる場所です。　　（下垣光）

送が開始され、街頭テレビの放送を経て、一般家庭にテレビの普及が始まったのもこの時期です。テレビは、先にあげた掃除機や洗濯機、冷蔵庫、自動車などを映し出しました。テレビによって、都市だけでなく地方の村の隅々にまで、これらの新しいものが生活に入り込んでいったのです。

変わっていく家族や人とのつながり

昭和30年代は、家族や人とのつながりが変化しはじめた時代でもあります。テレビが家庭に入り込んでいったことで、父親などの家長を意識した席次からテレビをみるための席次を意識した茶の間へかわっていきました。

また農村にもたらされたさまざまな機械は、単に労働の軽減だけでない影響をもたらしました。農業の機械化は、動力脱穀機、精米機、籾すり機など顕著になります。もっとも大きな変化は、動力耕耘機によってもたらされました。それまでは牛が引くことに頼った田の耕起がその導入により楽にできるようになり、それまで必要であった牛や馬の手綱さばきや、田の土を均一にするような代掻きの熟練技術が必要なくなりました。このような機械化による労働の省力化は、世代を越えた技術の伝承に影響を与えることになります。

この年代におきたさまざまな変化は、祖父母の世代、父母の世代の存在が、次の世代に与える影響の重みを変えていくことになります。

歩んできた時代と体験を結びつける

これらのさまざまな生活に与える影響を考えるときに注目すべきことは、今現在の高齢者がどのような体験や経験をこの時にしているだろうかという点にあります。平成16年（2004年）現在、80歳の人は、昭和39年（1964年）には40歳で、昭和29年（1954年）には30歳で、まさに働き盛りで、家庭でも子育てなどに一生懸命に取り組んでいる年代です。もう少し年齢を下げてみて現在65歳の人について考えてみると、昭和39年（1964年）は25歳、昭和29年（1954年）は15歳です。学校を卒業し、社会に出て行く青年期から成人期に入っていった人たちです。

高齢者にとって昭和30年代は、戦後の復興から立ち直りつつある「もはや戦後ではない」という言葉が象徴する時代です。大きな災害などもある反面、夢や希望を抱いて就職し、家庭をつくりあげていった時代でもあるわけです。

回想法では、個人の人生体験や経験を表面的に振り返っていくのではありません。その生きてきた社会や生活の出来事と個人的な体験や経験が、結びつくなかで意味深いものとしてその人に刻み込まれている、その心に響いていくところが回想法にはあります。本書では、この年代のその点に注目して写真図版を収集しています。

（下垣光）

③ 手がかりを用いた回想法の工夫

回想を促すことには二つの利点があります。懐かしいという気持ちは、自然に思い出すことができるものと、何かをきっかけにして引き出されるものです。

人間は、ある感情が喚起されると、それに合うような情報処理をします。つまり、感情にふさわしい記憶を想起したり、解釈したりする可能性があるのです。すなわち快感情の

ある時には、快適な記憶が想起されやすいといえます。そのため、懐かしい思い出を思い出す際に、快適な気分でいられる可能性をつくる環境や手がかりを用意することは大切な工夫であると考えられます。

手がかりを使うことのもう一つの利点は、認知症で記憶や言葉に障害のある高齢者にとっては、言葉のやりとりだけで回想法を楽しむのに、大変な困難を伴うことがあります。そのようなときに、言葉のやりとり以外に、さまざまな五感（視覚、聴覚、臭覚、触覚、味覚など）を刺激する手がかりを用いるとよいでしょう。思い出を楽しむためのいくつかの手がかりとそれを用いるときの留意点を紹介します。

音を使って

回想を引き出すのに、音という媒体を使うこともできます。とくに、その人が好む音楽は、気持ちを安定させるのに効果的といわれています。かつて好んでよく聞いていた音楽は、当時の気分を思い出すものです。音楽を回想法に用いるときには、参加者の生活史に合わせた時代の音楽を使うことは大切です。たとえば、好きだった流行歌を口ずさむのもよいでしょうし、施設の中のイベントで使うのもよいでしょう。「懐かしい歌を歌うと、当時の雰囲気を思い出し、一人一人の思いをつなげることができる」と国立長寿医療センターで音楽療法を実践している金山由美子氏は語ります。また、太鼓など簡単に演奏することができるものを使うと、身体に響くリズム感や沸き起こる情感で懐しい思い出を引き出すことができます。また、効果的な音響は、さまざまな感情を打ちふるわせるという効果があるでしょう。たとえば、海のさざなみや川の流れる音、春の日のひばりのさえずりなど、高齢者の故郷がどのような場所にあった

かを想像し、心に響かせることのできるさまざまな音を用意してみましょう。

香りを使って

香りは人びとの気分に影響を与えます。回想を引き出すときに、香りを効果的に使うことができるでしょう。整備された施設の中は、あえて無臭に整えられていますが、回想法の会の時には、暮らしの中の自然な香りの工夫を創り出してみるのもよいでしょう。たとえば蚊取り線香の香りは、夏の日の暮らしを思い出すことができるでしょう。また、土にも香りがあり、長い年月を土とともに暮らしてきた農家の高齢者にとって土の香りは大変懐しいものです。ヒノキ、植物、果物、野菜など香ぐわしい品物を用意するのもよいでしょう。

そのときに注意することは、やはりよい気分を思い出すような香りを用意することです。回想法のテーマや季節に合わせて、懐かしい香りを考える工夫も楽しいものです。

イギリスでは、「においセット」といって14種類のにおいが瓶詰めになっているものが市販されています。「リンゴ」、「皮革」、「歯科医」など生活の香りを瓶詰めにしたものです。

味を使って

長野県の畑でとれたトマトを東京の実家に持ち帰ったときのことです。60歳を過ぎた母は「懐かしい……」そういいながら、食べていました。何が懐かしいのか、それは言葉では表すことができないと語ります。食感、味、香り、トマトに含まれたさまざまな要素が、懐かしい思いを起こし、それが母の心のどこかに響いているのでしょう。

また、昔ながらの味の伝統を引き継いでいる老舗（しにせ）がお年寄りに人気がある秘密は、味が

心を魅きつけることにあるのだろうと思います。

たとえば、昔ながらの製法の味噌を高齢者に教えてもらいながら作ったり、スタッフが補助をしながら故郷の懐かしい郷土料理を一緒に作るのもよいでしょう。ぼた餅、定番の夕食のおかず、学校給食なども回想法の大切な刺激になります。

食べ物の味は、私たちの五感のすべてに刺激を与えます。懐かしい情緒を引き出すためにどのような工夫ができるでしょうか。施設の栄養士さんとの連携によって、日常の食事の工夫にも懐かしさのエッセンスを加えることもできるでしょう。

道具を使って

私たちが比較的長い時間、保っておくことのできる記憶の中に、長期記憶というものがあります。長期記憶の中にはエピソードや物や人の名前や言葉の記憶がありますが、その一つとして、「手続き的記憶」というものがあります。これは、高齢者が、かつて身体を使って習得した技能の記憶をさします。

たとえば、洗濯板で洗濯をする、昔のように掃除をする、身だしなみを整える、昔ながらの遊びで遊んでみる、など実際に手先の技能を使って回想を引き出す試みとして、作業回想法というものがあります。これは、作業療法士の来島修志氏がシルバーチャンネルのテレビ回想法で紹介しています。そこでは、高齢者に教わりながら、昔ながらのさまざまな活動をしてみるなかで、高齢者の思い出を引き出していきます。

回想法のツールを貸し出している博物館（北名古屋市歴史民俗資料館）もあります。また、家の物置にしまってある古い道具は回想を引き出すための道具になります。レコードのジャケット、雑誌、地図、旅行のパンフレット、その他さまざまな資料が回想を引き出す道具になりえます。家の片付けをしながら、いろいろな思い出を思い出すのは、さまざまな刺激に触れるからなのでしょう。

映像や写真を使って

その他にも映像や写真には、思い出を引き出す人物やそれをとりまくさまざまな文脈や環境があります。家にあるアルバムからの写真、他の方からの写真の提供、雑誌の切り抜きなどからも回想を展開する道具となるでしょう。映像や写真のある一部分がその人の思い出の一端に触れるとき、その人が普段では思い出せないような思いを思い出すものです。写っている木の感じ、ある人物の表情、服装などから思いがけないその人の歴史の一部に触れるきっかけとなるものです。

手がかりを用いるときの留意点

「懐かしさ」をキーワードに的確で快適な刺激を作り出すためには、話のきき手自身の五感を日常生活のなかで研ぎ澄ませておくことが大切です。そうすると、どのような刺激が快適でふさわしいのかがわかりやすくなります。

一方で、注意を払わなければならないことは、手がかりがその環境にあるために、お年寄りが回想をしたいと思わないときにもその手がかりにさらされてしまうことです。思い出したくない、という選択をされる方にとってはすでに環境に存在する手がかりそのものが回想を強制することになってしまうためです。そのため、前もって回想したいかどうか、という希望や必要性を把握することを前提として手がかりを用意することが大切です。

（志村ゆず）

④ 生活写真のちから

回想法は、言葉やイメージを媒介とする心理的ケアです。言葉そのものも、回想を呼び起こす刺激なのですが、五感に訴えかけるような、テーマに関連することば以外のチャンネルを使うツール（刺激媒体）をとりいれるというのも、回想を呼び起こすのに、より有効なことがあります。

以下、視覚的イメージとしての写真を、回想法セッションに活用する際の特徴について、もう少し詳しくみていきましょう。

写真という表現素材：視覚的イメージとして

一瞬の現実場面を切りとる、写実性がある表現手段であること

写真は、ある特定の現実場面を、瞬間的にきりとる写実的な表現手段です。つまり、解釈も何もなしに、その場面のありようを保存し、時を経てもなお再現しつづけます。

テーマやメッセージが明確であること

単純にインパクトがあるメッセージの伝達手段であるがゆえに、写真はメディアにおいても効果的に用いられ、人の心に訴えかけ、世論に影響を及ぼすことすらあるのでしょう。

ひとつの視点＝撮影者から、さまざまな現場情報が集約されて、視覚的に等しく盛り込まれていること

その場面を忠実に写しとっているがゆえに、写真をみる者にその場面の背後に広がるさまざまな情報を提供することがあります。

たとえば、回想法セッションにおいて、参加者たちは、思わぬ写真の細部に注目するこ

コラム■芸術療法

芸術療法（art therapy）とは、芸術的な技術・知識を心理的な治療の手段として用いるものです。芸術は、おもに2つの側面から心理的援助につながります。まず、芸術活動それ自体が、自己表現と、それによって得られるカタルシス（心理的昇華）の要素を含んでいます。次に、治療場面での人と人（援助者とクライアント）とのやりとりにおいて、芸術的作品や五感イメージを媒介とすることで、共感や理解を容易にしたり、創作過程の体験を分かち合ったりする要素があります。さらに、治療場面を超えて、作品やその記録がクライアントの周囲の人びとにイメージやメッセージを伝えることもあります。

芸術療法という考え方は、ナウムバーグがアメリカで1930年代頃から提唱しています。彼女は精神分析治療の一手法として位置づけ、治療に用いる芸術を美術系の活動、つまり、描画、彫塑、コラージュ、造形などとしています。現代でもアメリカにおいては芸術療法というと、美術系に限定された活動のことを指しますが、日本ではもう少し多様な芸術を示すのが一般的です。たとえば、美術のほかに、ダンス、ドラマ、音楽、写真、書道、詩、俳句、短歌なども含みます。一般的な心理療法の手法は言語的なアプローチを主としていますが、それに対して芸術療法は、非言語的かつ創造的な要素を多分に含む刺激を（積極的に）用いる心理的援助という位置づけであるためと思われます。

回想法それ自体は芸術療法ではありませんが、芸術療法の中に回想法的要素やテーマを入れていく試みはしばしば行われています。たとえば、音楽療法では、昔懐かしい音楽を聴いたり、唱歌や流行歌を歌ったりします。絵画のテーマに故郷や懐かしい人物画を選んだりすることもあります。それらのセッションにおいて、参加者の胸中に沸き起こる感情を捉え、ケアしていくなど、回想法的手法が活かされることもあるようです。

（伊波和恵）

とがあります。人物のファッションや背後に写りこんでいる町並み、家財道具、雑誌の表紙など。それが話題の流れをかえるきっかけになったり、そのセッションの話題の中心となったりすることもあるのです。

人と人との関係性が投影されること

家族写真のように、ごく個人的な写真であるならば、撮影者と写真中の人物たちとのお互いの関係性が読みとれることがあります。

たとえば、動物園での家族写真では、キリンなどを背後にした子どもと母親、という構図がよくみられます。なぜでしょうか。それは父親がカメラを手にしていることが多いからと思われます。写真中の子どもたちの笑顔は、お父さんにむけられた表情でもあるのですね。

時を経て、だれがどのように見るのか、という関係性も含まれること

ある写真を当事者がみるときと、まったく無関係の人物がみるときとでは、そこから読みとれる情報量や、喚起（かんき）される回想の質はまったく異なります。その人が家族などの身近な人を交えてみるときは、本人からひきだされた回想が、若い家族や周囲の人にとっての情報提供となる可能性があります。

場面・時代イメージの共有性

同じ時代を経験してきた人同士でのセッションでは、写真はどのように機能するでしょうか。

一つには、先に述べたような、写っている対象の背景、すなわち、参加者同士で共有している時代性や社会性を、言葉なしに分かち合うことができます。年齢に差があったとしても、お互いに同時代を過ごしてきたということを察することができます。共有できる知識や経験や社会性があるのに気づくことは、同時代人としての横のつながりを確認することでもあります。

第二に、写真はそれ自体が回想イメージを呼び起こしうる素材です。回想セッションでは、だれもが胸中深くに秘めている"回想の泉"をくみあげる、呼び水ともなります。

第三に、"今ここで"、その写真を見ている人同士で、"この話題について、ともに話す"という体験を明確に共有できます。セッション中、話題が途切れると、だれからともなく、また写真の上に目を落として、そこから新たな展開がはじまることがあります。このように、複数の参加者で共有できる視覚的イメージとして大いに活用する価値があるのが、写真という素材です。

コミュニケーション媒体としてのツールの意義

人と人の二者関係というのは、心理臨床の場面でも、きちんと向き合うことができれば援助関係を深めやすいのです。しかし、人と人とが面とむかって、言葉だけのやりとりをしている状況では、話すこと自体に抵抗感を示す参加者がいたり、セッション中、話題が尽きると、手詰まりであるかのような居心地の悪さを感じてしまったりすることもあります。

これを、かりに、日常場面で考えてみましょう。犬を飼っている人は、ひとりで歩いているときよりも犬の散歩中のほうが、見知らぬ人から挨拶されやすいという経験があると思います。心理臨床場面でも、これらと同様のことがいえます。図のように、"人－人"の二者（二項）関係に媒介ツールをとり入れて、三者（三項）関係、"人－媒介ツール－人"という状況をあえて作ることで、セッションに展開の多様性と選択性をもたせることができるようになります。

写真のちからを上手にとり入れるために

このように、視覚的イメージ媒体である写真は、多重多様な情報を含み、適切に用いるならば、回想法に役立つことも多いのです。

最後に、心理・福祉的ケアとしての回想法セッションの際は、写真そのものよりもむしろ、写真を手がかりとして引き出された参加者たち個人の回想・思い・語り・場の雰囲気こそが大切にされるべきです。写真を上手に活用しながら、その場にいる参加者全員にスポットライトがそっとあたるように、セッションを展開するのがよいでしょう。

また、写真から喚起されるイメージや思い出は、全体的に共有されうるものではあっても、まったく同じものではないという点には留意する必要があります。たとえば、グループの場合など、メンバー間の生活レベルや地域性、貧富といった差異性を意識化してしまうこともあるのです。その違いをどのように扱っていくかは、回想法にかぎらず、グループワークに共通する方法論的課題ともいえます。

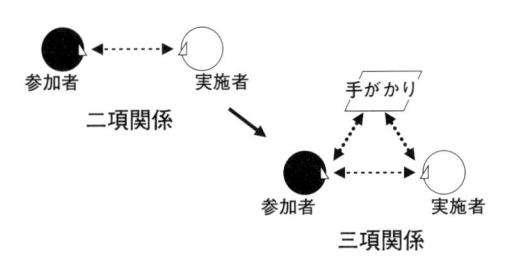

図 二者（二項）関係から三者（三項）関係へ

（伊波和恵）

第4章　生活写真を用いた回想法の実際

　本章では、高齢者のさまざまな生活の場における生活写真を用いた回想法を実践しました。フィールドの違いによって方法論も柔軟に変えていく必要があり、実践現場の特徴に合わせて導入の工夫をしています。実践を通じて、現場に即した実践方法や留意点を探ってみました。以下では、①特別養護老人病院のグループ回想法、②老人病院でのグループ回想法、③元気高齢者・中高年対象の中高年対象のグループ回想法、④在宅ケアでの個別回想法、⑤教育場面におけるロールプレイ、の5つの事例を紹介します。

① 特別養護老人ホームでの回想法

　これから紹介するのはＴ県の特別養護老人ホームの同じフロアに居住されている8名の高齢者にご参加いただいたグループ回想法の一場面です。

　このグループには認知症高齢者の方もそうでない高齢者の方も参加しています。グループ回想法を通して、他者との相互交流が増え、グループ終了後にフロアの中で相互支援が見られる生活の実現を目指しました。

参加者の席順　　　　　　　L：リーダー

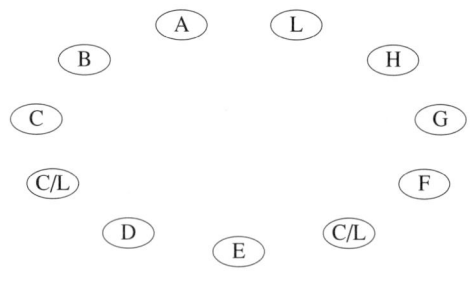

```
        A    L
    B             H
  C                 G
C/L                   F
      D    E    C/L
```

C/L：コ・リーダー

参加者の紹介

氏名	性	年齢	普段の生活の様子
A	女性	86	一人で居室で過ごす
B	女性	88	静かで自発的な発言無
C	女性	87	耳が遠い為、会話少ない
D	女性	88	他者との会話は困難
E	男性	89	会話少、机を叩き続ける
F	女性	96	マイペースな方
G	女性	99	気丈で他者との交流少
H	女性	91	日中ほとんど傾眠状態

今回のグループ回想法の目標

グループ全体：楽しい一時を過ごす。
Aさん：楽しい一時を過ごす。
Bさん：C氏との交流が増える。
Cさん：他者との交流が増え、楽しい一時を過ごす。
Dさん：楽しい一時を過ごす。
Eさん：他者との交流のきっかけ作り。
Fさん：楽しい一時を過ごす。
Gさん：他者との交流が増え、安定した日常生活を送る。

Hさん：他者との交流が増え、日中覚醒している時間が増える。

会場
普段のフロアではなく、会議室を使用。季節の花として紫陽花(あじさい)の鉢植えを飾る。

セッション
週1回、1回あたり60分間。
全部で8回のセッションを行い、2カ月間にわたって実施する。
毎週日曜日の14:00～15:00に実施。

各回のテーマと写真図版と小道具

	テーマ	写真	小道具
1回目	故郷の思い出	浴衣	浴衣
2回目	遊びの思い出	めんこ	めんこ
3回目	学校の思い出	運動会	弁当箱
4回目	おやつの思い出	ぼた餅	麦こがし
5回目	家族の思い出	新しい服	写真機
6回目	仕事の思い出	洗濯	洗濯板
7回目	健康について	餅のし	梅酒
8回目	これからについて	美容院	化粧品

実際のセッションの展開
これは、全8回行ったグループ回想法のセッションのうちの第2回目「遊びの思い出」について話をお聴きした場面です。第2回目のセッションの目標を参加者間の関係性の形成とし、このグループが安心できる場であることを感じてもらえるように心掛けました。

L：みなさん、こんにちは。先週に引き続き「あじさいの会」を始めたいと思います。(先週の終わりにこの会の名前を「あじさいの会」と決めていた。)この会はご自由に参加いただくものですから、もし途中でご用を思い出されたら退席いただいても構いません。用が済みましたら、またご参加いただけると幸いです。

さて、本日はみなさんの「遊びの思い出」についてお話をお聴きしたいと思います。どのような遊びをなさっていらっしゃったんでしょうか。

A：みなさん、こんにちは。Aです。私は北海道の出身で、子どものころは磯舟にのって遊んでいました。

L：(グループ全体に向かって)Aさんは磯舟にのって海で遊んでいたんですね。

A：ええ、そうなんです。男の子に負けないぐらい元気でした。

F：私は船になんか乗ったことないよ。何にもしないでぼーっとしていた。

(参加者一同、笑い)

L：元気に船に乗っていたAさんや、船になんか乗ったことのないFさん。いろんな方がいらっしゃるんですね。女の子も外で遊ばれたんですか。

A：ええ、私たちは外で遊んでいました。男の子も女の子もみんな一緒。楽しかったですね。

L：(グループ全体に向かって)Aさんは男の子も女の子も一緒に遊んでいたとおっしゃっています。きっと、とても楽しかったんでしょうね。他の方はいかがでしょうか。Bさんも男の子と一緒に遊びましたか。

(リーダーはBさんの方に近づく)

B：(首を横に振る)

L：Bさんは男の子と一緒には遊ばれなかったんですか。それでは女の子同士で遊んでいたのですか。

B：(首を縦に振る)

L：ああ、そうですか。(グループ全体に向かって)Bさんは女の子同士で遊ばれていたようです。どんな遊びをなさいましたか。

B：(黙っている)

L：お手玉をなさったりしましたか。

B：(首を縦に振る)

F：ああ、そうかい。その人はお手玉をやったんだね。うちの方じゃ、お手玉を「ナッコウ」って言うんだよ。私も家の中でナッコウで遊んだよ。
L：Fさんのところではお手玉のことをナッコウと言ったんですね。みなさん、お手玉は得意でしたか。
A：ええ、結構やったんもんですよ。女の子はみんなやったんじゃないかしら。
C/L：Cさんもお手玉はやりましたか。
C：ええ？　お手玉かい。ああ、やったよ。片手で二つも三つも持ってやるんだよ。学校で休み時間に女の子たちはお手玉をやっていたね。男の子は外で鬼ごっこをしていたよ。
L：学校の休み時間に女の子はお手玉を、男の子は外で鬼ごっこをしていたとCさんが教えてくださいました。それでは、Eさんはいかがでしたか。男の子は外で鬼ごっこでしたか。
E：そうだね。かけっこもしたね。
L：Eさんは女の子とは遊びませんでしたか。
E：遊ばなかったね。男の子同士遊んだ。
L：かけっこ以外にはどんなことをして遊びましたか。
E：独楽をやった。ベイゴマとか。
L：楽しそうですね。ベイゴマはどこで買われたのですか。
E：駄菓子屋。
A：駄菓子屋は子どもたちの社交場でしたね。何銭か持っていって、お菓子をいっぱい買いましたね。
L：Dさんも駄菓子屋に行かれましたか。
D：ええ、何と言うか……。まぁ……。
L：Dさんも、子どものころにきっと駄菓子屋に行っていらっしゃるんでしょうね。
F：子どもたちはみんな行ったもんだよ。
C/L：Cさんも駄菓子屋に行きましたか。
C：行ったよ。男の子はめんこなんか買ってたよ。
L：男の子はめんこなどもやったんですね。
（この後、Cさん、Dさん、Fさん、Gさん、Hさんと順番に遊びの思い出について聞いていく。）

L：さて、みなさんの遊びの思い出について聞かせていただきましたが、今日もちょっと懐かしい写真を用意したのでご覧いただけますか。
　すでに、みなさんの話の中にも登場したものかもしれませんが……。
（リーダーがグループの中央に座りぐるりと回りながら、ゆっくり写真を見ていただく。関心がリーダーの手元に集まり、グループが一体化する。）
A：ああ、めんこの写真ですね。まあ、かわいい男の子。
F：手にもっているのはめんこかい。いっぱい持っているね。
（この後、参加者一人一人に生活写真を手渡す。）
C：この子はずいぶん強かったんだね。
G：強い子は勝って相手からめんこを奪うんだよ。
H：強い子はちょっとした財産を作ったものですね。
L：女性でもめんこをやったんですか。
A：やりませんでしたね。でも男の子たちがやっているのを見ていましたよ。
F：横丁の男の子たちがみんなやってたよ。
C：昔の子は、みんなこうやって鼻水を垂らしていたんだよ。
L：この写真の男の子も鼻水を垂らしていますね。Eさんも昔、鼻水を垂らしてましたか。
E：（笑いながら頷く。）
L：やっぱりみんな鼻水を垂らして、元気よく遊んでいたんですね。
H：袖がすぐにテカテカになってましたね。

L：（グループ全体に向かって）ああ、服の袖で拭くから袖がテカテカになってしまったんですね。
（参加者一同、頷く。）
L：今日は、この写真のようなめんこをご用意しました。どうぞご覧ください。
（参加者一人一人に手渡す。）
G：昔は人気のあった相撲取りなんかの絵が描かれていたもんですよ。時代によって人気者は違っていましたね。
D：（じっとめんこに描かれた歌舞伎絵を見ている。）
L：Dさん、この絵はいかがですか。強そうな武者の絵でしょうか。
D：ええ、そうなんでしょうね。
L：Bさんもどうぞご覧ください。
B：（微笑みながら、めんこを手にしている。）
L：めんこは子どもたちに人気のある遊びだったんでしょうね。Eさん、めんこをなさったことはありますか。
E：あるよ。
L：男の子代表ということで、ちょっとめんこの実演をしていただけないでしょうか。
E：（笑って頷く。手を大きく上に振り上げ、めんこを床に投げつける。）
A：おしいですね。もう少しでひっくり返りそうでした。
L：ひっくり返すと勝ちなんですね。
C：下に入れてもいいんだよ。
L：いろいろなルールがあるんですね。
（この後、めんこを実際に使って遊んでみる。）

L：さて、みなさんの「遊びの思い出」をお聴きし、そしてめんこで遊んでいたら、あっという間に1時間がたってしまいました。
　今日もとても楽しい話を聞かせていただいてありがとうございました。また、このあじさいの会は来週日曜日の同じ時間、午後2時からこの会議室にて行います。ぜひみなさんのご参加をお待ちしております。それでは、最後に今日、このあじさいの会にご参加いただいた印に、あちらのあじさいの絵に、このあじさいの花を一つ貼ってからお帰りください。この会が終わる頃にはあの絵のあじさいの花が満開になるかと思います。
　本日もどうもありがとうございました。
（参加者一同礼を言いながら退室していく。）

第2セッションの様子

　積極的に会話に参加なさる方と自発的な発言はほとんど見られない方がいましたが、参加者の表情は穏やかで、終始笑顔が見られました。認知症高齢者の方もいらっしゃるので毎回、自己紹介を行い、それに合わせてその日のテーマを一言お話しいただくようにしました。この回でも最初は自己紹介と言葉による回想から始まり、自己紹介が一巡したら、生活写真を見ていただくという流れにしています。生活写真は最初は1枚の写真をグループ全体で見て、それから一人一人に手渡すようにしました。その方がグループとしてのまとまりを保てるからです。一人一人に生活写真が手渡されると、あちらこちらからさまざまな発言が出てきます。それを他の参加者につなげていくようにすると、どんどん関係性が形成されてきます。続いて生活写真に写っているめんこを用いて遊んでみました。実際に身体を動かすと、ただ座って話している時以上に表情や発言に力強さが増してきます。ちょっとした動きからみんなで揃って笑い、一体感も増していきました。

日常のケアへの継続

　このあじさいの会を通し、穏やかな人間関係が形成されていきました。会の最終回では「これからの楽しみ」として料理教室を開催

したいという案も出てきました。茶飲み話というかたちで継続したり、料理教室で楽しい時間を過ごすことで回想法グループは日常の生活へとつながっていきます。このグループには認知症が進行し自発的な発言が難しい方もいらっしゃいましたが生活写真を用いることで言語以外のつながりを持つこともできました。少し工夫することにより高齢者同士のつながりは具体的なかたちとなって現れます。

(下山久之)

② 老人病院での回想法

老人病院という場は、介護型医療施設であり、集中的な急性期の治療が終わり病状が安定され、なお介護と医療の両側面が必要な高齢者が転院される施設です。M病院は、療養型病床群で主に長期にわたる介護やリハビリを必要とする高齢者のための病床です。

スタッフには、医師や看護師は少なく、その代わりに介護の専門家が多く配置されています。また、精神病院が運営する老人病院なので、心理職が配置されています。M病院では、臨床心理士のスタッフが、医師、看護師、ソーシャルワーカー、介護士と連携をとるチーム医療の中でさまざまな集団療法を実践しています。

生活写真を用いたグループ回想法では、記憶の想起に困難を伴う認知症高齢者への回想を促しやすいと想定されます。また、シナリオ篇を使うと、写真による刺激を補足することができ、回想法に関わるスタッフが、グループへの働きかけをスムーズにすることができます。

グループ回想法を導入したばかりの多職種スタッフが生活写真と道具を用いながらグループ回想法を実施し、スタッフと高齢者のやりとりと高齢者のコミュニケーションの経過について検討しましたので、紹介します。

方法
参加者について

参加者は、コミュニケーションに問題がなく、視覚障害がなく（自分で写真をみられる）、グループに参加することに抵抗がなく、精神症状が重症でない方に声をかけたところ、以下の9名が参加に応諾しました。

74歳から86歳までの認知症高齢者（中等度一重度）男性3名、女性6名（詳細は表を参照）。

参加者の情報

参加者	年齢	性別	病名
A	83	男性	脳血管性痴呆
B	86	男性	老年期痴呆
C	74	男性	アルコール性痴呆
D	86	女性	脳血管性痴呆
E	80	女性	老人性痴呆
F	81	女性	脳血管性痴呆
G	76	女性	脳血管性痴呆
H	74	女性	脳血管性痴呆
I	82	女性	老人性痴呆

スタッフ

医師1名、看護師1名、介護士2名、ソーシャルワーカー1名、臨床心理士1名

グループ回想法の流れ
写真回想法を老人病院に導入するための準備
1）回想法についての啓蒙活動
　　回想法の専門家が病院研修会で回想法について紹介をするための研修会を開催しました。
2）臨床心理士に対して回想法の専門家がコンサルテーションを行いました。
3）スタッフは回想法の研修のビデオを用い

て回想法とグループワークについて研修を行いました。
4）参加者の性別や出身地や生活史やおもな生活の場や職業歴を把握し、すべての参加者にふさわしいテーマとそれに応じた写真を多職種チームによって選定しました。
5）1セッションにつき、2種類程度の写真を用意しました。
6）2人に1枚程度の写真を用意しました。（あとで、認知症高齢者の場合には、1人1枚の写真の方が注意が集中しやすいことがわかりました。）

回想法のテーマと用いた図版について

回	回想法のテーマ	用いた写真図版	道具
1	自己紹介	なし	なし
2	遊び	めんこ・団地の紙芝居	おはじき・お手玉
3	学校	給食・授業参観	ソロバン・教科書
4	食事	大家族の夕食	箱膳の写真

セッションの流れについて

1）はじまりの挨拶、2）見当識を補助するための日付と天気の確認を（皆に聞きながら、内容をホワイトボードに書き込みました。）、3）はじまりの歌（これは、いつも歌います。「夏は来ぬ」）、4）からだほぐしの体操、5）テーマの提示、6）テーマに沿った写真の配布、7）テーマにそった道具の配布、8）終わりの歌「夕焼けこやけ」

以下には、2回目から4回目までの「菜の花の会」のセッションのおもな流れについて紹介します。

遊び（第2回目）

まず、スタッフが「名前と好きだった遊びを教えてください」と問いかけます。スタッフはまず始めに自己紹介と自分の好きだった遊びの話をしていきます。スタッフが自分の話をすると、それに伴ってさまざまな話が展開していきます。

コラム■緩和ケアと回想法

終末期の心の動きを研究したキュブラー・ロスに、「受容の五段階」（否認、怒り、取引、抑鬱、受容）という考え方がありますが、その順番の通りでなく常に行きつ戻りつ、逡巡の後に螺旋階段を登るように人は終わりを迎えるものです。その際に"この世に一つしかない自分の人生に満足しながら大往生を迎え幕となる"が理想ではありますが、煩悩具足のわれわれは、そうはいきません"悲嘆の末に"ということにならないように、第三者がご本人が話したいこと、話しやすいことから断片的にでも人生の一コマのお話をうかがうのが回想法です。特段の評価とか賞賛は控えめに、場合によってはしない方がよいかもしれません。ご本人が「我ながらよくやったものです」「今考えると大したものです」とおっしゃったら、それを大いに肯定し、受け止め、ひたすら心の底からの興味関心を持ちながらお話をうかがうことに専念します。聴き方も、生まれとか青年時代は、などと年代順にこだわると、まるで調書のようになるので、ご本人の話したいこと、時代、キーワードから始めて用紙一枚に一時代として重ねていき、時々振り返っては順番に並べ、お話の振り返りをします。

はじめは世間話などをしてお近づきになり、「お若い頃は……」「故郷は……」と問いかけ、徐々に失礼のないように立ち入ってお話をうかがっていきます。その時代の写真があれば話が弾むのでその方の"華の時代"の写真を見せていただくのがいちばんですが、まずは"②めんこ"、"③給食"など子ども時代の写真を一緒に眺めながら当時の話題を共有することから始め、「ぜひご自身の写真も見せていただけますか？」とすすめていけば素晴らしい展開となることが多いのです。緩和ケアでは、モルヒネや神経ブロックで痛みを緩和するだけでなく、人をもっとも苦しめる"心の痛み"を緩和することがそれにもまして重要です。

（鈴木正典）

「私は、バケツを持って、当時は水路とかがたくさんあったもんで、魚とりとかしていました。えびをとったり、小魚をとったりしていました。」

次に「②めんこ」の写真を2人で1枚ずつまわしていきます。「これは何の写真でしょうか」

「かわいいね」、「めんこかね」、「めんこってやつですね」、「かわいいね、男の子」と口々に発言が出る。

「めんこはどうやって遊ぶんですか」という質問に対して、「下に叩きつける。こうやって、相手のやつをひっくり返して、ぱっと相手のやつがひっくり返るともらえる」、「それは、男の子の遊び、女はやらない」とおっしゃる方もいる。

次に「③天気占い」についての写真をまわしていきました。「これは何にみえますか」という質問に対して、「靴を投げている」「ちょっとわからない」と答えている。「靴投げて、天気が晴れとか雨とかそういうのでしょ」、「靴を皆で飛ばして、その靴を隠しちゃったりね。帰るころには、皆裸足だった。子どもは何でもおもちゃにするから。」

今回はじめて回想法に取り組むスタッフの様子は、まだ緊張がとれないようです。ゆっくりと回答していく参加者に待ちきれず、矢継ぎ早に質問をしてしまうこともあります。これは、スタッフが自ら気づき、次回への課題にしています。何の写真かについて参加者に十分にわかってもらえないもどかしさも感じていました。

「写真は1人1枚がいい」と次の会に向けての工夫を話し合ったそうです。2人に1枚だと認知症のお年寄りが十分集中できないためなのだそうです。

この会では、写真についての個別的なやりとりが多くなり、各参加者がコ・リーダーと個別に話している雰囲気が多く、全体で話を共有する機会が少なかったという点をこの会の振り返りとしてあげています。

学校（第3回目）

自己紹介とともに好きな科目についての質問を促しています。「名前と好きな授業（科目）を教えてください」と聞いていました。「私は〇〇です。好きな授業は理科でした」とスタッフが声かけをすると、「理科、理科ね」と参加者の方からの声がわきます。「歴史だったんだけど、2、3日前に子どもがよく知っていて、テレビでやってて、本当によく知っていて、ほんと忘れちゃってて」と自信がなさそうにおっしゃる方、「何もない、何もできないもの、小学校、ろくに行かねえんだもの」とおっしゃっている方もいます。それはその方の事実とは異なるのですが、学校というテーマに対して、認知症によって失われつつある自らの記憶に触れて、「何もできない」と言ってしまうこともあります。

このようなときには、どのように対応したらいいのか、スタッフのとまどいが生じやすくなります。スタッフはさりげない雰囲気で、その語りを深く掘り下げないようにしていました。深めることで不安がかえって大きくなる可能性があるためです。

「⑥授業参観」の写真を見せ、「みなさん、この写真、どのようにみえるでしょうか」とうかがいます。しばらくすると、「子どもがいっぱい写っているわね」とか、「授業参観じゃないかしら」と少しずつ発言が増えてきました。さまざまなところから話が始まり、グループリーダーは、「今、『小学校の写真じゃないか』という意見が出ましたが、いかがでしょうか」とまとめています。個別に出る話をまとめていく工夫を試みています。

ある方は、「授業参観のときに、自分の苦手な科目の授業になってしまった。いつも成

績がわるかったので、親に授業参観のことを言わなかった。ところが、母親は、どこかでそのことをきいて、授業参観に来ていたの。おどろいたなぁ」と苦笑いをしながら、しみじみ語っていました。

「袴(はかま)をはいている」と着物に反応する高齢者もいらっしゃいました。

写真と同時に道具も用いました。用いた道具は国語の教科書で、その教科書をみながら、「今はこういうやつなんだ」とおっしゃる。「ハナ、ハト、マメ、マス、ミノ、カサ、カラカサ」という言葉がでてきます。

出されたそろばんに対しては、「やってみてよ」という参加者に対して「いやだよ」と言いつつ、そろばんをはじく方、少しずつ交流が増えてきました。スタッフは、「わー、すごいなー」と感動で湧く。その声を聞くと高齢者が自尊心をとりもどし、安心されるようでした。

なれた手つきでそろばんをはじく参加者がいらっしゃいました。だいぶリラックスしてきたようで、そろばんをはじくという行為を通じて思い出が引き出されて、グループがまとまりつつある様子をうかがうことができます。

スタッフの質問のペースは、前回よりゆっくりとしたペースになっています。語りかけの方法もわかりやすく、を心がけています。

食事（第4回目）

「好きな食べ物を教えてください」とリーダーが口火を切りました。スタッフが自己紹介をして、「私は名前はHです。好きなものは、バナナ。バナナは消化がいいんですよ」というと、「バナナは好きだよ。俺も好きだよ」と参加者からリアクションがあります。

「好きな食べものねえ、Bさんは、こうみえても生まれは、Ｉ村だ。俺は同じ地域の出身。養子に出されたが、戻ってきた。」「そうＩ村の出身なの」と交流ができてきました。

そのほか、「リンゴとうどんかなぁ。」

「この県は、リンゴとうどんが有名ですからね」とスタッフは答えています。

2回、3回にくらべて、自己紹介のときに、出身地について参加者同士で交流が出てきました。

次にスタッフが「⑧大家族の夕ごはん」の写真を配ります。何の写真でしょうか。何をしていますかという問いかけに対して、「自分の好きなものを料理して食べている」、「お食事だねえ」とか口々に答えています。

「どんなものを食べていましたか」という質問に対して、「お鍋でごはんを炊くのは、だいぶ昔だね」、「お肉よりか魚がやっぱりいいね。干物とか」、「冷蔵庫がなかったからね。腐りやすいから。そのうち、氷の冷蔵庫とかが出てきた」、「お金はあまりかからないように、自給自足で自分たちで作って食べた」と参加者同士での交流がより一層増えてきました。

「主食は何でしたか」という質問に対しては、「ごはんだってね、昔はふつうのおまんまではありません。麦飯。飯の中に麦。」、「戦争中はお米が配給だから、そんなに配給されないから、その中に麦を入れて食べた。お米も麦粉も配給だった」、「白いごはんなんてありません。」

「座る位置はきまっていましたか。」

「うん、だいたいお父さんの席は決まっていたね」といいます。

全体的に聞く姿勢に余裕とリラックスした雰囲気が伝わってきました。グループワークの技能についても、リーダーとコ・リーダーの連携がとれるようになってきました。

まとめ

写真を用いたことで得られた効果について

これは初めて取り組んだスタッフによるグループ回想法のセッションでした。シナリオ篇にあるような質問例を使うことで、スタッフのやりとりをスムーズにすることができました。これによって、スタッフはグループの全体の参加者に目を配る余裕がでてきたそうです。

中等度から重度の認知症高齢者は、スタッフの言葉によるコミュニケーションのみでは具体的なイメージを思い起こしづらいことがあります。写真という手がかりによって具体的な思い出を促すきっかけ作りになりました。

認知症高齢者のグループでは、グループの中で共通のイメージというものが持ちづらく、グループをまとめることが難しくなります。共通の写真を見せて話題を共有することにより、参加者が共通のイメージを持ちやすくなり、グループの凝集性が高まりやすくなるでしょう。

写真を用いるときのスタッフの工夫

中等度から重度の認知症高齢者では、自己の思い出と写真の刺激とが一致し、回想が展開するまでには時間がかかります。話の展開を急ぐと、質問の働きかけが多くなり、回答を急かしてしまう可能性があります。できれば、高齢者が思い出すスピードに合わせてゆっくりはたらきかけることが大切です。

特定の写真の情報を試すように聞いてはなりません。回想法は、記憶をためすものではなく、いかに快適な思いが引き出されるかに注意を払う必要があるでしょう。図版の情報にこだわることはなく、自由に思い出のイメージが広がっていくことが大切といえましょう。

今回のセッションは、4セッションの報告ですが、セッションは実施する場や必要に応じて、時間制限的に行ったり、継続的に行ってもよいでしょう。

（志村ゆず）

謝辞：この事例のグループ回想法は、M病院の医師、臨床心理士、ソーシャルワーカー、看護師、介護士によって、実施されました。グループに参加された方々とともに、心より御礼申し上げます。

③ 元気高齢者・中高年対象のグループ回想法

比較的お元気な高齢者や中高年の集まりで思い出話で元気を出すとか、地域の昔を懐かしむなどの企画が、公民館活動や地域の老人会、婦人会などでしばしば行われます。これから戦後生まれのいわゆる"団塊の世代"が高齢化すると、個別や小さなグループだけでは対応できないかもしれません。大きな集団での回想法の実際を紹介します。

会場の配置

披露宴形式のテーブルの配置で一つの"島"あたり10人までで円く座っていただきます。会場、参加人数により"島"の数を設定します。男性だけのグループはどうしても発言が少なくなる傾向がありますので、男女を適当に混合し、できるだけ全員が回想に参加しやすいグループ分けを考えましょう。参加の受け付けで、くじ引きで席を決めるのもよい方法です。

会の進行

小さなグループとの違いは、複数のグループがそれぞれ自主的に話し合うのでそれぞれに異なった展開がある点です。司会者（進行

係）は最初に回想法と会の進め方を説明し、今日の参加者の年齢、地域を勘案し一番関心度が高いと思われる写真を最初に各テーブル2人に1枚を配布します。これは2人でできるだけ相談していただいて全体のお話を盛り上げるためです。最初は「これはどんな場面ですか」、「何をしているところですか」など一般的な質問（シナリオの例）を各テーブルに問いかけ、動きのあるどなたかを指名して発表していただきます。あとはグループ討議のように、それぞれのテーブルで話が盛り上がってきます。司会者は"島"を巡回して話題が少ない静かな所には新たな質問をしたり、情報を提供し活性化を図ります。また面白そうな体験、意見などを収集します。回想が出尽くし、会話が弾んだ参加者の満足度を見極めて司会者は席に戻り巡回して得た情報を基に、各テーブルに対して指名して回想の発表を促します。写真の内容、参加者の関心度によって必要な時間は異なりますが、1枚で15～30分を目安に最後にお話をまとめ、次の写真に移ります。基本的にこの繰り返しです。写真はそのつど配布し、その話題が終われば回収します。話題を分散させないためです。

時代の歌を入れた発展形

時代、流行歌、流行語などを組み合わせた回想も楽しいものです。一定の娯楽性も取り入れると飽きない回想ができます。途中休憩でピアニストやアコーディオン奏者にその時代の流行歌、唱歌などを演奏してもらい全員で歌を歌います。年代の出来事、流行歌のカードを掲示し並べ替えるゲームを入れるのも一つの方法です。右上は昭和21、22、23年のカードの例です。これを年代別に出来事、生活文化・流行語、流行歌と並べ替えてみましょう。最後にいくつかの歌を歌います。

①
りんごの唄
啼くな小鳩よ
東京の花売り娘

②
マッカーサにより
　ゼネスト中止命令
片山哲連立内閣

③
NHKのど自慢
人間失格
老いらくの恋
アロハシャツ
美空ひばり

④
湯の町エレジー
憧れのハワイ航路
東京ブギウギ
君忘れじのブルース
異国の丘
君待てども

⑤
復員だより
闇市大繁盛
闇物資押収
メーデー復活
米よこせ（大会）

⑥
向う三軒両隣
小説「青い山脈」
斜陽族、アプレゲール
ベビーブーム
キャサリン台風

⑦
港が見える丘
山小屋の灯火
みかんの花咲く丘
夢淡き東京
とんがり帽子

⑧
帝銀事件
昭和電工疑獄事件
東京裁判A級戦犯処刑

⑨
「あなたはどうして
食べていますか」
タケノコ生活
手製電気パン焼器
ズルチン

正解

	流行歌	出来事	社会・文化
21年	①	⑤	⑨
22年	⑦	②	⑥
23年	④	⑧	③

時には参加者ではなく、居合わせた若い方に「タケノコ生活」とはどんな生活ですかと質問しますと、「貧しいからタケノコしか食べられなかった生活」など"楽しい"答えが返ってきて高齢者の皆さんが大笑い。そこで人生の先輩に説明をしていただきます。時代を語り継ぐ場でもあります。

お元気な高齢者の場合、歌と思い出の発展形はおおいに楽しめます。哀調を帯びたアコーディオンはとくに雰囲気が出ます。メロディーとコード名だけで演奏できる奏者であれば最適です。ピアノは音楽教師を定年退職なさった方にボランティアでお願いしたり、参加者の声にあわせて即興で移調できるような音楽教育を受けた方にお願いするとよいでしょう。人材を日ごろより発掘しておきましょう。

その地域の写真を使って

一般的な写真を本書では写真集に掲載しました。さらにオリジナルな回想を行うには、地元の郷土史・写真集などを活用すればさらに好感度が高まるでしょう。

写真の選択

回想法はいろいろな職種の方が実施できる方法なので"これでなければならない"はありません。一例をここに紹介しますが、それぞれの情況に一番効果のある方法を編み出しましょう。

まず、参加者の年齢、性、生活歴、地方、都会、田舎、とくに農業体験の有無は大切な情報です。これらの情報を加味して写真を選択します。1枚目はできるだけ多くの方々に興味関心を持っていただくことが、後の発展につながります。全員の出身地を知っていれば「○○地方は○○が有名（雪が多い、温暖……）なところですね」などの声かけで表情が和んできます。発言を平等にするための誘い水にもなります。概して女性の方が発言が多いものですが、男性にも元気を出していただくとなると、「⑫めんこ」（洟垂れ小僧）など男の子の遊びの写真は適しています。それぞれの写真の特性に応じて、すべての方に積極的に回想に参加していただけるように写真を選択していきます。

この「生活写真集・回想の泉」は 都会、地方、性を考慮して写真を選択してありますのでどの地方でも使うことができますが、参加者の地域が限定している場合にはその地方の昔の写真を用いて、地方の言葉（方言）で語られるのがいちばんです。共通体験した昔話はもっとも盛り上がる話題です。

提示の順序

初めての会の場合打ち解けるまでに時間を要しますが、"笑いは伝染する"ので、最初はお元気そうな発言の多い方を中心に雰囲気を盛り上げていただきます。その後に他の参加者への配慮、平等な参加を心がけます。とかく有力な方、男性、声の大きい方、多弁な方が話題を独占しがちですが、最初だけはこのような元気な方の力をお借りしましょう。

最初の言葉がけ

問いかけは、質問や試験ではなく、あくまでも「人生の大先輩の参加者の皆さんに司会者がいろいろ昔のことを教えていただく」という姿勢で臨みます。「これはどんな場面でしょう」、「何をしているところですか」、「季節は」、「この方はどなたですか」、回想の誘い水を向けます。お元気な中高年の集まりなどではもっと積極的に、写真からドラマを演じていただく場合もあります。登場人物になってロールプレイができることもあります。結局は人、時代、暮らし、土地の織りなす人間模様を1枚の写真からどう読みとるかということだと思います。同じ写真でまったく異なったお話の展開になったり、新しい発想をいただいて驚くことがしばしばあります。

「⑯新しい服」を見ていただいた時のことです。「おばあちゃんは服の裾をつまんでなんと言ってますか」との問いかけに「かわい

いね」、「似合ってるね」、「色がいいね」、「生地がいいね」、などとひとしきり褒め言葉の例が出た後に、あるご婦人が「くると回って見せてごらん」と言われ、一同驚きました。こんな素晴らしい言葉があったことを私たちは忘れていました。本書のシナリオ・解説は図版の解説の一例であって"正解"ではありません、自由な発想を大切に会を進めましょう。

お話の展開

写真の枠内に留まらずに話題がどんどん発展する場合もありますが、発言が一部の方に偏らないよう注意し、あまりに個人的な話題は、写真にもう一度目を移して進めましょう。

進め方の実際

席についていただいて、使用する写真の頁を開いて紙クリップで挟み、他のページは見えないようにセットします。これはお話の途中で他のページが見えたりして話題が分散するのを防ぐためです。基本的に参加者2人で1冊の写真集をみていただく。どんどん相談したり、2人で交流していただく設定です。聴力の障害、会への参加に困難があるが介助があれば参加できる方には補助者を隣に配置します。補助者は司会の意図を要約して伝え、また回想を上手に誘導して参加者の代わりに手を挙げて「こんな思い出があるそうです」と呼びかけ、本人からの発言を待ちます。司会者は全体を見ますが、補助者は個別的に参加者への援助をします。最後に「この写真に題名をつけるとしたら」と、短い言葉で全体を表していただきます。お元気な中高年の方にはよい質問になります。

お元気な高齢者の知的興味、関心を刺激する、飽きさせない工夫が必要です。（鈴木正典）

コラム■文芸情報に触れていく

　高齢者の歩んできた時代は、本や映画などのその時代を表現した作品に触れることにより、より深く知ることができます。

　映画を例にとってみましょう。日常生活を描いた代表的な映画としては、小津安二郎の作品があります。小津の作品としては、まず昭和24年（1949年）に発表された『晩春』があります。この作品では、嫁いで行く娘と残される父の姿が描かれています。他にも『お茶漬の味』（22年）、『麦秋』（26年）、『東京物語』（28年）、『彼岸花』（33年）、『浮草』（34年）、『秋刀魚の味』（37年）などがあります。

　小津の作品は、ほとんどの舞台は東京で、東京に生きる人びとの姿にこだわっている点に特徴があります。その理由としては、東京という街の生活には、煙突やガスタンクのそばで慎ましく暮らす庶民の姿や、裕福な山の手一家などさまざまな諸相があることがあげられます。そこには特別な人生はなく、平凡なだれでもが向き合うような情景を描きやすかったようです。また東京を強調することにより、地方に住む老いた親の世代と、東京で暮らす子ども達の世代がさまざまな思いで生きていることをモチーフに描かれています。

　映画をみるときにも、その時代の生活を実感しながらみていくことが、回想法の場面の高齢者の語りを共感していくうえでの参考になるといえます。

（下垣光）

④　在宅ケアでの回想法

個人回想法において写真を利用することにより、お話してくださる高齢者との関係作りが円滑に進み、その方の理解をさらに深めることが可能となります。ここでは、その事例を紹介します。

すすめ方

協力していただいた方

在宅でケアを受けているAさん（85歳、大正8年生まれの女性）より、デイサービスに参加されている時にお話をお聴きしました。

職員と相談の上、ご都合のいい時間を設定し、フロアの隅で2回にわたってお話をうかがいました。なお、今回ご協力いただくにあたり、事前に説明をして、Aさんご本人からの了承をいただきました。

ご自分で選んでいただくこと

個人回想法においては、本人にとって話しやすいテーマ・写真であることが大切です。よりよい関係作りのために、使用する写真を選んでいただくステップからはじめます。

事前に、関係の薄そうな写真（出身地、家族歴、性別などから判断します）だけは抜いて、後ろのほうにしておきます。そして、「こちらにいろいろな写真がありますが、Aさんがご覧になって、『これだ！』と思われる写真、お話してみたい写真はありますか」と声かけをして、一緒に選んでいきます。

もし、ご自分から積極的に選ばれないようでしたら、何枚か選んで、こちらから提案してみてもいいかもしれません。

回想を引き出しやすくするために、流れを大切にすること

写真をお見せしながら、その時の雰囲気を引き出すような開かれた質問から、具体的に答えていただく閉じられた質問へ移っていきます。

お話が始まった後は、その回想の流れを大切にしながらうかがい、写真に固執することなく、自由に話していただくことが大切です。

実際の流れ

Aさんの印象：

豊かな表情、お話の仕方、声の調子から、しっかりした、積極的な方である印象を受けました。洋服にブローチをつけたり、ネックレスをしたりするおしゃれな方でした。2回目は、筆者にお茶菓子を用意し、手作りの根付をプレゼントなさるなど、細やかな心遣いをしてくださいました。

Aさんの温かいお人柄のおかげで、とても和やかな雰囲気で進みました。以下、1、2回目の抜粋を載せます。

1回目：

【㉗運動会】

―― これは、運動会の写真ですね。運動会はどんなでしたか。

Aさん：にぎやかだったよ。私はお転婆(てんば)だったからね。運動会は大好きだったね。今とは全然違うね。

―― どんなところが違いましたか。

Aさん：両親も行ってね。ご馳走(ちそう)なんかないけど、お弁当作ってさ。近所中で行ったよ。たいしたおかずじゃないけど、子どもにとっては嬉しかったね。今は寂しくなったよねぇ。

―― そうですよね。昔はお祭りみたいでしたものね。先ほど「お転婆」とおっしゃいましたけれど、Aさんの得意な競技はありましたか。

Aさん：かけっこ。選手にも選ばれたんだよ。かけっこ好きだったね。今でも、マラソンをテレビで見てるよ。お祭り騒ぎって好きだっ

たんだよね。
【㉙女工さんの食事】
（［⑧大家族の夕ごはん］よりも、この写真の方が、Aさんにとっての家族の食事風景としてしっくりくるものであったようです。）
── こんなふうに、お食事なさいましたか。
Aさん：家はね、たくさん家族がいたね。父親はね、面倒見がいい人だった。いろんな人の面倒見たりしてね。そういうところは、私にもある。私は父親に似たのね。

おかずは、サンマとか焼いた魚をね、一緒に盛って。今みたいに一人ずつ盛りつけたりしなかったからね。それをみんなでつついて食べた。今でも覚えてるよ。「魚できたよ！」って、焼いた魚をね。
── 山盛りになった魚を。
Aさん：（笑いながら）そうそう、そっから取る。

その他に、［⑮散髪］、［⑭五畳半のすまい］についてお話を聞かせてくださいました。

2回目：
Aさんが、ご主人（8年前に他界）の生い立ちから結婚までを、ご長男が聞き書きされた冊子「私の履歴書」を持ってきてくださいました。それを一緒に読みながら、結婚時代のお話をうかがいました。前半は、写真図版を使わずに話されました。

昭和30年代、Aさんご自身が30代の時にテレビを買った話をされた後に、図版をお見せしました。
【⑫テレビ】
Aさん：昭和34年に美智子様が結婚なさった時、みんな買ったんだよね。主人が新しもの好きだから、私の家はその前に買ってたんだよ。近所では一番早かったね。
── 一番だったんですか！　それでは、近所の方が見にいらしたりしましたか。
Aさん：そうよ。近所中集まってさ。家に帰っても、人がいっぱいでご飯なんか食べられなかったんだよ。あの時は白黒だったね。
── こんな風にたくさん集まっていらしたんですね。珍しかったんですね。

コラム■ライフレビューブック

ライフレビューブック（Life Review Book; LRB）は、個人の思い出を振り返り、関連のあるものを選んで、本の体裁にまとめたものです。自分史のように文章が主体とは限らず、写真や記事などの視覚的資料を選んで収めたスクラップブックファイルやアルバム、最近ではホームページ形式のブックも考えられます。また、過去の作品のなかから抜粋してまとめたポートフォリオも、一種のLRBであると考えられます。

通常のアルバムや日記・日誌とはどこが違うのでしょうか。日記の類は、日々の暮らしのなかで、少しずつ積み重ねていくものです。つまり、今、今、……の集約したものであるといえるでしょう。一方LRB作成は、現在の視点から、"過去を振り返り"、過去の自分の人生について"編集"するという作業です。すなわち、本人が意識するにせよ、しないにせよ、"自分の人生（あるいは特定の一時期）を再検討する"という過程が含まれると考えられます。ですから、アルバムや日記などの原資料をある時期に見返し、それを整理し抜粋して、LRBの材料とすることができます。

市販されているLRBでは、書き込み式や穴埋め式などの簡便なものや、『ファミリーメモリーズ』のように、対話で人生回顧を助けるような本があります。その他にも施設スタッフ自作のLRBや回想ボード（ある人物の人生史を1枚のパネルに表現したもの）の創意工夫もあるようです。

（伊波和恵）

Aさん：そうそう、こんな感じ。早くからあったからね。電子レンジも、洗濯機もね。洗濯機の写真、あったね。

【⑯洗濯】、【⑰洗濯機】
（家事の移り変わりを見るために、2枚並べて）
―― 洗濯機が初めて入った時はいかがでしたか？
Aさん：楽ちんだったわよ、あんた。それまでは冷たい水だったし。
―― そうですよね。それまでは洗濯板で、大変でしたでしょうね。
Aさん：洗濯板は大変だったわ。でも、濯ぎ（ゆすぎ）は引っぱり出すのよね。ローラーに入れてね。今は改良されてさ、ボタンひとつでできるんでしょ。
―― そうですね。ボタンひとつで。便利になりましたね。

感想
最後に、いくつかの質問を通して、感想を話していただきました。
―― この2回を通して、ご自分の人生を振り返られてどう思われますか。
Aさん：こんなこと、考えることはあったけど、わわざわざ話すことはないからね。懐かしかったね。楽しかったよ。
―― ストレスに思われたこと、不快に感じられたことはありましたか。
Aさん：ないね。あたしはね、ストレスとかって、言葉は知ってるんだけど、感じたことないんだよね。我慢（がまん）しないで、言っちゃうからね。
―― 話し足りないことはありましたか。
Aさん：とくにないね。
―― これから、楽しみになさっていることはありますか。
Aさん：孫がもうすぐ結婚する予定なんだよ。この間挨拶したみたいでね。それかねぇ。

まとめ

1．思わぬ展開にもついていくこと

1対1の個人回想法においては、お話が盛り上がり、広がっていくことがよくあります。また、回数を重ねる場合には、自身の写真、資料などを持ってきてくださることもあります。Aさんも、写真の時代にとどまらず、現在にまで展開させながら、最近の運動会の話、マラソンを見る趣味の話をしてくださいました。また、2回目には、大切な資料（ご主人の「私の履歴書」）を持参され、それをもとにお話をなさっていました。

これは、写真を用いた回想法に刺激を受けたことにより、ご自身の積極性、話したい気持ちが引き出された結果と考えられます。そのような時には、その方の世界を大切にして、時には写真を超えたかたちで展開されるお話によりそっていくことが重要です。

2．関係作りのポイント：予想外の楽しさ

Aさん自身も、感想として「こんなこと、考えることはあったけど、わわざわざ話すことはないからね。懐かしかったね。楽しかったよ」とおっしゃっている通り、回想法には、「予想外の楽しさ」があります。

世代を超えて、普段は話さないことを話し、そのお話をうかがうことにより、話し手と聴き手の双方は、普段は経験することのできない楽しさを味わうことができるのです。そのような時間の共有は、お互いにとってかけがえのない経験となるでしょう。

3．理解を深めること

個人的体験に基づいた理解

この本の写真には、生活感が感じられるものが多く含まれています。その写真をきっかけにして、個人的な体験、出来事、気持ちが語られることがあります。

Aさんは、[㉙女工さんの食事] をご覧になりながら、食事で焼魚を取る様子を笑いな

がら話してくださいました。ここから、Aさんが体験なさった食事の様子、その雰囲気が聴き手にも伝わってきました。

より深い理解

回数を重ねることにより、1対1の関係が深まり、さまざまなお話が展開されます。そして、目の前の高齢者がどのような人生を歩まれてきたのか、その歴史に触れることにより、敬意とともにより深い理解を深められるようになるのです。

Aさんについても、2回のお話を通して、デイサービスにおける「積極的で、世話好きな」Aさん像が、「子どものときからお転婆（＝積極的）で、面倒見のいい父に似た（＝世話好きな）」という、よりAさんの個人史に基づいた、深いかたちで理解されるようになりました。

4．最後に

感想のところに載せていますように、「これから、楽しみになさっていることはありますか」という質問を最後に行いました。回数を重ねるなかで、楽しかったこと、悲しかったことなどをお話なさったからこそ、これからの楽しみについてのお話につなげられるのです。

個人回想法を終えるということは、楽しかった時間のお別れである、と感じる高齢者もいらっしゃるかもしれません。新たな喪失体験とならないよう、写真から離れて、これからのお話へ視点を移すよう、促すことも大切でしょう。

5．気をつけること

個人回想法は、さまざまにお話が広がっていくために、時間が長くなってしまうことがあります。無理に止めることはありませんが、お話しされている方が疲れていないか、気をつけてください。時には、「今日はこれくらいにして、次回にゆっくりお話しませんか」とお声かけすることも大切でしょう。　　（下垣光、萩原裕子）

謝辞：この面接の内容を文章にすることを快諾してくださったAさん、面接にあたってご協力してくださった職員の皆さまに心より感謝いたします。

⑤　教育場面におけるロールプレイ——シニア・ピア・カウンセラー養成講座の例——

ピア・カウンセリング（peer counseling）とは、仲間同士によるカウンセリングという意味です。たとえば、同じような病気や障害をもった人同士や、同世代の人同士で行う（相互）援助関係や活動のことを指します。特定非営利活動法人ホールファミリーケア協会（以下、WFC協会）では、シニア・ピア・カウンセリングを「元気な高齢者がカウンセリングの基本を学び、悩みや寂しさを抱えるお年寄りの話し相手をする」社会的活動と位置づけ、中高年者による中高年者のための傾聴ボランティア（シニア・ピア・カウンセラー）養成講座という、全20回の初学者向け講座を主宰しています。ここでは、教育場面における生活写真の使用について紹介します。

目的

個人回想の技法習得を目的とした演習講義、『回想法』（1コマ2.5時間）において、ロールプレイ（以下、RP）を行いました。その際、生活写真を話の糸口としてもちいることで、回想体験をより深めることを目的としました。RP前に、受講生には以下の説明を行いました。

> ● 講義のねらい ●
> 1）回想法セッションの形式に慣れる。
> 2）聴き手として、講座での既習の技法、傾聴などの復習を実践し、語り手とのかかわり方について考える。
> 3）今回は、語り手として、自分自身の経験にもとづいた回想をRP体験する。実際の自分自身としてふるまい、反応することで、回想セッション参加者の心情を確認する。
> 4）回想の糸口として、写真を3〜4種、用いる。（ただし、無理に使わなくてもよい）。

方法

受講生の概要

受講生は女性47名、男性6名、合計53名でした。受講生の平均年齢は58.4歳、年齢範囲は32〜75歳でした。受講生に傾聴ボランティア活動の経験はなく、カウンセリングに関する受講経験もこれが初めてでした。また、福祉ヘルパーなどの専門職に携わっている参加者は少数含まれていました。

講義の手続き

前半に、約1時間の講義をオリジナルのテキストを用いながら行いました。傾聴や共感など、すでに習得している知識と関連づけながら、回想法や記憶のしくみに関する心理学的理論と技法の概略を説明しました。

なお、会場には、事前に昭和記録写真集などを並べたコーナーを用意しました。講義の前に講師がそれらを紹介するとともに、受講生が休憩時間に自由に手にとって見られるようにしました。

個人の体験ワーク：想起の掘り起こし

回想への導入として、簡単な個人のワークを行いました。1）講師の教示にしたがって、受講生は「今、ふと思い出した昔のこと、場面」をそれぞれひとつ想起し、それを紙に書きました。そこから、教示にしたがい、さらに具体的にその情景や状況、言動、心境などに思いをはせました。想起が難しそうな受講生には、講師が適宜、個別に援助しました。
2）続いて、意識を"今"に切り替えるように教示し、現在の視点から、その当時のその場面、あるいは自分をみて、どのように感じるかをたずねました。

15分ほどの短いワークですが、1）何げない回想の断片を意識的に掘り下げ、明確化していく作業と、2）当時と現在とを意識的に往来する作業とを通じて、回想のイメージを丁寧に扱う感覚をつかんでもらいました。

個人回想法RPセッションの手続き

次の資料を配布し、説明しました。

> 1）3人1組となる。
> 2）写真（A4判）を配布する（使用は任意）。
> 3）聴き手、語り手、観察者と、3つの役割を交互に体験するよう教示する。
> 4）各グループで、RPを開始する。
>   セッション中、観察者は傍観者に徹するために、2人から少し離れて位置するとよい。
>   タイムキーパーは講師がつとめる。（時間配分は、1回〔RP 7分＋意見交換2分〕×3回）
> 5）役割と座席を交代し、次のRPを行う。
> 6）3セット終了後に、グループごとのまとめミーティングを10分程度行う。各自が観察したことや感想を自由に話し合う。反省や自己批判だけをするのではなく、互いによい点を伸ばしたり、課題をみつけたり、改善策や代替案を提案しあう。（スキルの共有化や円滑なチーム・アプローチにつながるような、建設的なミーティングをもつ）。
> 7）全体のまとめ

生活写真の選択

都市部での講座であること、受講生の男女の比率、年齢層を考慮し、町中の暮らしに関連のある7枚の写真を選びました：⑦駄菓子屋、⑭自転車、⑥授業参観、⑬団地の紙芝居、⑲美容院、㉔洗い張り、㉚朝のラッシュ。

本事例では、受講生の年齢層が高いことか

ら、若年援助者向けの解説や情報提供は不要と考えられました。そのため、事前の全体教示からその部分は省きました。受講生から質問があったときには、講師は写真の撮影場所や年代、背景に関する情報を提供しました。

まとめ

RP終了後、アンケートへの協力を受講生に求め、それらの内容が学術目的で公表されることに関する同意を得ました。また、はがき大のカラーカードを3枚ずつ配布しました。互いのRP記録として、これに感想などのメッセージを記入し、RPメンバー間でカード交換するよう提案しました。

結果と考察：受講生アンケートより

回想セッションのようす

RPの開始とともに、生き生きとした表情で思い出話を語りはじめる受講生が多く、やり方などについての質問は出ませんでした。写真を熱心にのぞき込んでいるグループがいる一方、さっそく写真を傍らに伏せて置いてしまっているところもありました。会場内のあちらこちらで大きな声、歓声があがり、身振り手振りも次第に大きくなっていきました。

以下、RPに関する受講生アンケートの記述にもとづき、1）RPの内省、2）生活写真の意義、3）教育的RP場面における生活写真の使用の意義の3点について考察します。なお、アンケートの記述を引用するにあたって、文意を損なわないように表記を統一するなど、読みやすいように修正しています。

1）RP中の内省

教育的RPは、通常、他者の立場や役割を即興で演じる訓練技法です。今回は、語り手役のときには、自分自身のことを話すようにと、受講生に過去のこととはいえ、自己開示を求めるのも特徴です。（もちろん、開示のしづらさを感じる人のために、全員に、架空の設定でもかまわないと事前に伝えます。）

RPとはいえ、自分自身の回想をあえて語るという今回の体験から、一人一人が何を感じ、経験するかということは、今後のピア・カウンセリング活動の中で、回想法を活用してくれるかどうかの試金石になりうると考えられました。

①「…語り手の話に興味がわき、aクライアントの話を聴いているというより、友達の話を聴いているような気分になった。／自分の経験も話したくなったけれど、我慢した。／聴き手が、顔の表情豊かに真剣に聞いてくださり、話がとてもしやすかった。b聴き手は何も話さず、ただ聴いてくださったのですが、話した後、気分がよくなった。その後、余韻が、しばらく続いた。／c自分自身の回想をしたことが楽しかった。(Y.T.氏、女性)」

②「回想法は、明治生まれの親や姑、自分の生きてきた時代とも重なり、自然体でできた気がしました。（はたして、やりとりがそれでよかったかはわかりませんが。）(U.A.氏、66歳、女性、宮城県出身)」

③「a聴き手が興味をもって身を乗り出して聴いてくださった。話し手の内容に関心をもつことが第一歩と思った。／b3人のグループの年代が一致しているので、共通体験で話される内容が、背景とともに理解できやすく、高齢者の傾聴ボランティアの役割も再確認できた。(N.K.氏、女性、63歳、埼玉県出身)」

④「父、母のことを話すうちに、自分が感じていた負の思い出を思い出していた。…聴き手がうまくきいてくれ、もっと話したい気持ちがわいてきた。終わった後、聴き手のひとことで、ふと涙ぐむような気持ちをおぼえた。(M.S.氏、女性、59歳、島根県出身)」

傾聴ボランティア（たとえば、①a・b、③a、④）や、ピア・カウンセリング（たと

えば、②、③b）の意義に直接かかわるようなコメントが寄せられました。また、回想体験については、①c、②、④など、自己開示によるカタルシスを感じる報告が寄せられました。

2）生活写真の意義

回想するのに写真を用いなかった人も多くいましたが、使った人たちは、写真全体の雰囲気や細部を手がかりに、ご自身の回想へと移行していったことがわかります。以下、掲載に同意を得られた受講生のコメントから、代表的なものを写真ごとに紹介します。（⑬団地の紙芝居については、語り手ご本人の了承を確認できず、掲載を見合わせました。）

【㉔洗い張り】

「子どものころ、お手伝いした、洗い張りや廊下ふき、洗濯などを思い出しました。とくに洗い張り用の糊作り、間違えて口に入れてしまったこと、スズメが糊を食べにきたこと、母の仕事が、ほんとうに、今思えば、大変だったなということ、そして、母の死までを思い出しました。（K.T.氏、59歳、女性、神奈川県出身）」

【⑲美容院】

「当時は、このような大きな釜をかぶったものです。はじめてパーマをかけた10代後半、太くてたくさんで硬い髪が美容師泣かせだったらしく、あなたの髪は…だから、と何回か言われ続けたので、その後、パーマに興味がなくなり、カットだけしてもらうようになった。（I.A.氏、女性、55歳、東京都出身）」

【⑦駄菓子屋】

「写真から、子ども時代の遊びがどんどん思い出されて、楽しい思い出に話が弾み、聴き手も思い出に共感しつつうかがうことができた。／駄菓子屋の思い出：ブロマイド、あん玉、おはじき、めんこ、パッコ（息を吹きかけて、ひっくり返したものが自分のものになる）、ビー玉（N.K.氏、女性、63歳、埼玉県出身）」

【⑥授業参観】

「5人姉妹だったので、授業参観の時、母が自分のところに来てくれるかとても気になって、後ろばかり見ていた。…母は結婚の時もってきたシンガーミシンで娘たちに洋服を手縫いしてくれた。その服を着て出かけることがとても嬉しかった。『（聴き手）当時としては、ミシンをかけて洋服を縫ってくれるお母さんは珍しかったのではありませんか。』自分でも得意だった。成長すると、浴衣や孫の洋服と、心を配ってくれた。私自身は、働いていたこともあり、自分の子どもたちには、何もしてあげていない。（O.K.氏、女性、61歳・熊本県出身）」

「小学2年生の時に、終戦を迎えた語り手（私）は、授業参観の写真を見て、今は亡き母の当時の姿が目に浮かんできました。2歳違いの3人きょうだいだったので、3教室を均等に見て回るのは大変だったこと、運動会のお弁当のこと、バザーでは楽しそうに立ち働いていた母のこと、とか。聴き手は、壁面の展示物はどんなものだったとかきかれましたが、（私は）母のことばかりを話したがっていました。（U.A.氏、66歳、女性、宮城県出身）」

【④自転車】

「中学校時代、引っ越したことによって通学距離が長くなり、登校の通学時間が45～50分くらいになった。当時自転車はあったが通学用に自転車を使うことなど考えてもみなかった。…通学途中でのいたずら、それを首謀する者、実施する者と自然に役割が決まっていた。当初は野次馬だったが、卒業する頃には首謀したり、実施したりするようになった。学校への苦情により、よく担任から怒られた。／それらを契機にガキ大将（リーダ

ー）になれるよう努め、人生の多くはリーダー役を務めた。(T.S.氏、65歳、男性、東京都出身)」

【㉚朝のラッシュ】

「（写真の）三輪自動車から、初めて上京したとき、親戚のおじさんがその車で迎えに来て、第二京浜を走り、初めてみた都会の風景、おじさんのことを思い出しました。(U.S.氏、57歳、女性、東京都出身)」

【写真使用なし】

「自分の人生の中で、趣味（スポーツ）について、病気のため、できなくなったことについて話しました。(N.S.氏、70歳、男性、北海道出身)」

3）教育的RP場面における写真の使用の意義

1）、2）でみてきたように、胸襟をひらいて傾聴するという、傾聴の原点を確認するためにも、参加者自身になじみの感じられる話題を題材にできる回想法セッションは適切であると考えられました。傾聴ボランティア養成の講義シリーズの後半において、通常のRPのときには、過剰に身構えてしまう、という傾聴することへの苦手意識や、今後のボランティア活動に不安を感じていた受講生にも、リラックスしてとりくんでもらえたという点で効果的であったと考えられました。

このことはまた、回想法の個人的効果のひとつと想定されている"自信の回復"や、介護者・援助者（聴き手）への効果である"対象者（語り手）への理解・共感や親しみの深化"を支持しているともいえます。

写真を教育場面において用いることについては、まだ検討がはじまったばかりです。たとえば、写真については、受講生から次のような提案もありました。「都会のものがほとんどだったが、田園風景、家、道、牧場、川、海、山などを入れてはどうでしょうか。昔の女性の行動範囲が意外と狭いため、ジャンルを広げればセッションの展開もやりやすいと思います。(T.S.氏)」今後、発展的なボランティア教育のカリキュラムに、このような回想刺激を対象者にあわせて選択するというようなワーク課題の導入も考えられます。

（伊波和恵）

謝辞：この演習に参加し、アンケートにもご協力くださいましたWFC第13期受講生の皆さまに、そして、諸々お力添えくださいましたWFC協会事務局（鈴木絹英代表）の皆さまに、心より感謝申しあげます。

■用語集■

シナリオ編左頁下段の「その他のキーワード」を中心に解説しました。

赤バット青バット
戦争で中止させられていたプロ野球は、昭和21年（1946年）に再開した。このときデビューしたセネタースの大下弘は、当時のホームランの新記録である20本を打ってホームラン王となり、一躍スターになった。この大下の愛用のバットが青だった。赤バットは大下と人気を競った巨人の川上哲治のバットで、赤バットの川上として子どもたちのあこがれの的になっていた。

畦（あぜ）
一枚の田の四方を囲む堤。稲の育成に必要な水を貯めると同時に、稲作作業の道になる。

アルマイト
アルミニウムの腐食をふせぐために、酸化アルミニウムの皮膜をつけた用材。鍋や食器に用いられた。だれもが使ったのは弁当箱だが、梅干しの酸で穴が開いて水を入れると漏れることもあった。

板の間
板敷きの部屋で、農山漁村の家の常居（家族の集う囲炉裏のある部屋）はたいていこの板敷きで、冬期だけ筵を敷く家が多かった。

稲わら
脱穀を終えた稲の茎。わら縄、蓑、雪沓などさまざまなわら細工の原料になった。

囲炉裏（いろり）
民家に設けた炉。大きさはさまざまだが、半間（90cm）四方のものが多かった。そのまわりで食事をしたり、子どもに昔話を聞かせたりした。自在鉤があって、そこに鉄鍋をかけて煮炊きした。冬は暖炉となった。

臼と杵
臼は木もしくは石の上部を碗状にくり抜いたもので、穀物の脱穀に用いられたが、一般には餅をつく用具とされる。臼に入れた穀物や餅をつくのが杵で、これには竪杵と横杵がある。

ウワッパリ
衣服の汚れを防ぐために上にはおって着るものをいうが、戦後しばらくは上着そのものをいった。

縁側・縁先
座敷に雨が吹きこまないように設けた板敷。庭に近い側に雨戸があり、その敷居のあたりを縁先といった。縁側は作物の置場になったり、近所の人がそれとなく集まって茶飲み場になったりした。

黄金バット
紙芝居の代名詞ともなった空想科学冒険活劇。黄金の髑髏マスクのスーパーヒーローの、「突如あらわれたる正義の味方、黄金バット」というせりふで始まる。この紙芝居は当時の子どもたちをとりこにした。戦前は極悪非道の悪漢と戦う正義の味方、戦後は平和を守るヒーローとして描かれた。赤マントをひる返して空を飛び、鉄をも切り裂く名剣黄金丸をかざした戦いぶりは、紙芝居を通して子どもたちの心に残った。

オート三輪
三輪自動車、自動三輪と呼ばれた貨物輸送車。かじ取装置に特徴がある以外は、四輪自動車と構造上はほとんど変わらない。戦前から広く用いられ、昭和28年ごろには三輪タクシーも登場するが、同30年代半ばから需要が減り、四輪トラックにおきかえられる。

おかっぱ
前髪を額の上、後ろ髪を耳元で切りそろえた女の子の髪型。河童の頭に似ていることから名がついた。成人女性のおかっぱは、断髪といわれ、昭和初期にモダンガールの髪型として流行した。

お雑煮（おぞうに）
正月の餅は新年の新たな魂を象徴し、雑煮はそれを体内に入れるための正月料理。素材、作り方など地方や家庭によってさまざまである。

蚕（かいこ）
絹糸を取る蛾の幼虫。白い体は7cmほどになるまで桑の葉で育ち、脱皮を4回繰り返す。蛹となるとき作る繭が絹糸の原料となる。

書初め（かきぞめ）
「初硯」ともいう。年の始めに初めて文字や絵を書き描くこと。「吉書初め」といい平安時代から正月2日にめでた

い文章や言葉を書いて壁に張る風習が貴族や武士の間にあった。江戸時代に寺子屋を通じて民間に広まった。

学童服
小学生の通学服。明治時代初期に男児の通学服として市販されるが、当時はまだ着物が多く、普及は昭和になってからである。男女ともにあったが、戦後もしばらく着たのは男児の学童服で、襟のある黒地に五つボタンの上衣は通学にも遊びにも、また田畑の手伝いにも着た。

割烹着（かっぽうぎ）
家事のとき着物の上に着けるウワッパリの一種。袂を汚さないように袖口をゴムで絞ってある。うしろ開きでうなじと背中の下部を紐でしばる。現在は柄模様のものが一般的で、古くからの白地の割烹着は特別な行事のときに着けるようになった。

門松（かどまつ）
松を主体に竹、譲葉、花の木などを組合わせた正月の門飾り。形は各地各様で、ヤス、ツボキなどというわら製の容器を結んで供え物をするところもある。門松は正月に訪れる歳徳神を迎える目印。

神棚（かみだな）
常居もしくは奥の間の上部に設けたお札（神符）を安置する棚。皇太神宮（伊勢神宮）や氏神のお札のほかに、恵美須・大黒をまつる家が少なくない。また古い家では下に仏壇があって、その上に神棚がある。

杵（きね）➡臼と杵

キャラメル
一つずつワックスペーパーやオブラートで包み、紙箱に詰めたソフトキャンデーの一種。森永製菓の森永太一郎がアメリカで製造技術を習い、日本の気候でも溶けないように改良を重ね、初めて製品化した。森永のほかに明治製菓、江崎グリコなども量産体制を整え需要に応じた。

桑・桑畑
桑は桑科の落葉樹で山野に自生するが、その葉を蚕に与えるため、農山村では畑に植えた。養蚕地帯の畑に占める桑畑はかなり大きかった。完熟した黒っぽい桑の実は甘く、子どもたちが好んで食べた。太い古木は床柱に利用、樹皮は染料や和紙の原料に、根皮か漢方薬に用いられた。江戸時代には、楮、漆、茶とともに重要な四種の樹木（四木）とされた。

下駄（げた）
昭和30年代の中ごろまで、大都市はともかく、市町村に住む人の日ごろの履物は下駄だった。連歯下駄の一つである日和下駄は、二枚歯の台木に三つの穴を開け、鼻緒をすげたもので晴れた日に履いた。歯の高い差歯下駄は雨、雪の日に、学生の朴歯下駄は通学にも履き、いずれも歯がすり減ると下駄屋で交換してもらった。

行李（こうり）
柳もしくは竹製の直方体の蓋つきの容器。衣料、文物、小物などの整理用に、あるいは運ぶのに用いた。竹行李より柳行李のほうが上質とされた。江戸時代の旅人は、小型の行李二つを紐で結び、その紐を肩に掛けて旅をした。

茣蓙（ござ）
藺草で織ったむしろに縁をつけた敷物。農山漁村の板の間では、特別な客のときだけ敷いた。

小正月
1月1日の大正月に対して、1月15日をいう。この日の前後にはドンド焼きを初めに各地にさまざまな行事がある。昭和30年代あたりまでは、太陰太陽暦（旧暦）の1月15日で行うところが多かった。満る月に重ねて祖先たちが祈った新年の豊作、豊漁の心を受け継いだものである。

御用納め
諸官庁や公共機関がその年の執務を終える日、通常12月28日。この仕事終いに対する一年の仕事始めの日を「御用始め」といい、1月4日がその日になっている。

コンロ
都市の一部の地域に家庭用ガスがはいるのは大正末、それまでは薪を燃やすカマドと、炭を使う七輪によって煮炊きしていた。昭和になると、鉄製の朝顔形の鉢に入れた花形七輪が生まれ、昭和10年代の前半あたりまで使われた。ガステーブルはプロパンガスの普及と関連し、地方都市では昭和40年代からである。

魚の干物・塩漬
干物は、長期間の保存と海に遠い山村などに運ぶために、魚介類を加工乾燥させたも

の。素干しの身欠ニシン、棒タラ、塩干しのアジ、サンマ、味醂干しのイワシ、キスといったものがある。冷凍設備も流通機構も未発達の昭和30年代までは、塩漬けの塩鮭、塩鯖、塩鰤などが年越し魚として魚屋の店先に並んだ。

三種の神器
天皇の証として受け継ぐ三つの神器の名を借りて、家庭で使う三つの電気製品をいう。洗濯機、掃除機、冷蔵庫だが、テレビの出始めのころは掃除機より優位にあった。三種の神器は女の人の家事労働の軽減になった。

仕事始め
新年も田畑や山、海でしっかり働くことを田（畑）の神、山の神、船霊に誓い、一年の無事と豊作、豊漁を祈る行事。農村の「鍬始め」、山村の「初山」、漁村の「舟祝い」など、正月2日、4日、11日に多い。商店の初荷も商売繁昌を願った仕事始めである。

仕立て直し
着物をていねいにほどき、その布で新たな着物に仕立てることだが、洋服に手を加えて新感覚の衣服にすることもいう。

注連縄・注連飾り（しめなわ・しめかざり）
注連縄は神の座す場所、あるいは神の恩恵に預かる区域を示す。古くは注連縄のなかに女がはいるのを禁じていたところもある。沖縄などでは逆に男がはいるのを許されなかった。注連飾りは神聖なものであることを示す。

人絹（スフ）（じんけん）
綿花や木材パルプのセルロースなどを原料として作り出した織物。スフはステーブル・ファイバーの略。昭和10年代に木綿の代用品として利用された。生地に光沢があり、染め上がりもよく、量産化されて低価格にも一役買ったが、一度洗うと使えなくなったため、スフは安物で粗悪品の代名詞にもなった。

人生劇場
尾崎士郎の小説「人生劇場」の青春篇は、昭和8年（1933年）3月18日から165回にわたり、都新聞（現東京新聞）に連載された。2年後に竹村書房から単行本で発行され、それに寄せた川端康成の書評によって注目され、本は爆発的な売れ行きとなった。内田吐夢監督の日活復帰第一作として映画化され、昭和11年2月13日に封切られた。以後、何度か映画化された。

煤払い（すすはらい）
正月を迎えるために、1年間の煤や汚れを払う年末の大掛かりな大掃除。江戸時代には12月13日がその日だった。

ズック（靴）
オランダ語のdoekが語源で、麻や綿で織った厚手の平織地。鞄、帆、靴などに用いる。単にズックというとズック靴を指す場合が多い。

セーラー服
水兵服に似せたセーラーカラー（水兵襟）のついた洋服。19世紀の後半のイギリス海軍の水兵服を参考にして、昭和初期にひだスカートと組み合わせて女学生の制服に取り入れられた。

蒸籠（せいろう）
鍋や釜にのせて糯米、饅頭などを蒸気で加熱（蒸す）ときにつかうもので、以前は曲物（檜の薄板を曲げて作った器）が多かった。

洗濯石鹸
たらいに置いた洗濯板の上で下着などを手でこすり洗っていたころは、練り石鹸もあったが、一般には長方形の固形の洗濯石鹸を使っていた。

袖なし（ちゃんちゃんこ）
身ごろに綿を入れた袖のない羽織。防寒用に子どもも大人も着た。

染め直し
色あせてきた質のよい生地の着物をほぐして脱色し、もう一度、同じ色に染めたり別の色に染めたりすること。染め直した着物をいう場合もある。娘のときに着た華やかな着物を、年相応の渋い色合いに染め直すこともあり、染め変え、染め返しともいう。

足袋靴（たびぐつ）
地方によって、スッポン、スッポ、裸足足袋、マラソン足袋などと呼ぶ。材質、形、止めがこはぜか紐かというのも地方によって多少異なるが、座敷で履く足袋の底にゴムをつけたような白木綿製が多かった。

団地族
昭和35年（1960年）版の「国民生活白書」によると、＜世帯主の年齢が若く、小家族で共稼ぎ、年齢の割には所得水準が高く、一流の企業もしく

は官公庁に勤めるサラリーマン、インテリ層＞を団地族としている。団地族の生活は三種の神器はもとより、パン、テーブル、椅子（いす）といったそれまでの日本人の生活とは違う欧米型を取り入れていた。

ちゃぶ台
畳に正座して食事をとる円形の飯台。漢字で書くと卓袱台、すなわち中国料理の食卓である「しっぽくだい」を意味する。円形の食卓で椅子に座って料理を食べるが、これが「ちゃぶ台」となるのは、座って食事をとるように作られた箱膳と無関係ではないだろう。箱膳は一人分の飯茶碗、汁茶碗、小皿、箸（はし）を納めた箱で、蓋（ふた）を裏返すと膳（ぜん）になる。食事のあとに食器を洗うのもしまうのも全部それぞれ持ち主が行う。

継ぎあて
普段着の着物、洋服、野良着（のらぎ）などの擦れて薄くなったところ、あるいは破れたところに端切れをあてて繕うこと。布地が貴重だった時代に、衣服を大切に着られるだけ着るようにしたもので、戦後しばらくはたいていの学童服に継ぎはぎがあった。それは母親の思いやりの証でもあった。

吊りかばん
通学時に教科書などを入れたズック製の肩かけかばん。小学5、6年生から使い、中学生はたいていこのかばんだった。

手ぬぐい
一枚の木綿布の手ぬぐいは、まだタオルがなかった時代には手をふき、汗をぬぐい、また鉢巻き、頬かむり、そして手ぬぐいかぶりにも使った。手ぬぐいかぶりは男も女もするが、手ぬぐいを頭にどのようにのせて、どこでどのようにしばるかによって数種類の方法がある。女の人が農作業や家の掃除などにする手ぬぐいかぶりは、一般には「姉さかぶり」といわれる。

道祖神（どうそじん）
地方によって塞（さえ）の神、道陸神（どうろくじん）、ドンジンサマなどという。男女双体の石像が多いが、僧形の石像、像ではなく丸石だけのところもある。木製の顔にわらの着物を着けたもの、体も顔もすべてわらで作る道祖神もある。昔の村境である集落のはずれにたたずんで、村に侵入するかもしれない悪霊や疫病を防ぎ、旅人の安全を守り、また子宝願いなどを聞きとどける。

都電
東京都が経営する市街路面電車の略称。都民の足として明治44年（1911年）に公営化されて東京市街電車となり、昭和18年7月1日の東京都制施行とともに都電となった。最盛時は、総延長214.9kmあったが、昭和34年に自動車の軌道内乗り入れを認めたため電車が渋滞するようになり、次々と廃線になった。

土間（どま）
家屋のなかの床を張らない地面のままの間。土間は出入口をはいったところにあって裏口までつづき、一画にカマド、そのそばに台所がある家が多かった。農作業やわら細工の作業場にもなり、農家とはかぎらず、都市の民家にもあった。北国には囲炉裏（いろり）のある土間だけの家もあった。

取粉（とりこ）
ついた餅（もち）をのすとき、板台に餅がつかないように台に敷く粳米（うるちまい）の粉。鏡餅を作るときも手にまぶしておくと、餅が手につかない。

七日正月
正月は一年の初めの月をいうもので、大陽暦では31日ある。この正月に、一年の家族の健康や作物の豊作を願ってさまざまな行事をおいて、長い正月に折目（節）を設けた。七日正月、小正月、二十正月などで、地方によって女正月というのもある。七日正月は初めの折目で、この日に門松を取り外すところがある。取り外した門松はドンド焼き（左義長（さぎちょう））で燃やしてもらう。六日年越しといって前夜の行事もある。七日に多いのは鬼のともなった火祭りだが、家庭では七草粥（ななくさがゆ）を食べる習わしになっている。セリ、ナズナ、ゴギョウ（ハハコグサ）、ハコベラ、ホトケノザ（オオバコ）、スズナ、スズシロ（大根）といった春の七草をまな板の上に置いて、「七草なずな、とうどの鳥と日本の鳥と渡らぬうちに」と唱えながらたたき、それを粥に混ぜて炊く。鳥追いと併せて家族の健康を願う行事である。

縄（なわ）
単に縄というと、わら縄を指す場合が多い。稲わらを両手ではさみ、手のひらでよじり

ながらつないでいくもので、かつては農作業になくてはならないものだった。わらのほかに麻縄、シュロなどがあり、縄を作ることを「縄をなう」という。

濡れ縁（ぬれえん）
雨が降ってもそのままにしておく、雨戸の外側に張り出した縁側。板や竹で作った縁台をいうところもある。縁台は夏の夕涼み、より集まって話をしたり将棋を楽しんだりした。

野良着（のらぎ）
田畑の仕事をするときの着衣。着物仕立てのものをいう。土地ごとに風土にあった工夫がなされているが、作業がしやすく着脱も容易という共通点がある。

ハイカラ
high collar、すなわち丈の高い襟の意。西洋の流行物を身につけて西洋人風を気取ったり、その真似をする人。明治時代の風俗から出ているが、のちに新しい製品をハイカラ品などというようになる。「蛮カラ」はその反対語で、服装や言動が粗野なこと、またはそんな人をいう。

羽釜（はがま）
カマドでご飯を炊く釜で、羽はカマドにかけるために周りにつけてあるつばをいう。羽釜には大小あるが、いずれにも厚い重量感のある木の蓋がついている。「初めチョロチョロなかパッパ、赤子泣いても蓋取るな」というのはこの羽釜でご飯を炊くときのコツをいった格言である。

バス
乗合自動車の通称。バスは自家用車が日ごろの足となるまで、農山漁村の奥深くまではいり、人を乗せて運んだ。戦前から鉄道と並ぶ交通機関のひとつだった。バスには女車掌（しゃしょう）が同乗していて、切符を切り、停車や発車の合図を運転手に送った。

初夢
元旦の夜から2日にかけて新年になって初めて見る夢。この夢でその年の運勢を占ったりする。古くは節分の夜から立春の朝にかけて見る夢をいった。太陰太陽暦（旧暦）では節分は正月前にくることが多かったから、初夢で新年への心づもりを抱くことができた。縁起のよいのは、「一富士、二鷹、三茄子（なすび）」といい、これらの初夢を見るために枕の下に宝船の折り紙を置いたりした。

飯台
ご飯を食べるための脚の低い台。四角形、長方形など形に決まりはなく、円形のちゃぶ台も含めて飯台と呼ぶ場合が多い。家族はそのまわりに並んで座わり、箸（はし）を取った。

日めくり
一日一枚、365日を束ねた暦で毎日めくる（ちぎり取る）。旧暦が書いてあることから、漁村では特に重宝にしている。

美容院（美粧院）
女の人が髪と顔を美しく整えるところ。大正時代からあったが、女性のだれもが行くようになるのは戦後、パーマ屋がその代名詞となった。パーマはパーマネント・ウェーブの略で、初期には熱によってウェーブしていたが、昭和23年（1948年）にコールドがはいると、パーマ屋こと美容院は繁盛する。古くは美粧院ともいった。

布海苔（ふのり）
海草のマフシリ、フクロフノリなどを板状に干し固めたもの。水に解いて煮て衣類の張り出し糊（のり）として使う。

ブリキの玩具
ブリキは薄い鉄板に錫（すず）をメッキしたもので、これでいろいろな玩具が作られていた。戦前は、汽車、飛行機、戦車、軍艦などがあり、戦後は進駐軍の空き缶などでジープなども作られた。昭和30年代になるとロボットなど新しいブリキの玩具が生まれた。

ブリキのバケツ
水を汲んだり運んだりするブリキのバケツは、それまでの木桶（きおけ）よりも軽くて使いやすかったが、軽くぶつけてもへこんだりゆがんだりした。ブリキのバケツは、昭和33年（1958年）から国内生産を始めたポリエチレン、通称ポリバケツに取って代わられる。

風呂敷
江戸時代の銭湯で濡れたものを包んだり、身じまいをするときに敷いたことから名がある。絹、綿に加えて現在は化繊の風呂敷が多くなっている。包むものによって大きさはさまざまある。今は手提袋（てさげ）の常用が増え、風呂敷はあまりつかわれなくなった。

ベーゴマ
鉄製の小型のコマで、上部は六角形。狭い台の上にまわして相手のコマにぶつけたりして遊ぶ。古くは螺旋(らせん)のある貝をまわしたことからこの名がある。

ヘッツイ
カマドの別読み。カマドを守る神を意味する「へつい」の転訛とされる。上部に釜、鍋をかけて薪(まき)で煮炊きする設備。東日本では焚口がひとつのものが多いが、西日本では3つ、5つつながっているものもある。羽釜用、鉄鍋用、味噌豆を煮るときの大きな釜用など区分されている。

坊主頭
髪を短く刈った頭が、きれいに剃った坊主の頭と似ていることから一般には子どもの髪型をいう。日本兵はおおむね坊主刈りだった。戦後は毛ジラミがつくのを防ぐためと、バリカンで容易に刈ることができる経済面から中学生まではたいてい坊主頭だった。

紡績
糸を紡ぐこと。原料にはさまざまなものがあって、現在は化学繊維が増えているが、昭和30年代あたりまでは絹糸と綿糸とが主力だった。大正時代に基幹産業のひとつとして紡績工場が奨励されるが、それは輸出によって財貨を蓄積し、富国強兵を推進するためであった。そのために女工哀史も生まれた。

ママコート
乳幼児を負うた上にはおるコートで言葉としては新しい。それまでは「ねんねこ」「ねんねこ半纏(はんてん)」などをはおり、幼児が風邪をひかないようにした。

繭(まゆ)
他の昆虫にもあるが、一般には蚕(かいこ)がサナギになるために、口から糸を吐き出して作る楕円形の包みをいう。この糸をほぐしたものが生糸(きいと)、すなわち絹糸の原料となる。

繭玉(まゆだま)
よい繭がたくさんできるように願う小正月の飾り。餅(もち)あるいは米粉で繭の形を作り、ヤナギ、ヌルデ、エノキなどの木枝にさしつける。作物の豊作を祈る餅花と一緒に飾るところもある。繭玉、餅花は小正月のどんど焼き(左義長(さぎちょう))の火で焼いて食べると風邪を引かないという。

豆炭
家庭用燃料のひとつ。石炭、木炭、亜炭、コーライトなどの粉末を混ぜて粘着材で円形に固めたもの。こんろ、こたつなどに用いた。

虫干し
衣類、古文書、書画骨董などに虫やカビがつかないように、夏の土用のころ陽をあて風を通すもので、家庭だけではなく社寺でも曝涼といって行う。

筵(むしろ)
わら、藺草(いぐさ)、蒲(がま)などで編んだ敷物。板の間に敷いたり農作業に使ったりした。

もんぺ
着物を着たままはく女の人の下衣。野良着(のらぎ)として使われていたが、空襲の避難や消火活動に適した下衣として、戦時中に女の人はいつもはくものとされた。北国では防寒着として戦後も長く使われた。

葦簀(よしず)
湿地に生える葦(あし)で編んだすだれ。日除け、風除けとして家まわりに立てかける。畳半畳ほどのものを窓にかけたりする。葦ではなく竹を細く割って編んだ竹簾(たけだれ)もある。

ラムネ
レモネードが訛ってラムネとなった。炭酸ガスと酒石酸を水に溶かし、砂糖とレモンの香料で調味した清涼飲料水。明治時代の初めに商品化された。ビー玉がいった首のくびれた独特のガラス瓶(びん)で売られた。この瓶は19世紀半ばにイギリスで発明された。

ワーム
ワーム本舗が販売した万能軟膏。肩こり、かゆみにきいた。ワームの広告の看板は、古い家並みに今も残っていることがある。

ララ物資
戦争に負けて日々の食べ物にも困っていたときの援助物資。ララとはLARA(Licensed Agencies for Relief of Asia 公認アジア救済連盟)のことで、昭和21年(1946年)11月にアメリカから最初の援助物資が横浜港に到着した。このなかに脱脂粉乳もあって、パンと脱脂粉乳による学校給食が始まった。

主な参考文献

高齢者の生きてきた時代に関する参考文献

藤岡和賀夫：懐かしい日本の言葉－ミニ辞典．宣伝会議，2003年．

市橋芳則：キャラメルの値段－昭和30年代・10円玉で買えたもの－．河出書房新社，2002年．

市橋芳則：昭和路地裏大博覧会．河出書房新社 2001年．

柏木博他編：日本人の暮らし　20世紀世紀生活博物館．講談社，2000年．

神田文人（編）．小林英夫（編）：決定版　20世紀年表．小学館，2001年．

熊谷元一：なつかしの小学一年生．河出書房新社，2001年．

小泉和子：ちゃぶ台の昭和．河出書房新社，2002年．

小泉和子：昭和台所なつかし図鑑．平凡社，1998年．

小泉和子：昭和のくらし博物館．河出書房新社，2000年．

小泉和子：台所道具いまむかし．平凡社，1994年．

廣澤榮：化粧と黒髪の昭和史．岩波書店，1993年．

村上義雄（編）：写真が語る子どもの100年．平凡社，2002年．

村澤博人・津田紀代（編）：化粧史文献資料年表．ポーラ文化研究所，2001年．

西澤稔：お年寄りの歩んだ時代　お年寄りとのコミュニケーションづくりのために．中央法規出版，1994年．

新田太郎・田中裕二・小山周子：図説・東京流行生活．河出書房新社，2003年．

野口悠紀雄：『超』自分史ガイド－思い出世界へ時間旅行－．ダイヤモンド社，1998年．

奥成達・ながたはるみ：昭和こども図鑑－20年代，30年代，40年代の昭和こども誌－．ポプラ社，2001年．

ポーラ文化研究所（編）：モダン化粧史－粧いの80年－．ポーラ文化研究所，1986年．

週刊朝日（編）：値段史年表－明治・大正・昭和－．朝日新聞社，1988年．

須藤功（編）：写真でみる日本生活図引1　たがやす．弘文堂，1988年．

須藤功（編）：写真でみる日本生活図引2　とる・はこぶ．弘文堂，1988年．

須藤功（編）：写真でみる日本生活図引3　あきなう．弘文堂，1988年．

須藤功（編）：写真でみる日本生活図引4　すまう．弘文堂，1988年．

須藤功（編）：写真でみる日本生活図引5　つどう．弘文堂，1989年．

太陽編集部：昭和生活なつかし図鑑．平凡社，1999年．

高齢者の援助実践に関する参考文献

千葉和夫・野村豊子・諏訪茂樹・下垣光：高齢者グループケア－その理論と実際－．メヂカルフレンド社，1999年．

児玉佳子・足立啓・下垣光・潮谷有二：痴呆性高齢者が安心できるケア環境づくり．彰国社，2003年．

日本老年行動学会監修：高齢者の「こころ」の事典．中央法規出版，2000年．

田中耕太郎，辻彼南雄編：老年学入門．日本評論社，1997年．

回想法に関する参考文献

アン・フリード（著），黒川由紀子・伊藤淑子・野村豊子（訳）：回想法の実際．誠信書房，1999年．

Butler, R. N.: The life review : An interpretation of reminiscence in the aged. Psychiatry, 26, 65-76. 1963.

Haight, B. K. and Webster, J. D.: The art and science of reminiscing : theory, research, methods and application. Taylor & Francis. Washington, 1995.

黒川由紀子：回想法—高齢者の心理療法—．誠信書房，2005年．

黒川由紀子：百歳回想法．　月刊ソトコト編集部，2003年．

回想法・ライフレビュー研究会（編）：回想法ハンドブック：Q&Aによる計画，スキル，効果評価．中央法規，2001年．

黒川由紀子・松田修・丸山香・斎藤正彦：回想法グループマニュアル．ワールドプランニング，1999年．

黒川由紀子編：老いの臨床心理．日本評論社，1998年．

野村豊子：回想法とライフレビュー：その理論と技法．中央法規，1998年．

野村豊子・黒川由紀子：回想法への招待．筒井書房，1992年．

野村豊子監修：ビデオ回想法－思い出を今と未来に生かして．中央法規，1998年．

太田ゆず：リーダー，コ・リーダーの役割①～③，ゆず先生の回想法連続講座．シルバーチャンネル，2004年．

太田ゆず：回想法とは何か～回想法の進め方①・②，ゆず先生の回想法連続講座．シルバーチャンネル，2004年．

太田ゆず：話の聞き方①～③，ゆず先生の回想法連続講座．シルバーチャンネル，2004年．

Webster J. D. & Haight B. K.: Critical Advances in Reminisence Work : From Theory to Application. Springer publishing conpany, 2003.

矢部久美子：回想法．河出書房新社，1998年．

事典

大塚民俗学会編：縮刷版日本民俗事典．弘文堂，1994年．

石川弘義ほか編：大衆文化事典．弘文堂，1991年．

あとがき

　本書は、『生活写真集・回想の泉』を手がかりに回想を導いていく実践の著作です。「写真でみせる回想法」の「みせる」には、魅力的であるという「魅せる」とビジュアルの「見せる」の二つの意味が含まれています。

　本書の特徴は、高齢者の生きてきた時代が写し出された写真にあります。そこには、「時代の品々」、「動き」、「音」、「声」、「香り」、「人と人とのつながり」、「豊かな表情」と、非常に多くのエッセンスが盛り込まれています。生活感にあふれ、何げない日常の、あるがままの姿は、大きな写実性と計り知れない普遍的な懐かしさを私たちにもたらす力があり、時代や生活を発見していく楽しさを与えてくれます。これらの写真の大半は、須藤功編『写真でみる日本生活図引』（弘文堂）に収められているものです。実際に使う方々の感受性を大切にし「懐かしい気持ち」を最大限に引き出す写真を、地域、年代、性別の観点から調査・検討し、30枚を厳選しました。

　シナリオ篇は高齢者の生きてきた時代をキーワードにして写真の背景をコンパクトに解説しています。解説篇では、回想法の幅広い実践の場を想定しました。本書が、高齢者とみなさまの関係をつなぐお役に立てば望外の喜びです。

　『回想の泉』の名づけ親は、出雲市民病院の理事長鈴木正典氏です。氏は島根県出雲市や東京などで、『写真でみる日本生活図引』を使って元気な高齢者に回想法を実践されていました。氏により出版のご提案をいただきました。幅広く実用的な書にするという考えのもと、執筆者代表に白羽の矢が立つことになりました。2003年、信州の厳寒の冬からゆっくりと始まったこの企画は、雪どけとともに春の息吹で動き出し夏に向かう追い風とともに完成することができました。

　本書をまとめるにあたって、企画段階から執筆者全員が協議して進めてまいりました。堅実な実践力と豊かで斬新なアイデアをもち、この分野の第一線で活躍されている執筆者の方々と月に一度開催される弘文堂での会議では活発な意見交換がなされました。執筆者全員の結集と協力がなければ、本書が日の目をみることはありませんでした。

　さらには、写真を探してくださった撮影者の方々やご遺族の方々、写真の選定や回想法の調査や実践にご協力いただいた高齢者の方々や関係者、ご助言をいただきました民俗学写真家須藤功氏に心より御礼申し上げます。本当に多くの方々のお力添えによって本書は誕生しました。あらためて関係者に心より御礼申し上げます。

　最後に、本書の出版にあたり、消息調査や制作の行く末を根気強く見守っていただき、遅れがちな執筆を支え、励ましていただきました弘文堂の三徳洋一氏と編集部の皆様に心より厚く御礼申し上げます。

2004年盛夏　信州にて

執筆者を代表して

志村　ゆず

志村ゆず（しむら・ゆず）
早稲田大学大学院博士後期課程人間科学研究科健康科学専攻修了
名城大学人間学部准教授、博士（人間科学）、臨床心理士
▶生涯発達心理学、老年心理学、臨床心理学、高齢者と介護者のエビデンスに基づく援助方法、とくに老人施設や病院で回想法の実践や導入、方法の開発について取組んでいる。

鈴木正典（すずき・まさのり）
鳥取大学医学部卒業、医学博士（麻酔学）
出雲市民病院麻酔科部長
▶"民俗学的回想法"を提唱、公民館などを中心に認知症予防事業として、昔の暮らし、技を語る回想法を導入し、ボランティアの養成など高齢者の知的活性化に取り組んでいる。

伊波和恵（いなみ・かずえ）
同志社大学大学院博士課程後期課程（心理学専攻）満期修了、修士（心理学）、臨床心理士
東京富士大学経営学部教授
▶感情心理学・発達心理学（老年期）・臨床心理学の分野で人生後半期における発達の多様性と可塑性に関心をもつ。心理的ケアの方法論と実践について研究している。

下垣　光（しもがき・ひかる）
日本大学大学院文学研究科心理学専攻後期博士課程満期退学
日本社会事業大学准教授
▶日本社会事業大学福祉臨床相談室において、地域に在住している認知症高齢者を対象としたデイ倶楽部「まごまご亭」を、2001年により開亭している。

下山久之（しもやま・ひさゆき）
早稲田大学大学院社会科学研究科修士課程修了（社会学専攻）
同朋大学社会福祉学部准教授
▶回想法や介護福祉施設の職員に対するスーパービジョンの実践を通し、介護福祉学を学び続けている。

萩原裕子（はぎわら・ゆうこ）
文教大学大学院人間科学研究科臨床心理学専攻修士課程修了、修士（心理学）、臨床心理士
文教大学非常勤講師、埼玉医科大学病院臨床心理士
▶高齢者の心理臨床、とくに回想法に関する研究を続けている。また、介護家族への心理的援助の重要性も強く感じ、どのような援助が可能か模索している。

写真でみせる回想法──付　写真集・回想の泉
写真でみせる回想法──シナリオ篇・解説篇

2004（平成16）年8月15日　初版1刷発行
2016（平成28）年3月30日　同　8刷発行

編著者　志村ゆず・鈴木正典
著　者　伊波和恵・下垣光・下山久之・萩原裕子
発行者　鯉　渕　友　南
発行所　株式会社　弘文堂　　101-0062　東京都千代田区神田駿河台1の7
　　　　　　　　　　　　　　TEL 03(3294)4801　振替 00120-6-53909
　　　　　　　　　　　　　　http://www.koubundou.co.jp
装　幀　本間公俊
本文フォーマット　北村　仁
印刷・製本　図書印刷

©2004　Yuzu Shimura, et al. Printed in Japan

Ⓚ本書の全部または一部を無断で複写複製（コピー）することは、著作権法上での例外を除き、禁じられています。本書からの複写を希望される場合は、日本複写権センター（03-3401-2382）にご連絡ください。

ISBN4-335-56104-0

写真データ

1. 東京都葛飾区立石（昭和29年9月）渡部雄吉撮影
2. 群馬県利根郡片品村登戸（昭和42年10月23日）須藤功撮影
3. 秋田県横手市（昭和26年頃）山下惣市撮影
4. 秋田県湯沢市山田（昭和33年）加賀谷政雄撮影
5. 東京都（昭和26年）渡部雄吉撮影
6. 長野県下伊那郡阿智村（昭和32年2月14日）熊谷元一撮影
7. 長野県下伊那郡阿智村（昭和32年3月23日）熊谷元一撮影
8. 秋田県平鹿郡十文字町（昭和28年）菊池俊吉撮影
9. 秋田県湯沢市（昭和39年1月20日）佐藤久太郎撮影
10. 長野県下伊那郡阿智村（昭和31年8月17日）熊谷元一撮影
11. 長野県下伊那郡阿智村（昭和32年6月7日）熊谷元一撮影
12. 新潟県岩船郡朝日村三面（昭和34年7月）中俣正義撮影
13. 東京都（撮影年不詳）東京都提供
14. 東京都中野区（昭和40年4月）渡部雄吉撮影
15. 長野県下伊那郡阿智村（昭和32年4月24日）熊谷元一撮影
16. 長野県下伊那郡阿智村（昭和31年7月24日）熊谷元一撮影
17. 長野県下伊那郡阿智村（昭和31年7月14日）熊谷元一撮影
18. 新潟県小千谷市（昭和28年2月中旬）中俣正義撮影
19. 東京都（昭和28年12月27日）共同通信社提供
20. 長野県下伊那郡阿智村（昭和32年1月1日）熊谷元一撮影
21. 長野県下伊那郡阿智村（昭和32年1月21日）熊谷元一撮影
22. 長野県下伊那郡阿智村（昭和31年6月28日）熊谷元一撮影
23. 長野県下伊那郡阿智村（昭和31年10月4日）熊谷元一撮影
24. 新潟県南魚沼郡塩沢町（昭和27年）林明男撮影
25. 長野県下伊那郡阿智村（昭和31年8月9日）熊谷元一撮影
26. 新潟県南魚沼郡六日町（昭和29年12月30日）中俣正義撮影
27. 千葉県勝浦市大楠（昭和49年10月）清野文男撮影
28. 埼玉県秩父郡小鹿野町間明平（昭和31年12月）武藤盈撮影
29. 山梨県・都留地方（昭和28年）菊池俊吉撮影
30. 東京都千代田区丸の内（昭和29年2月26日）東京都提供

生活写真集

回想の泉

弘文堂

1

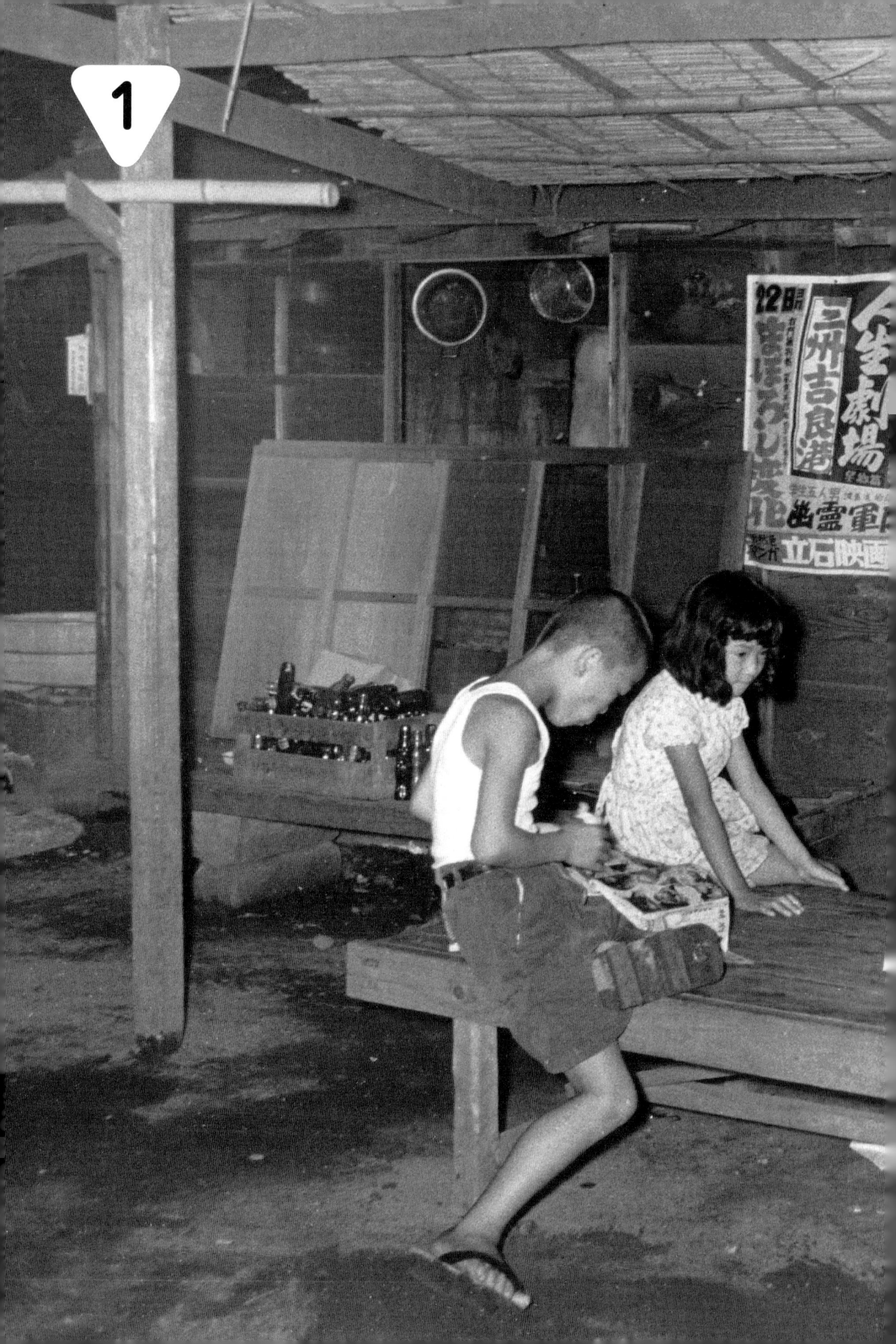

森永　キャラメ

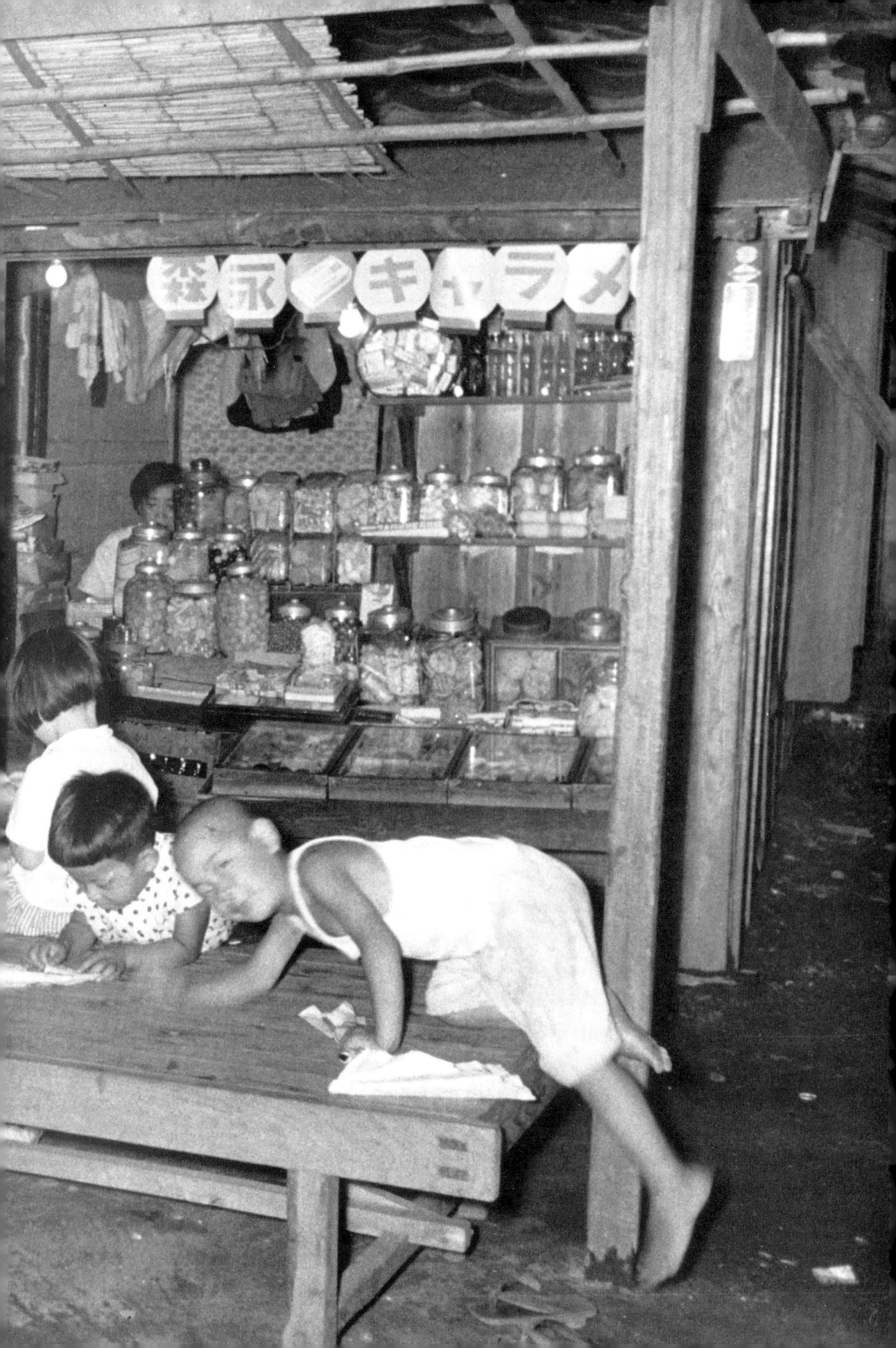

2

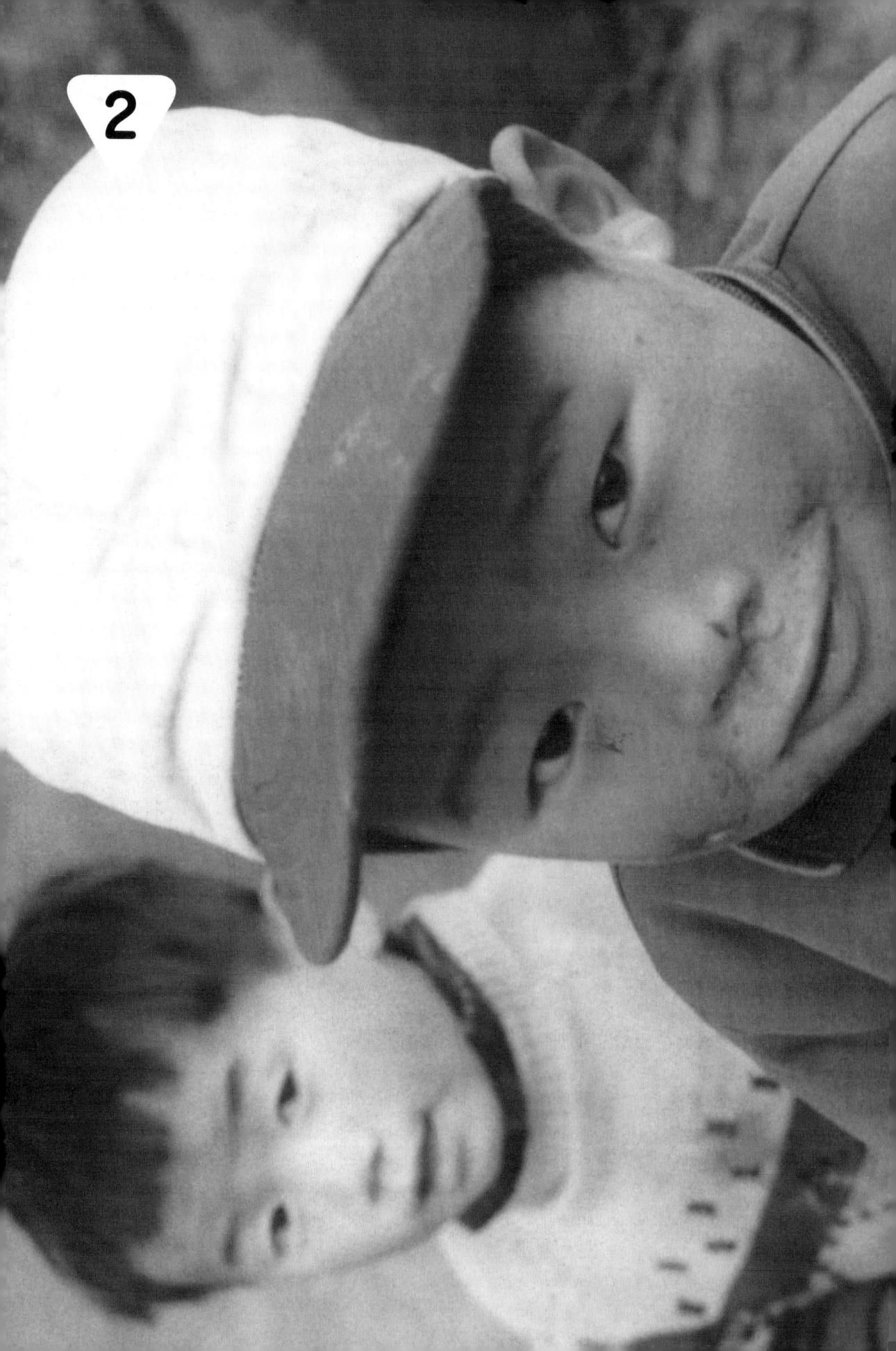

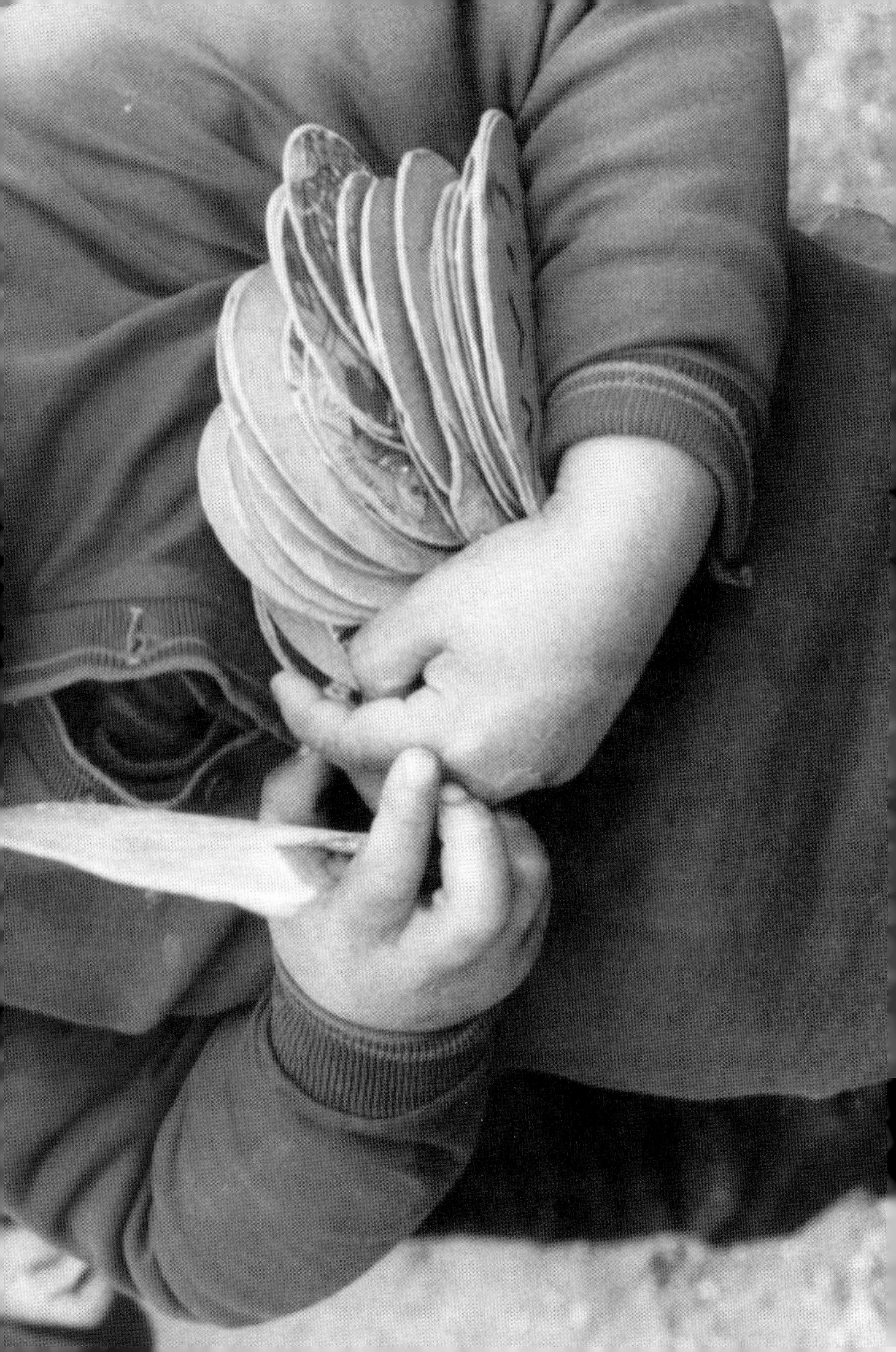

3

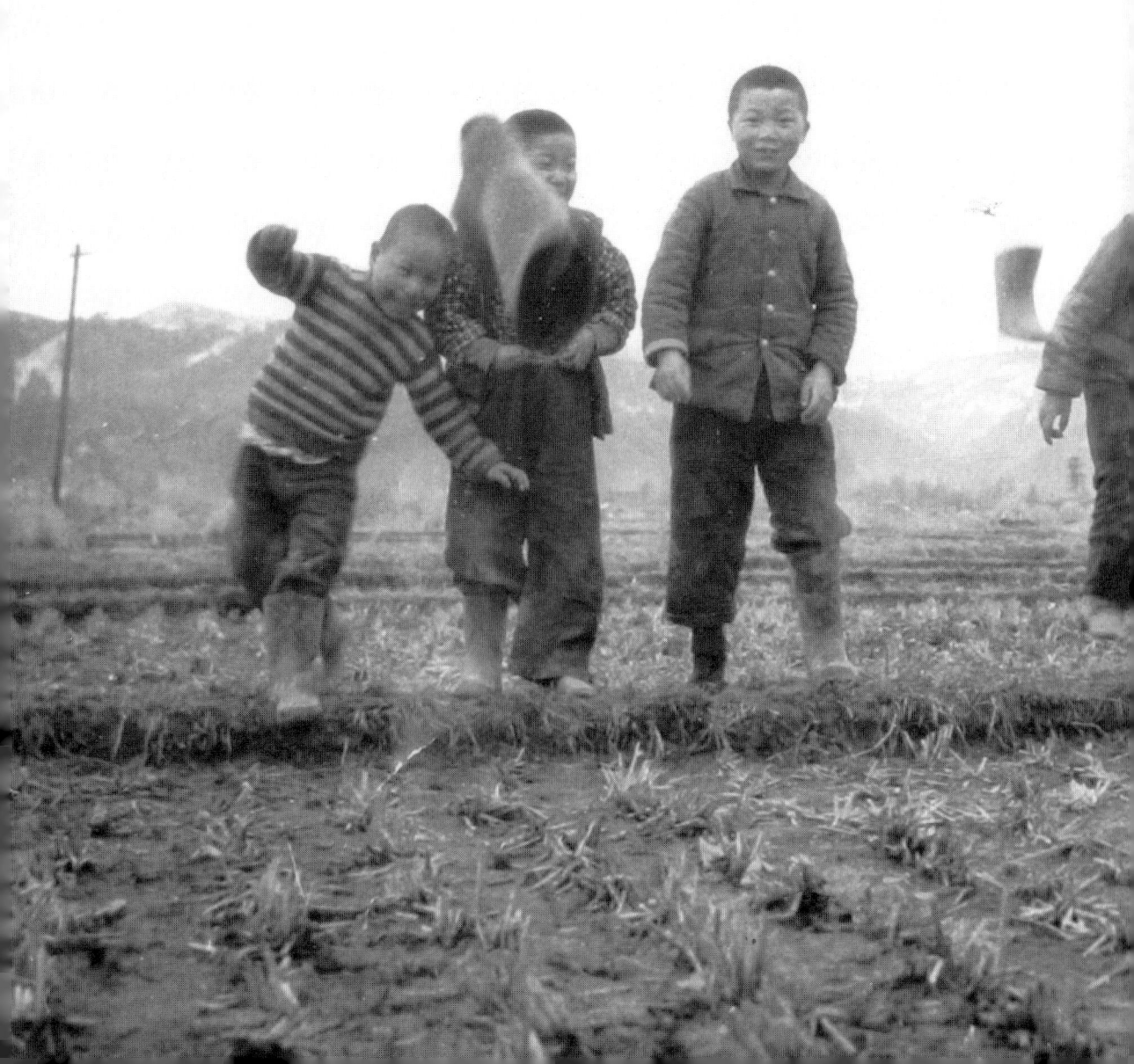

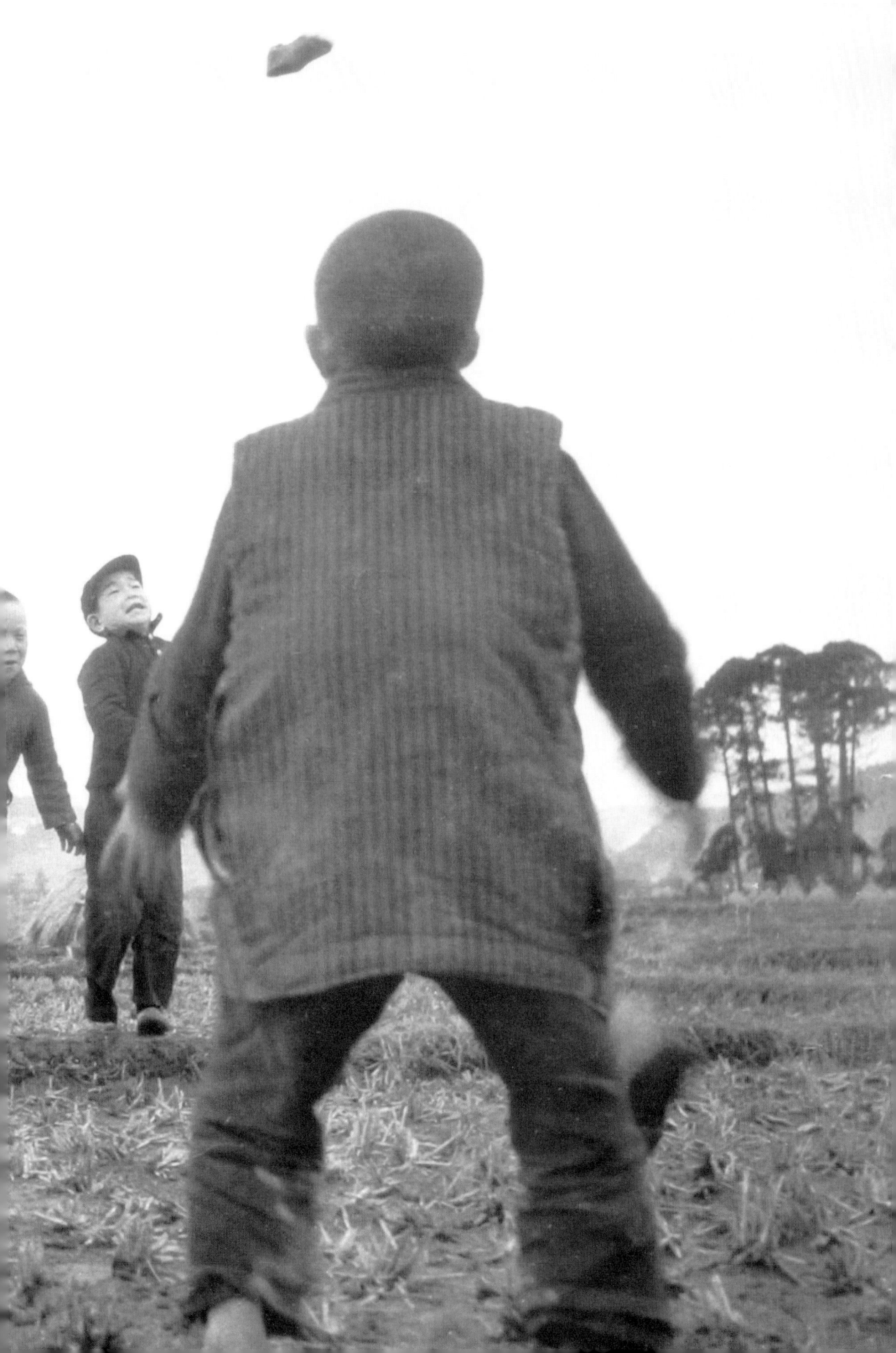

4

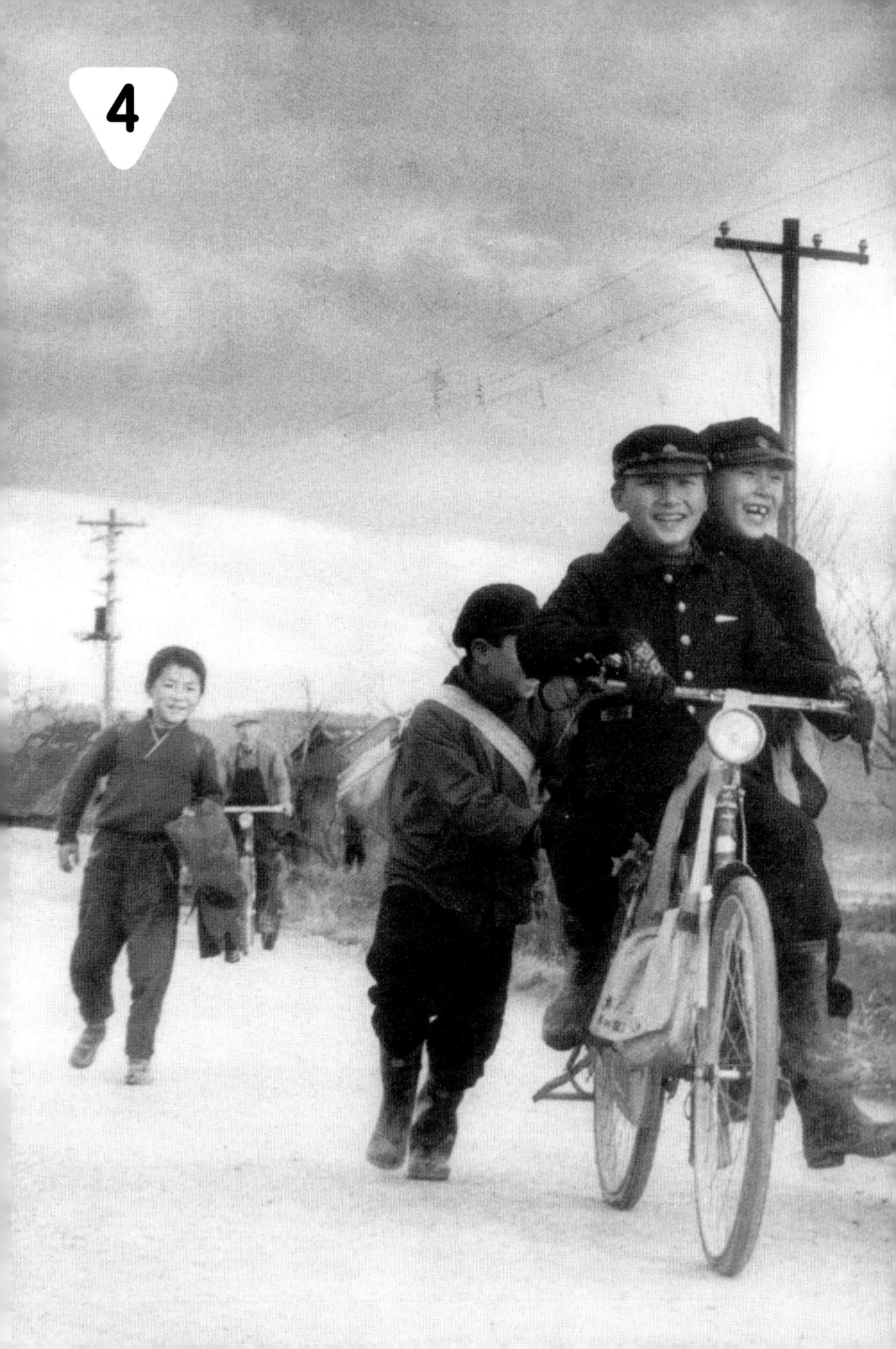

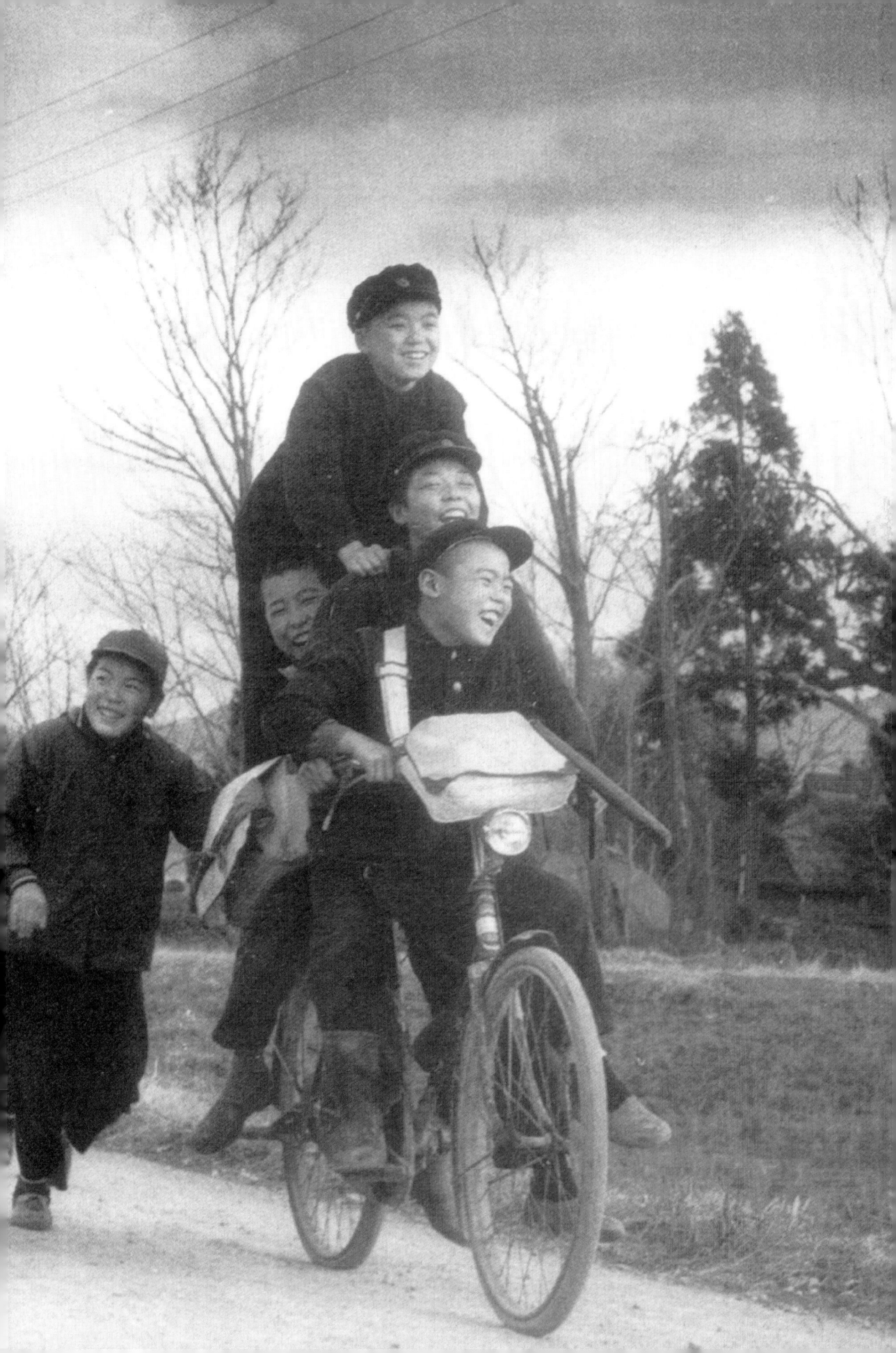

5

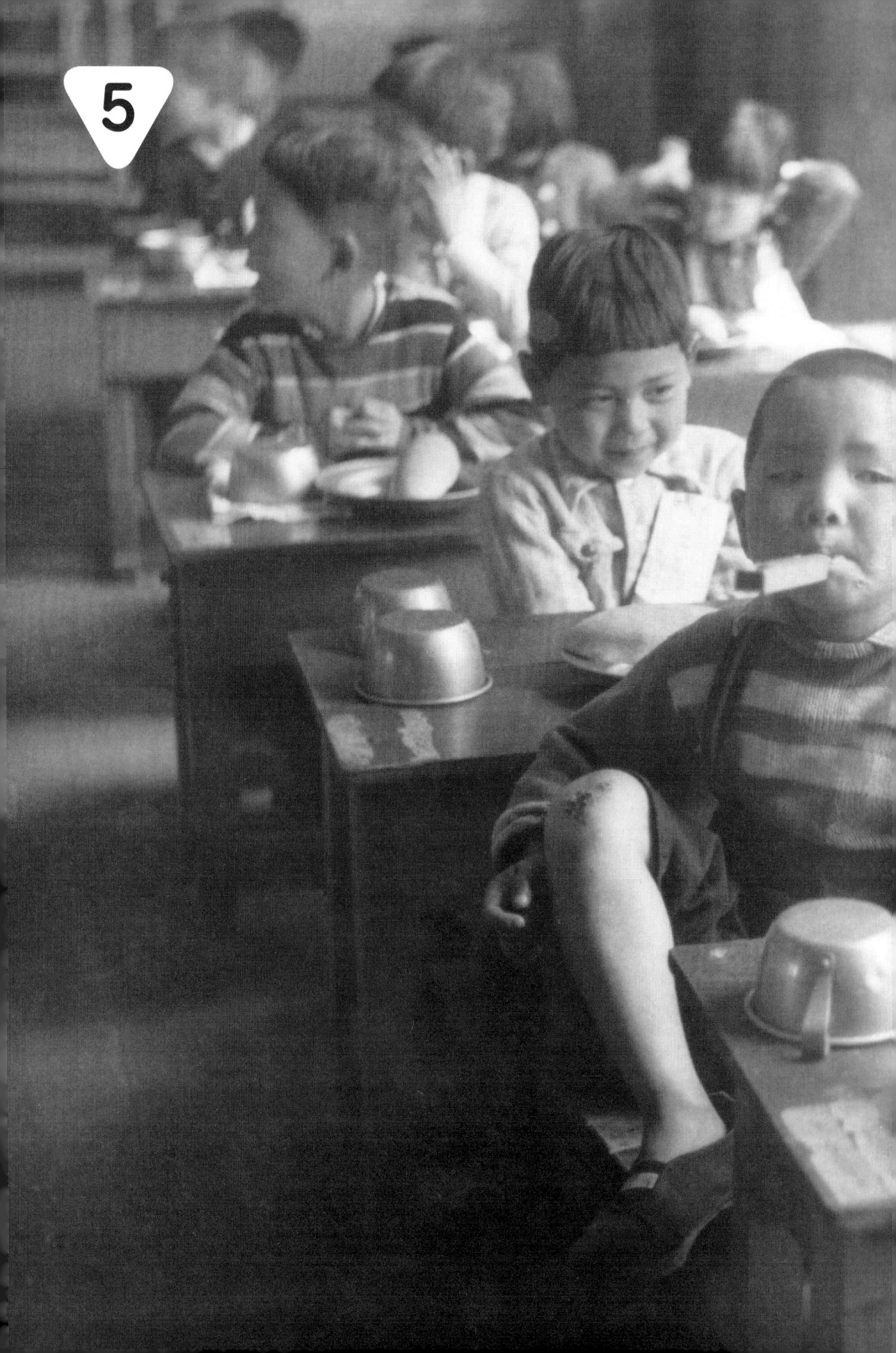

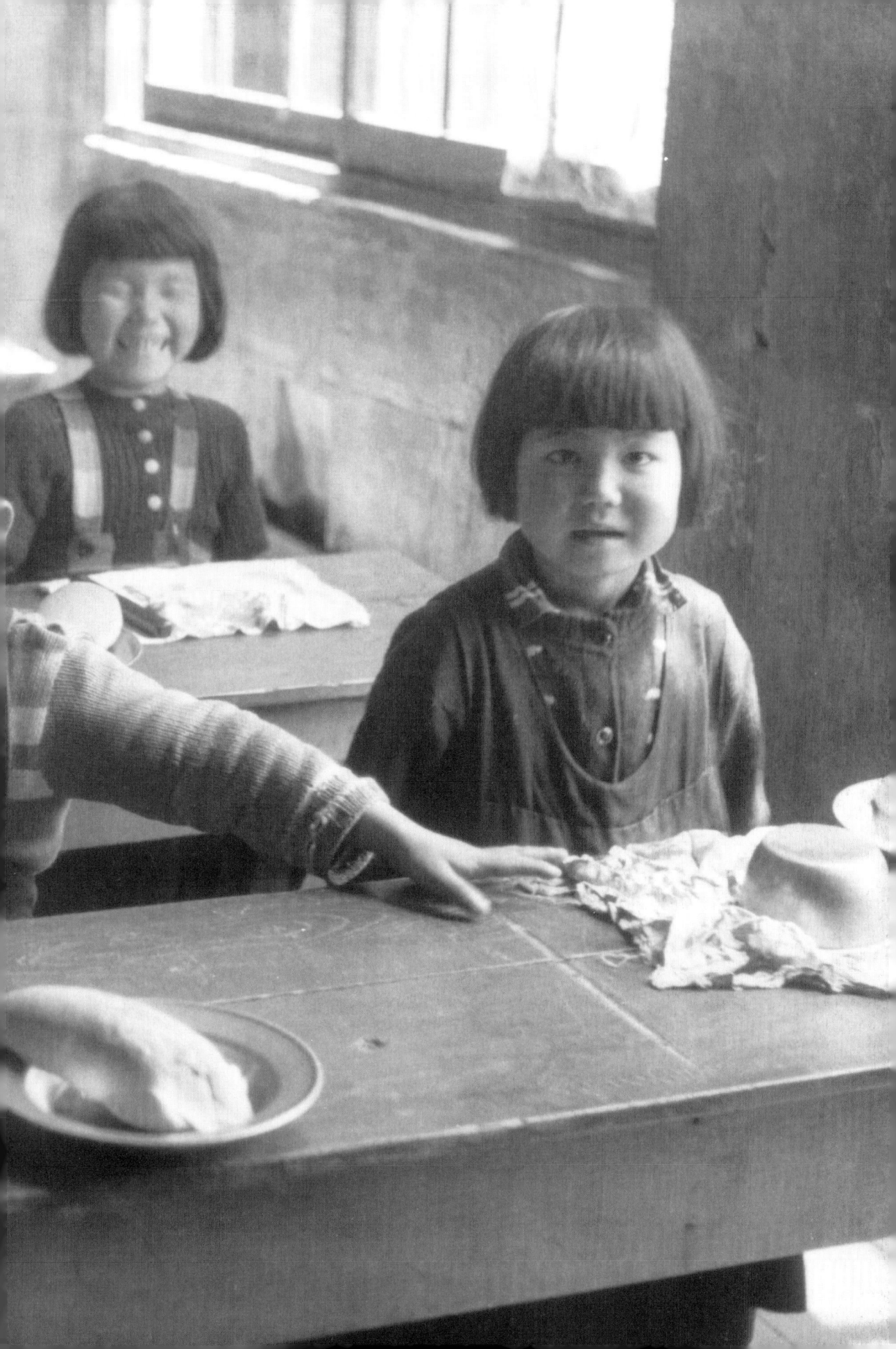

6

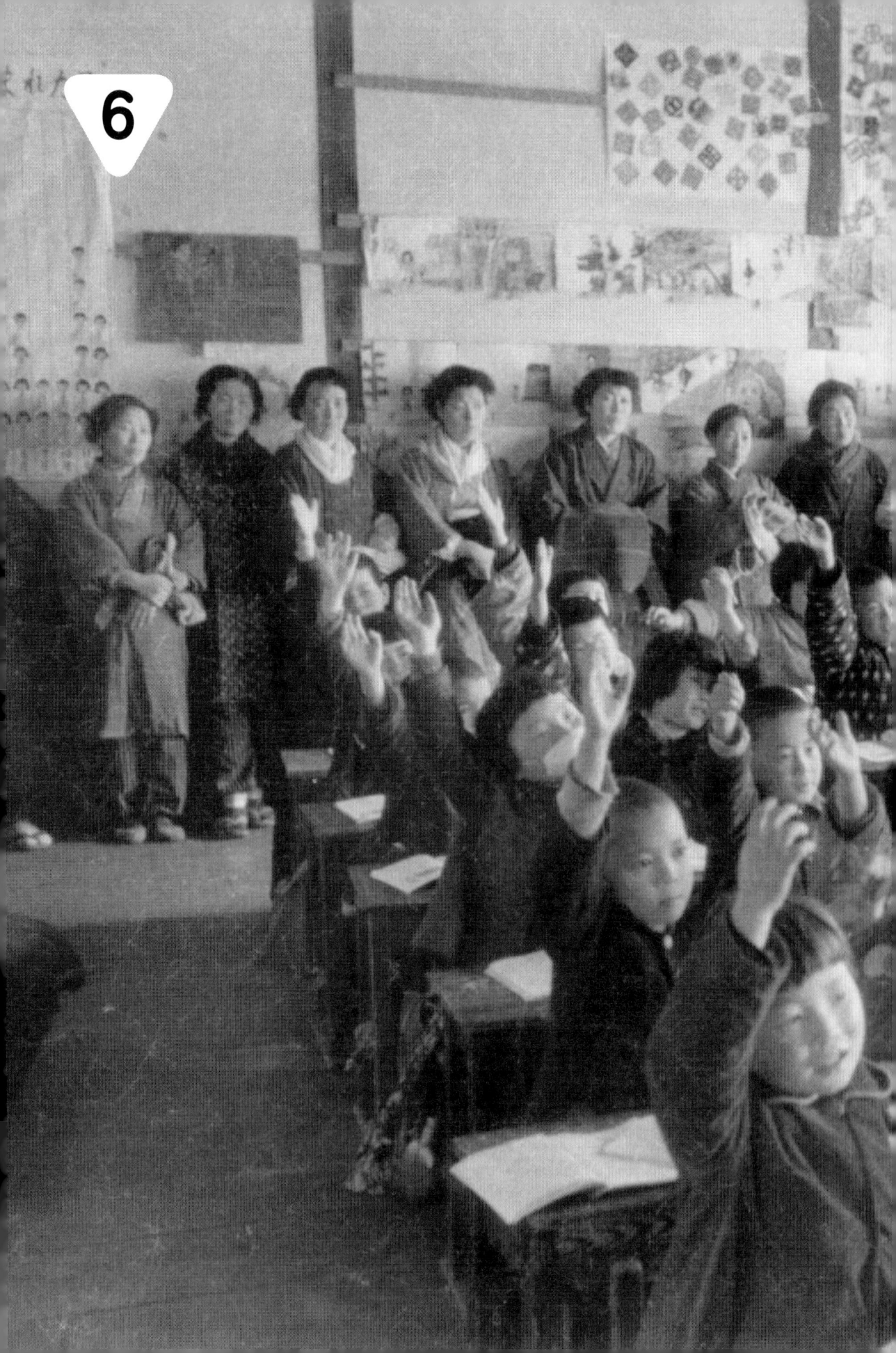

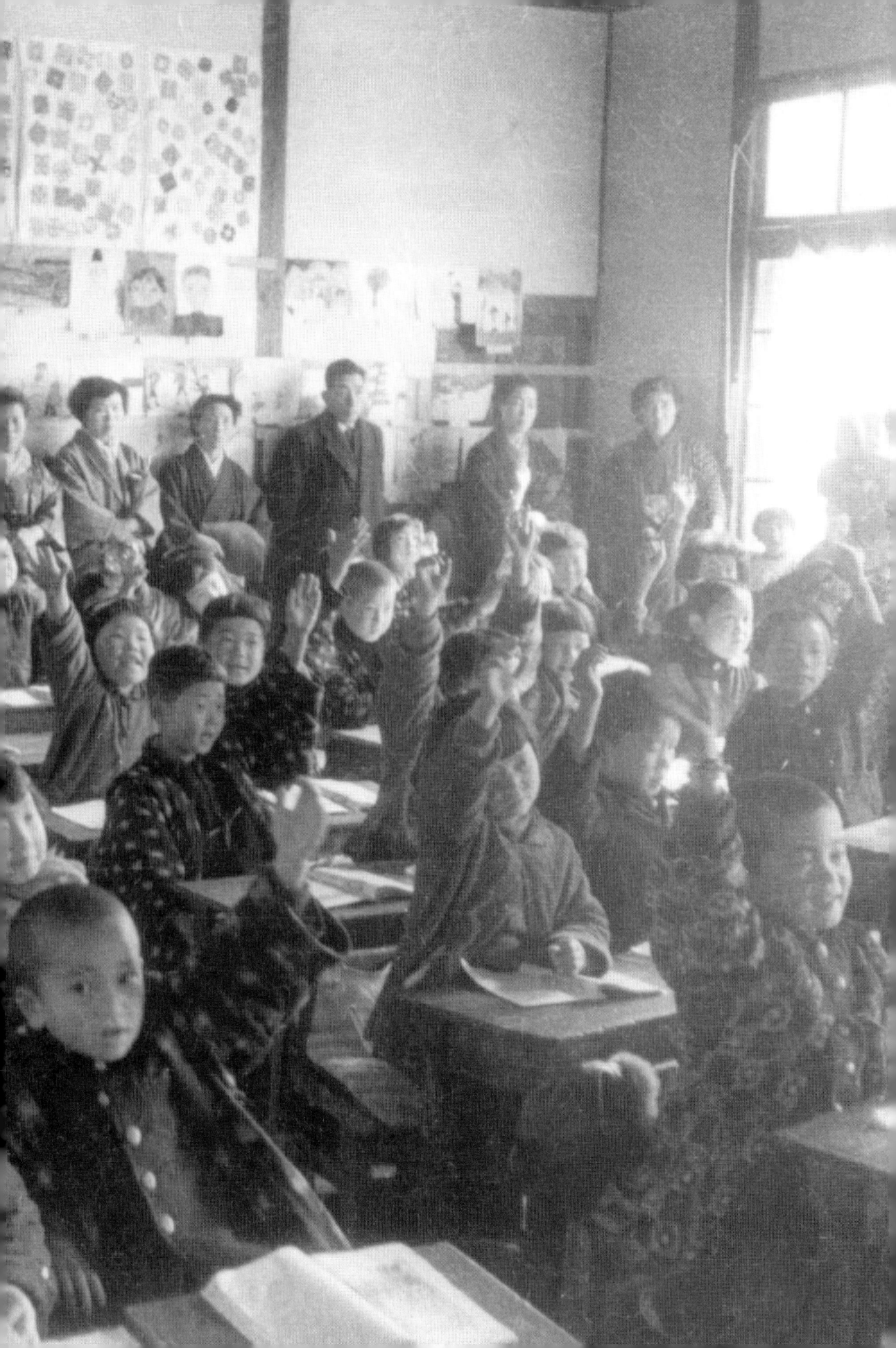

7

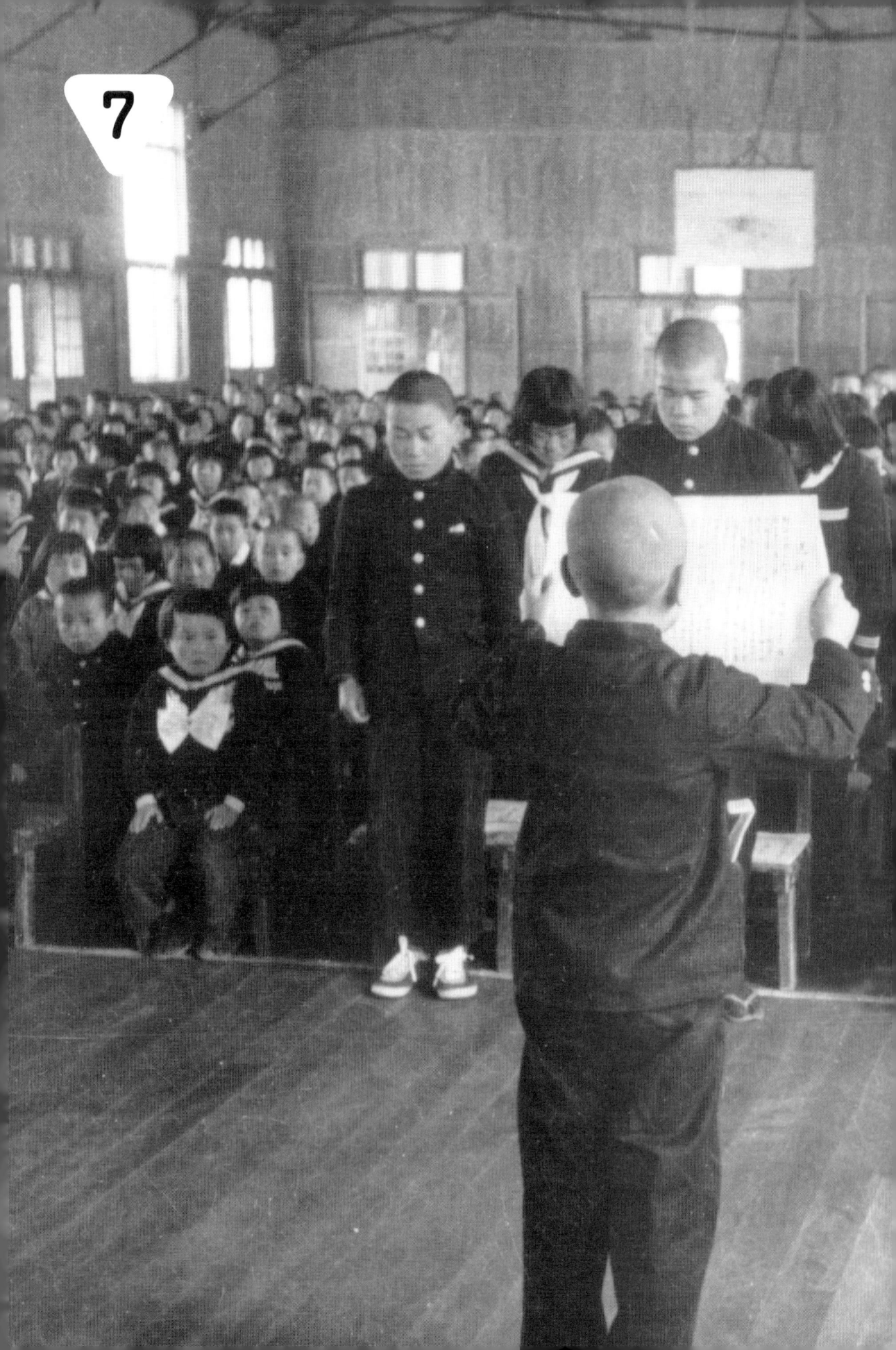

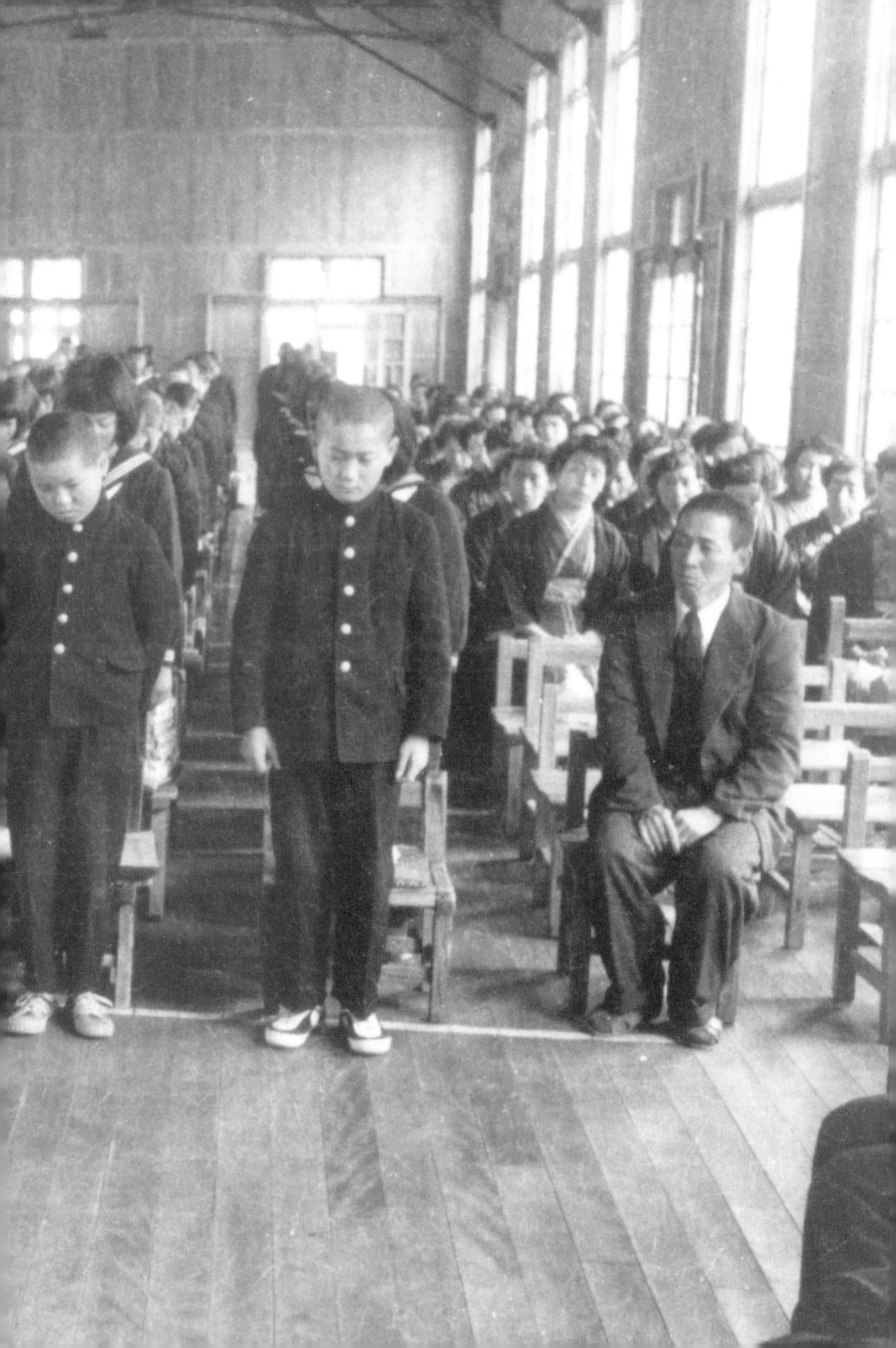

8

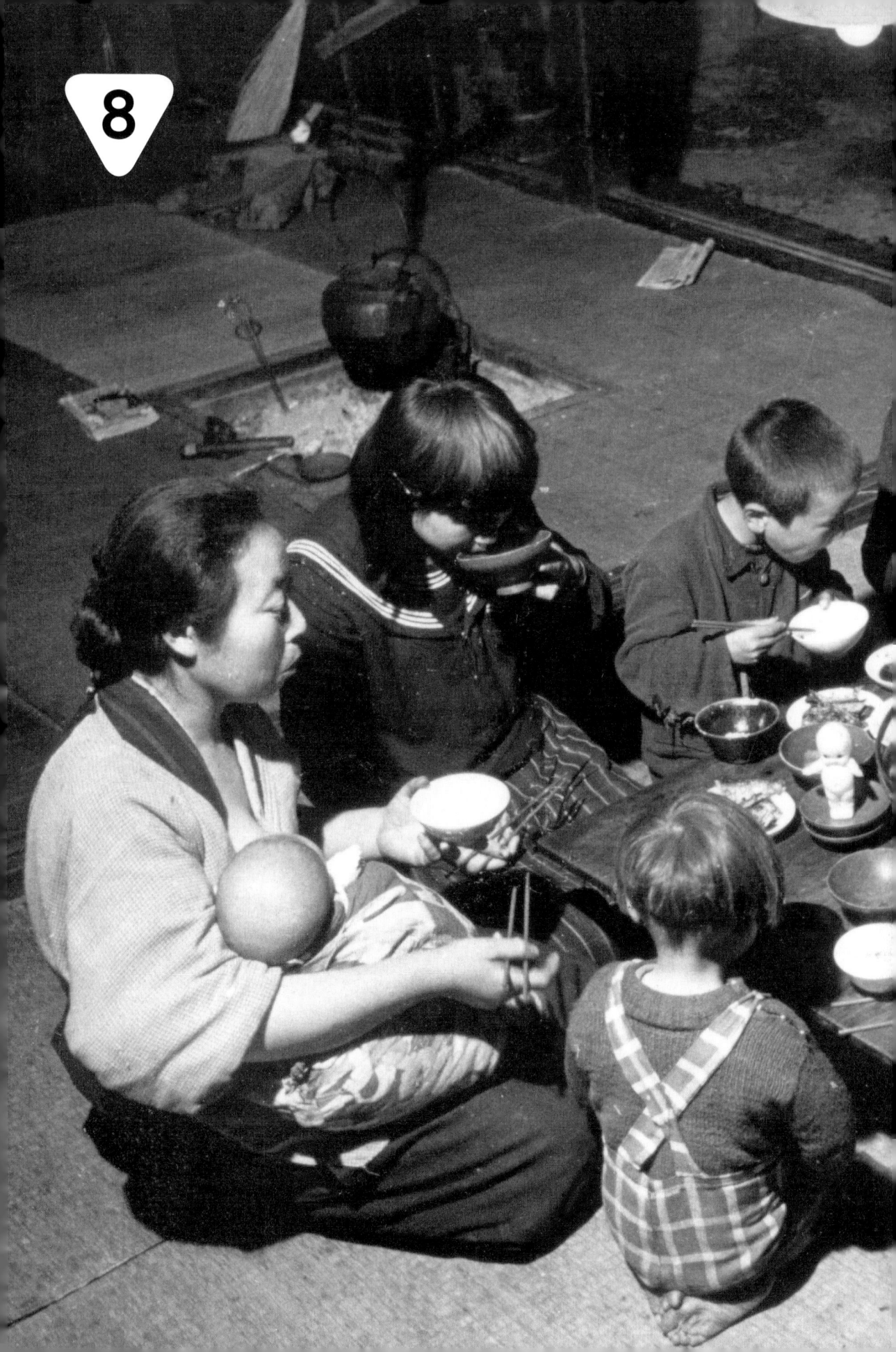

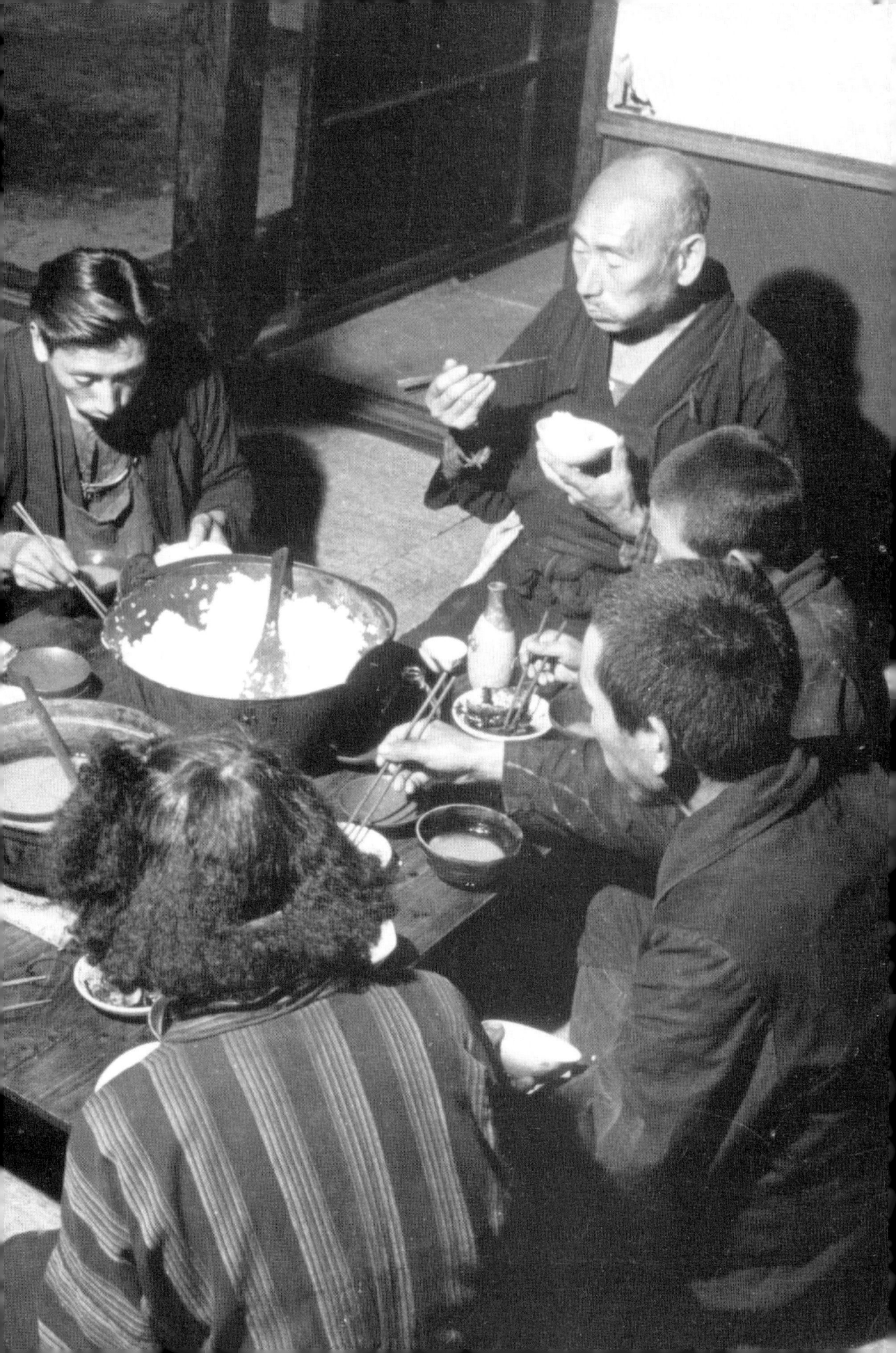

9

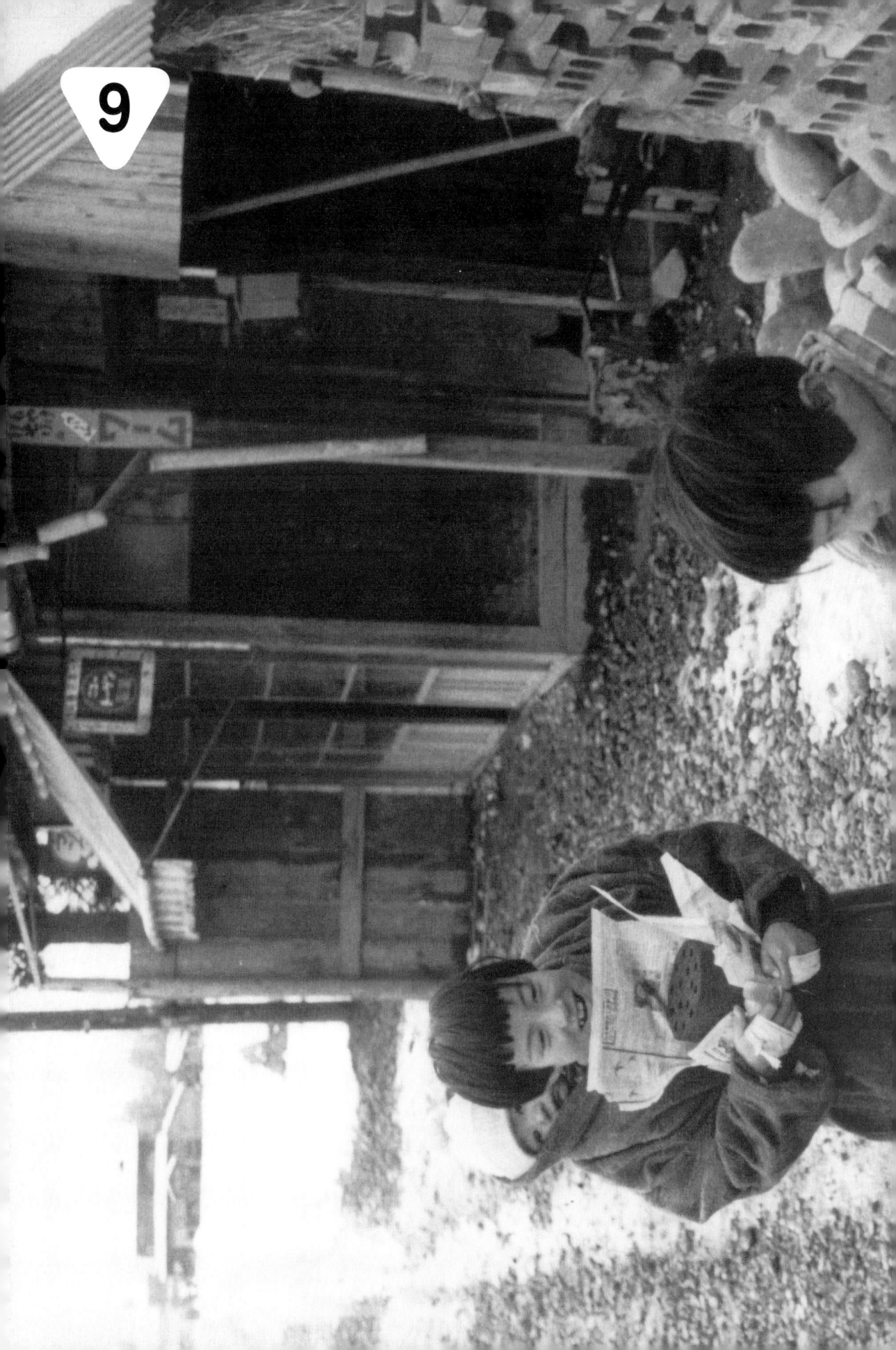

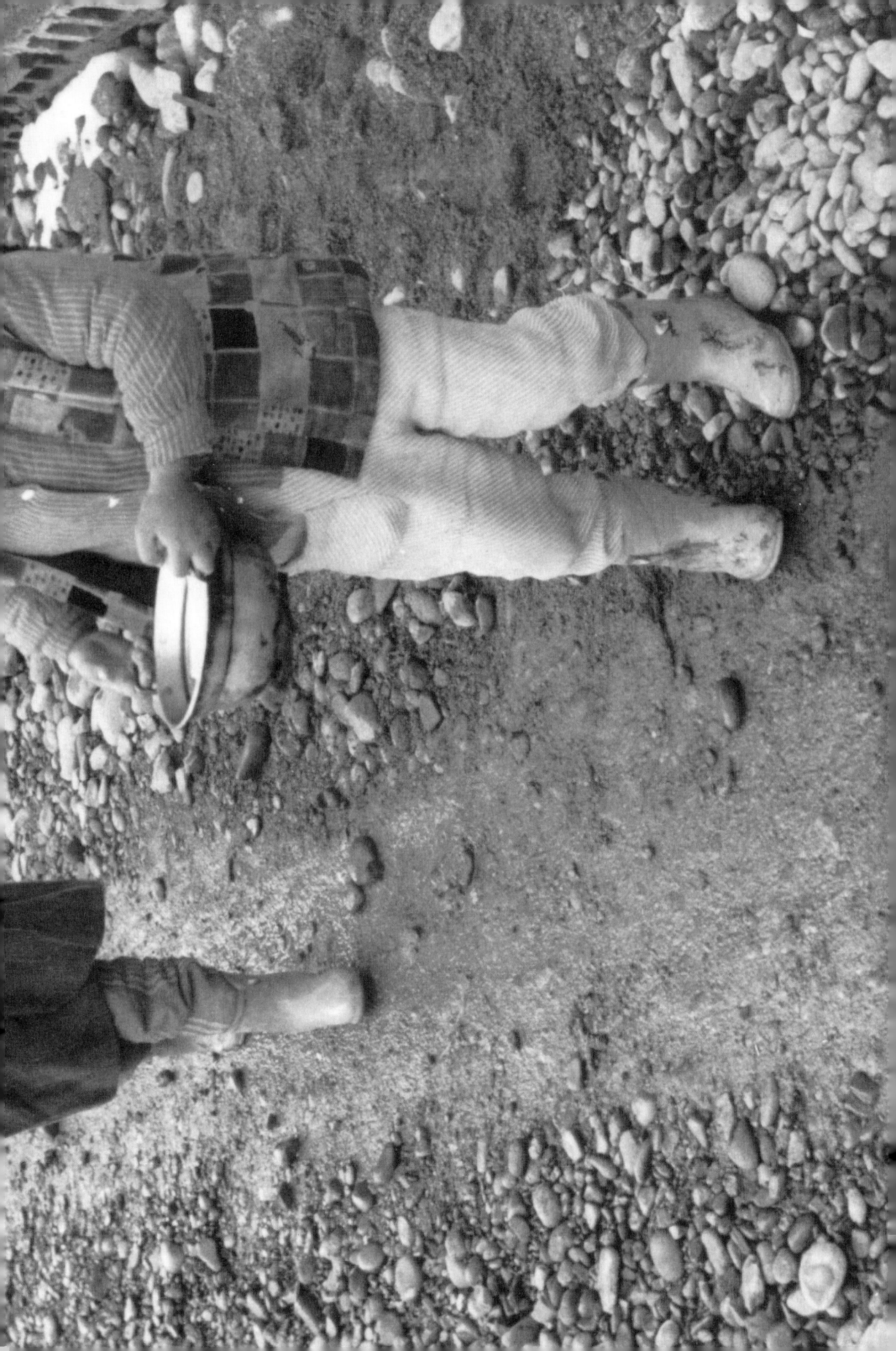

10

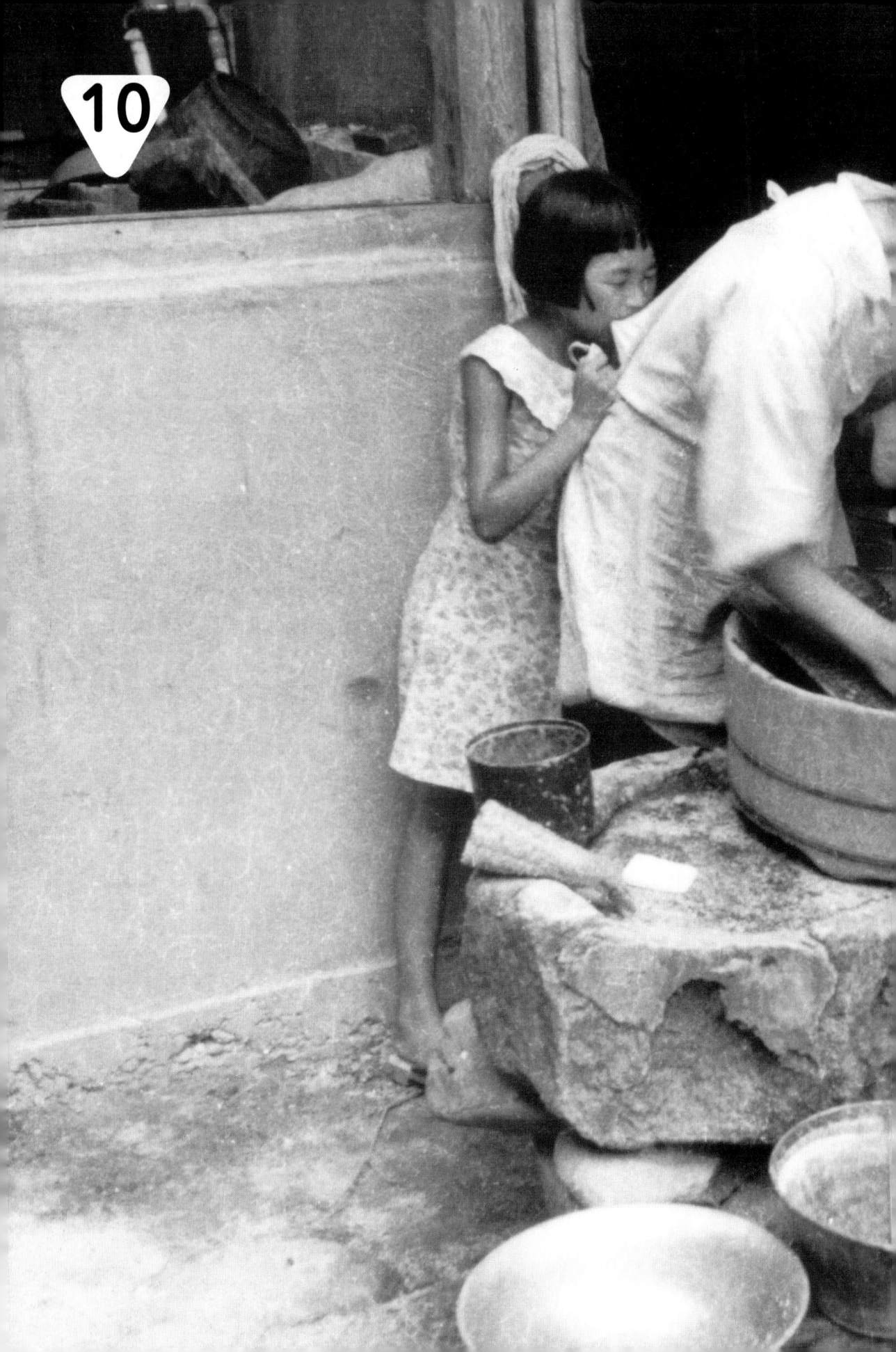

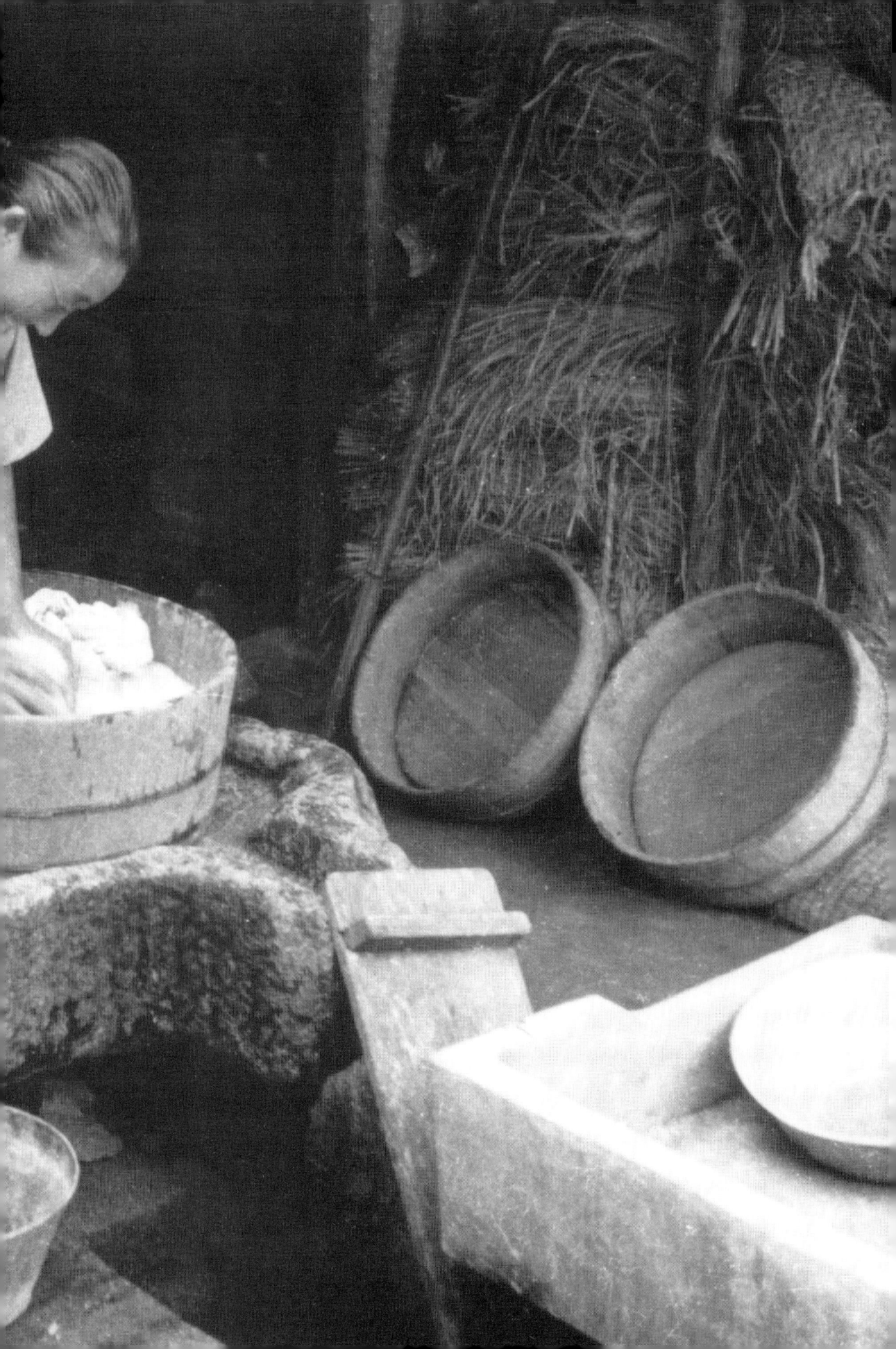

11

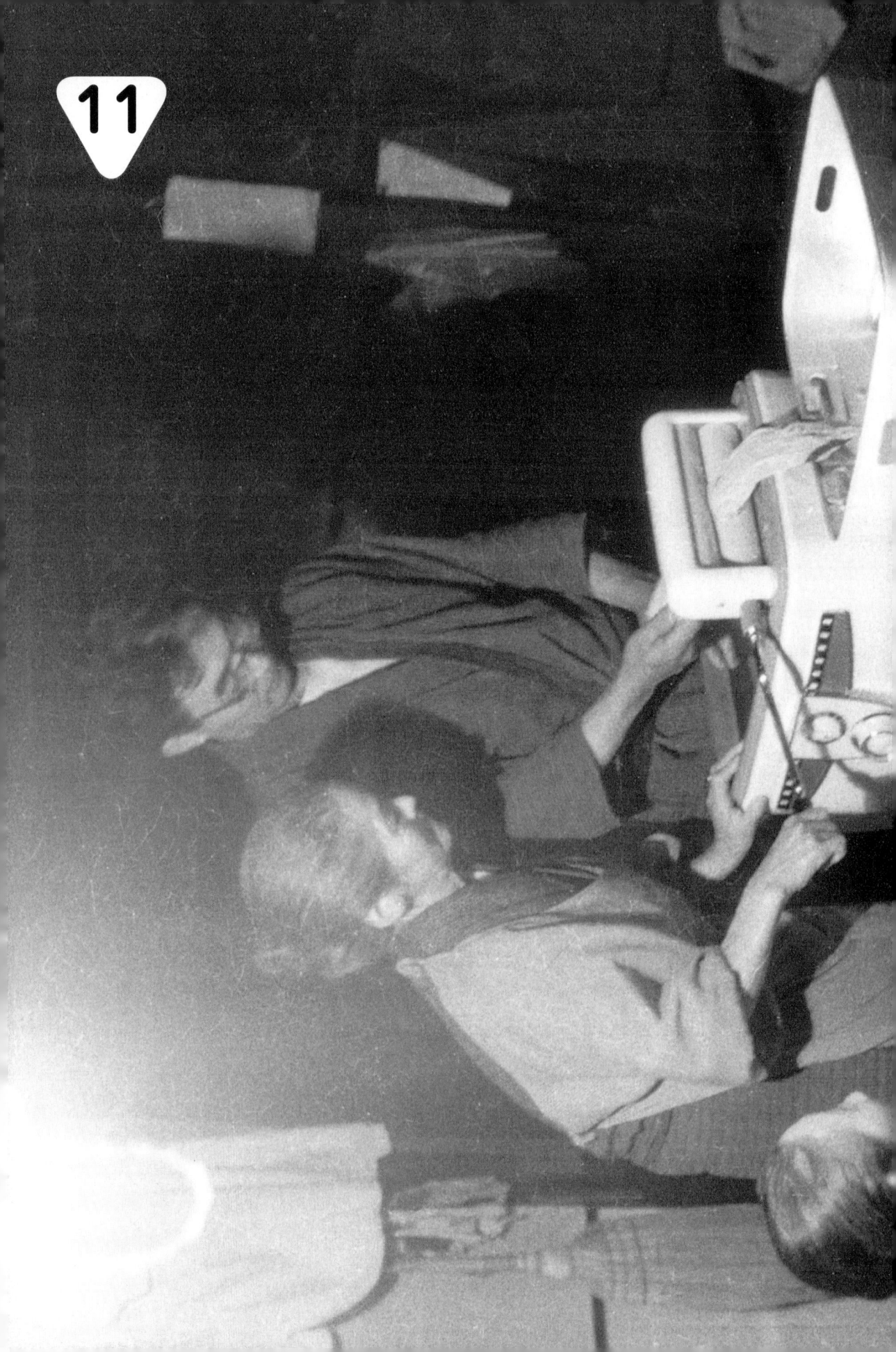

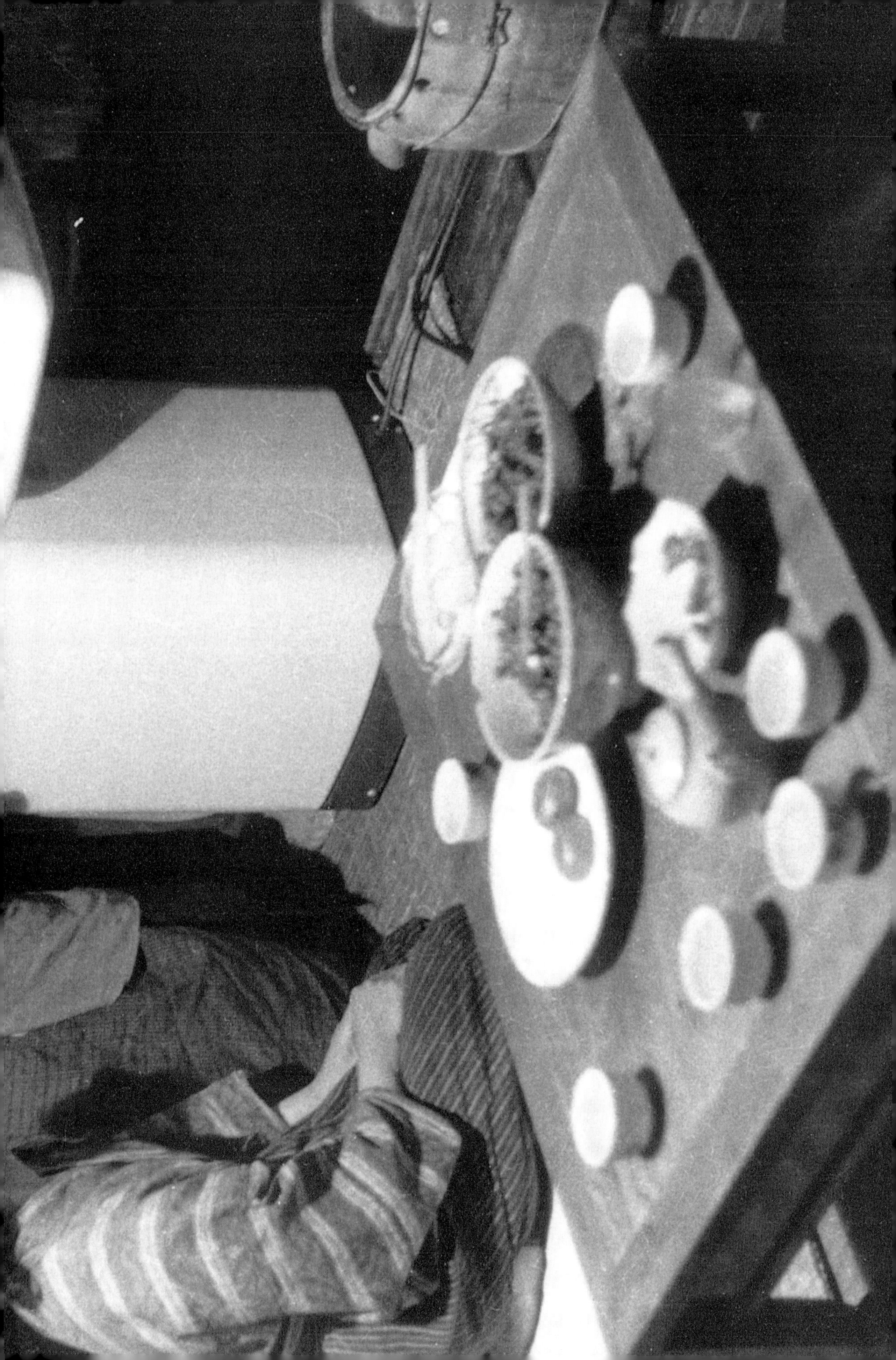

12

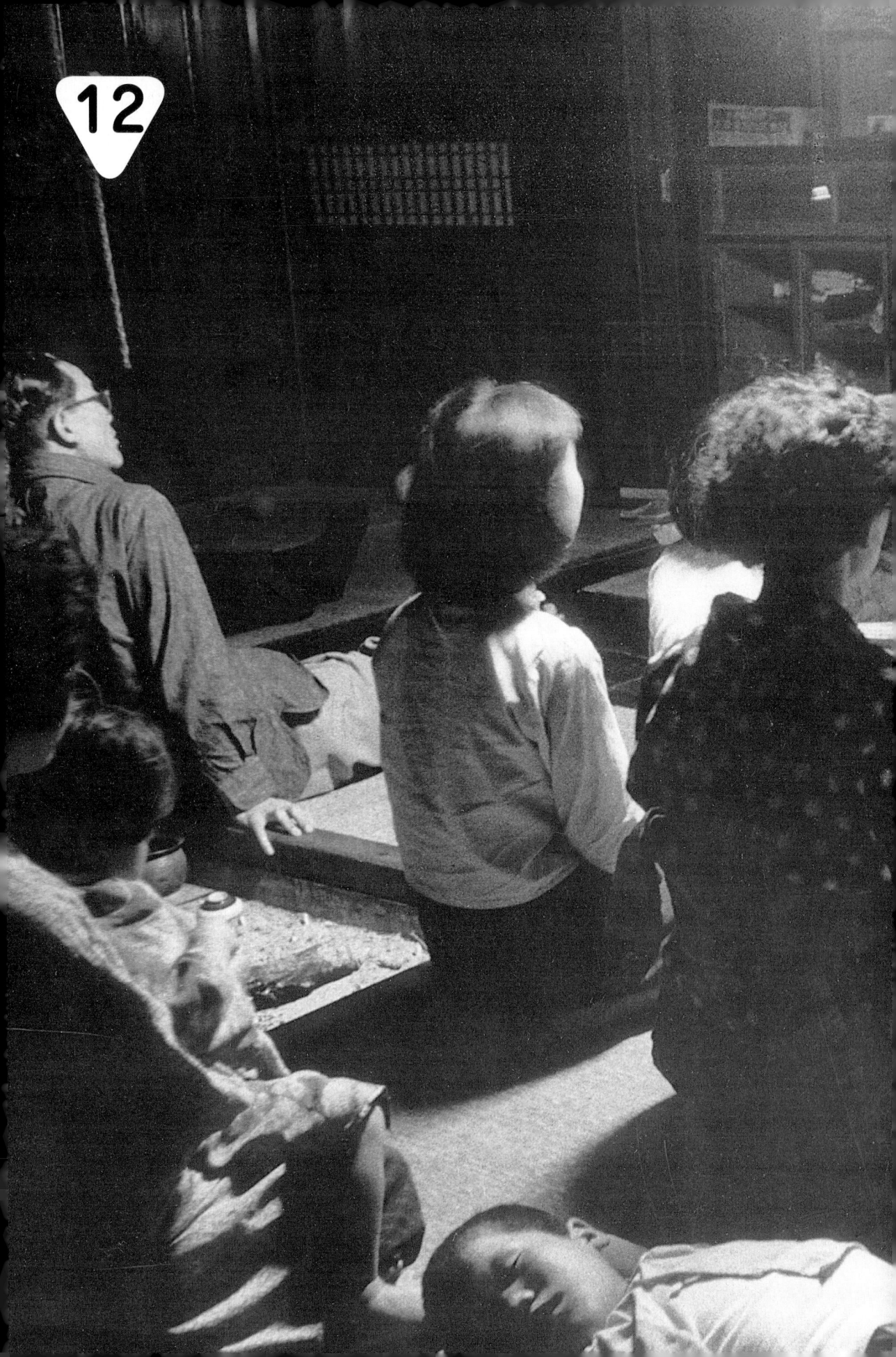

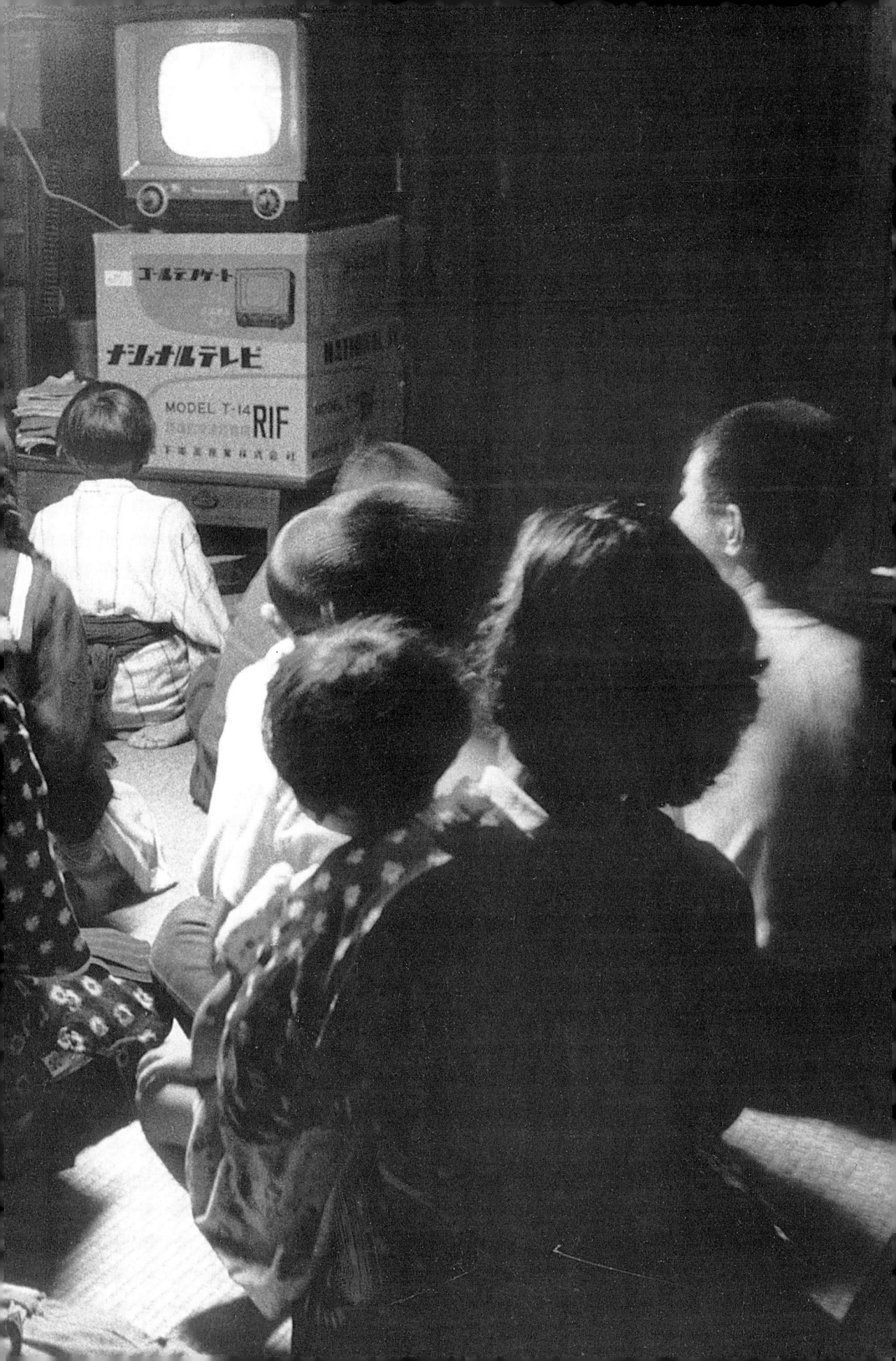

13

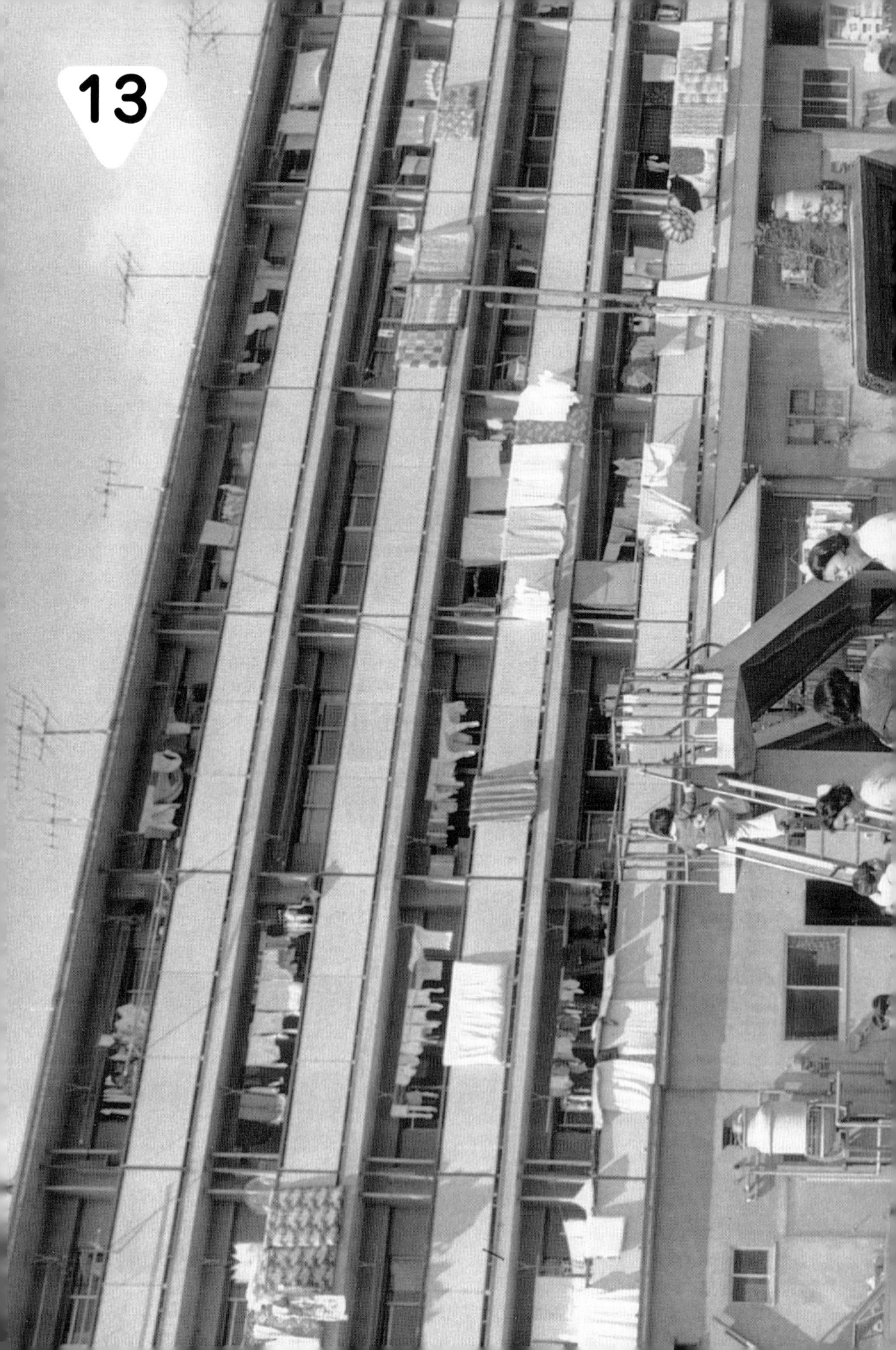

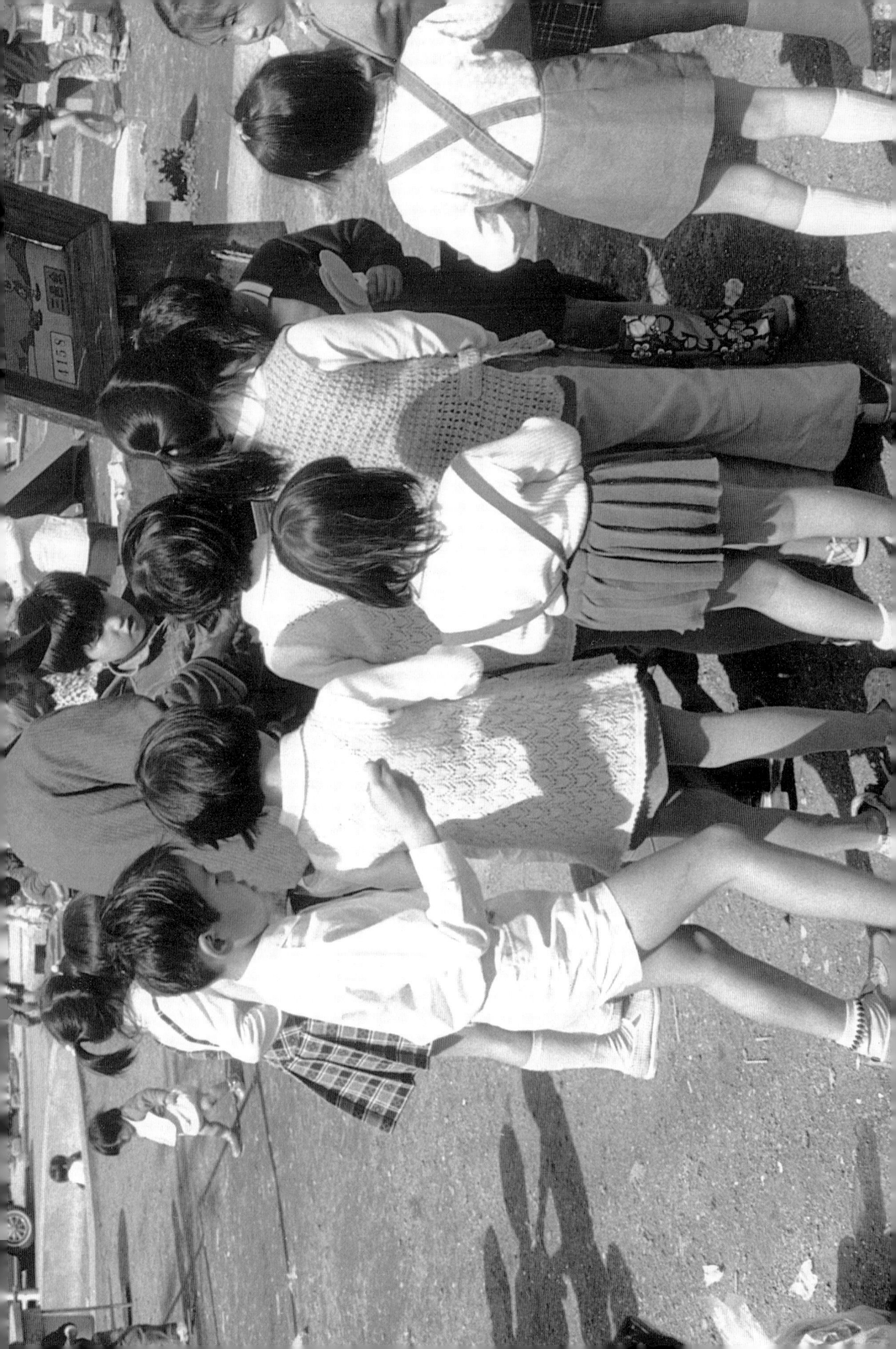

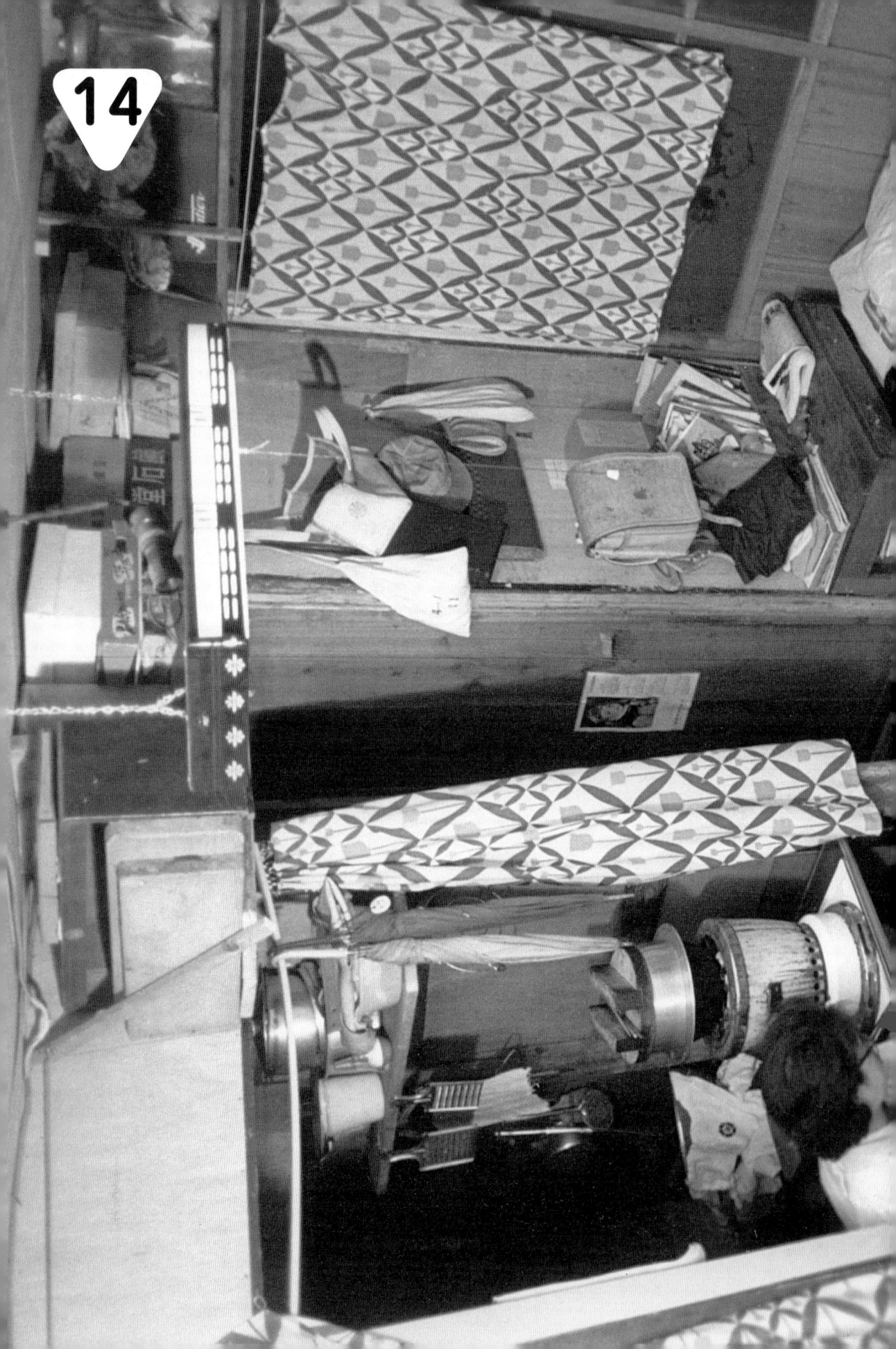

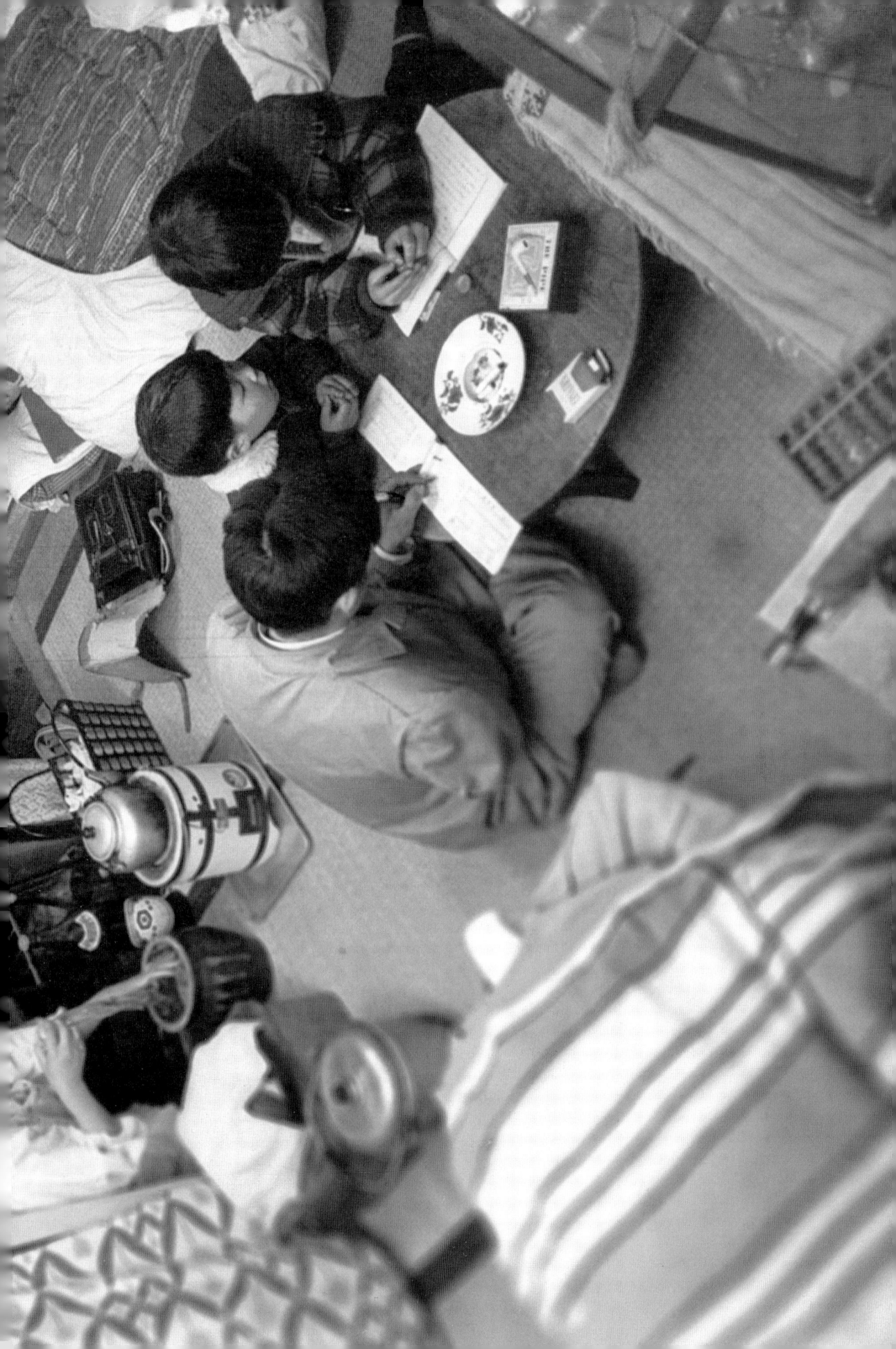

15

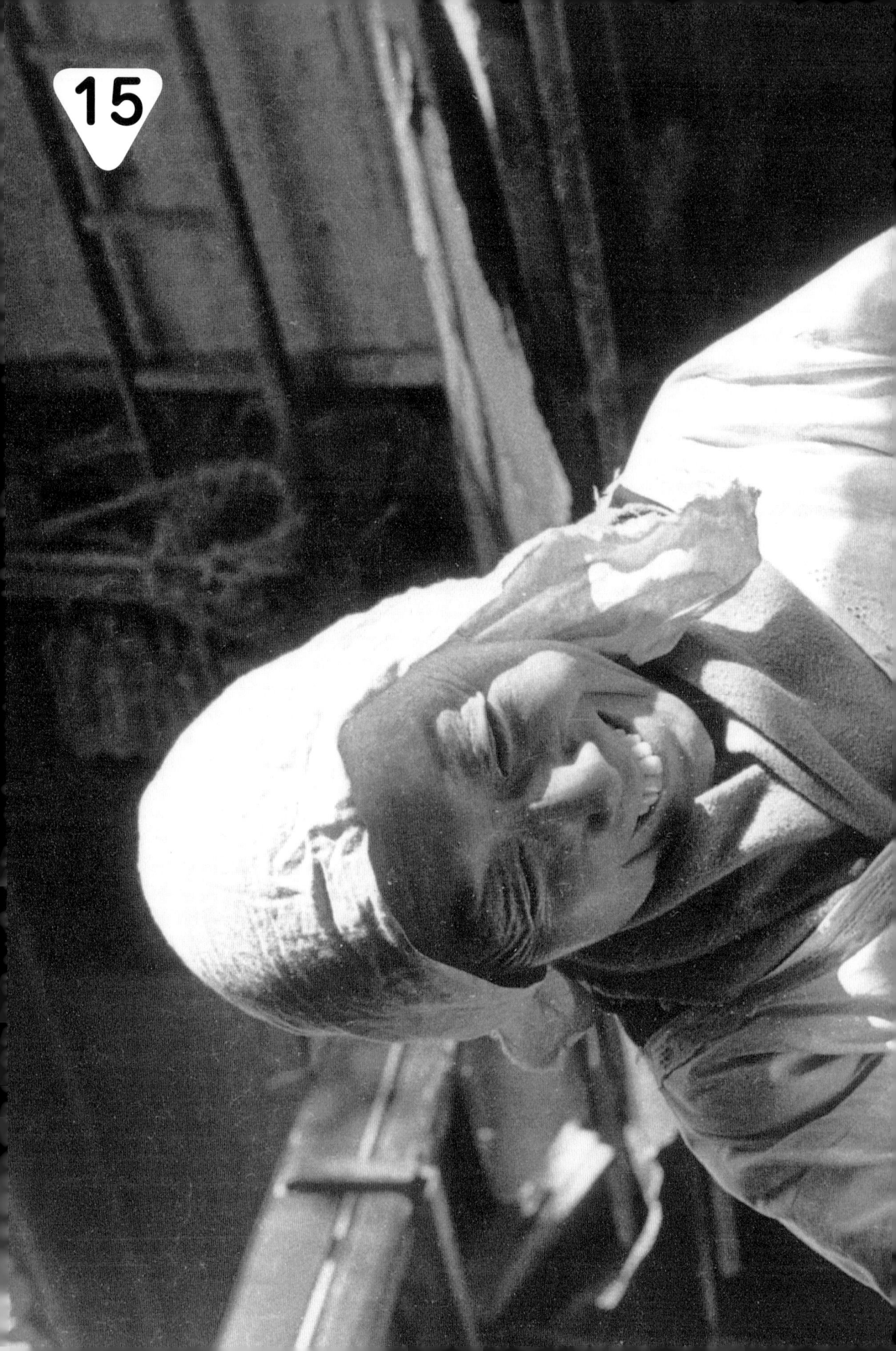

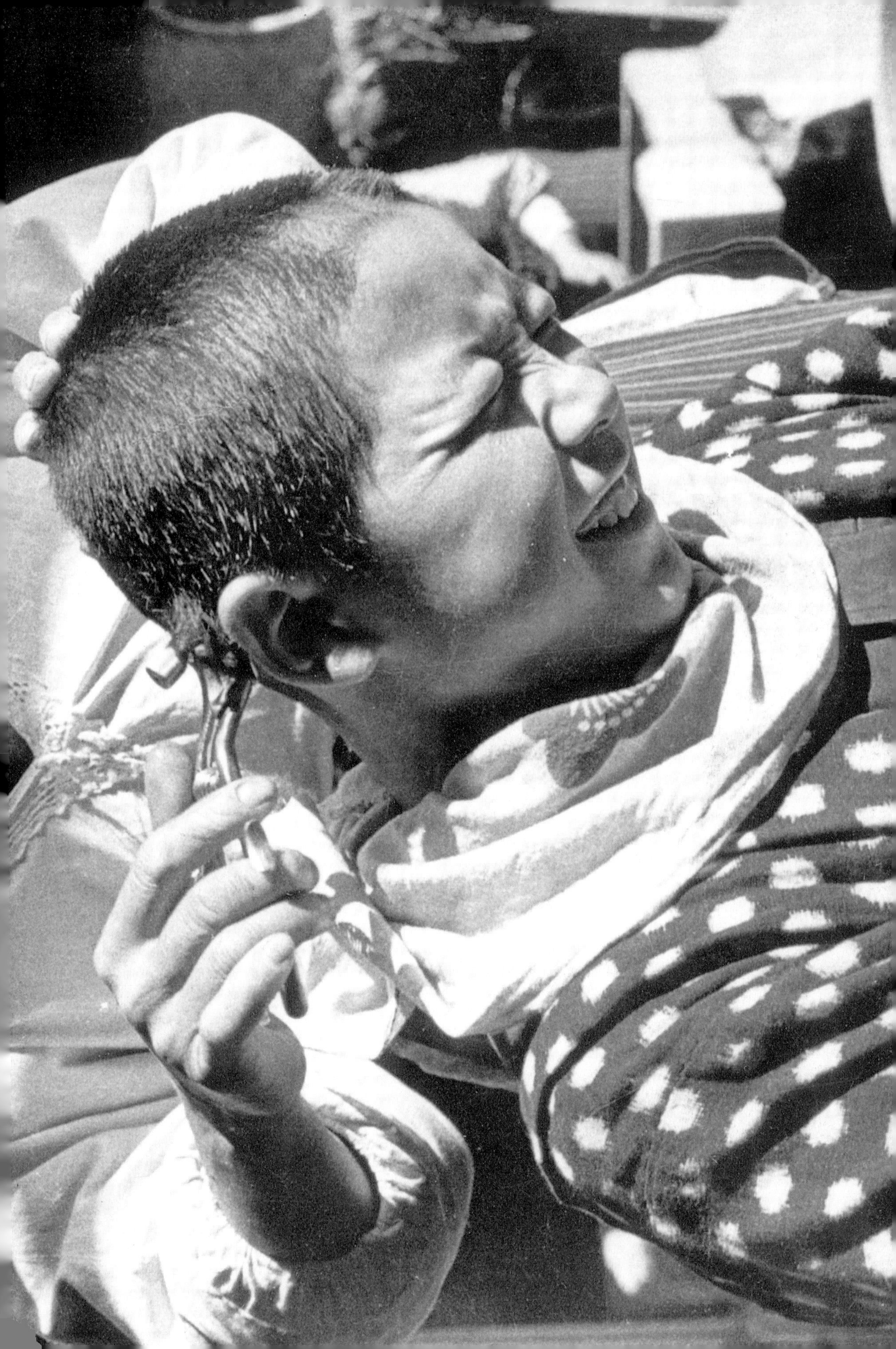

16

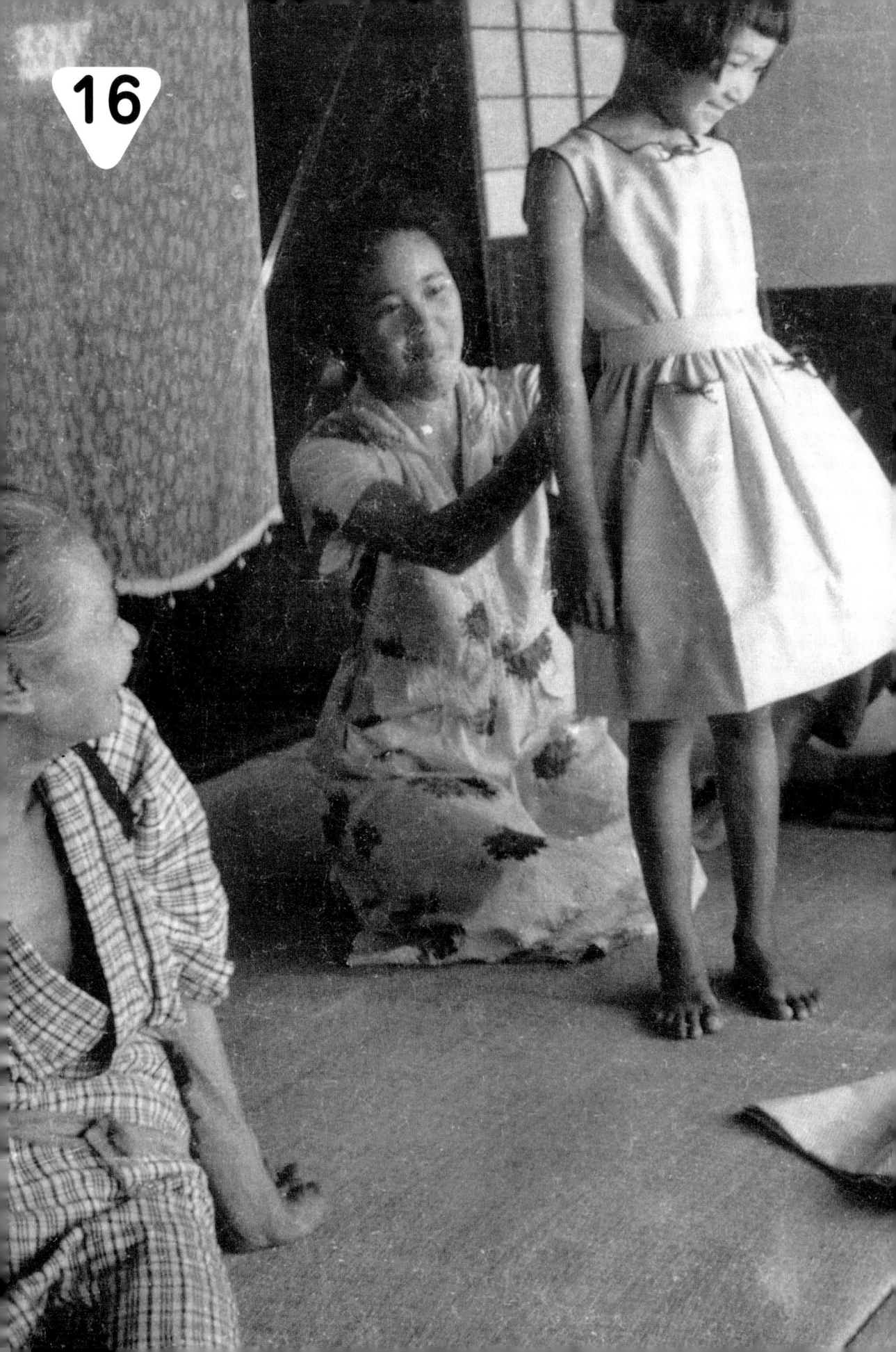

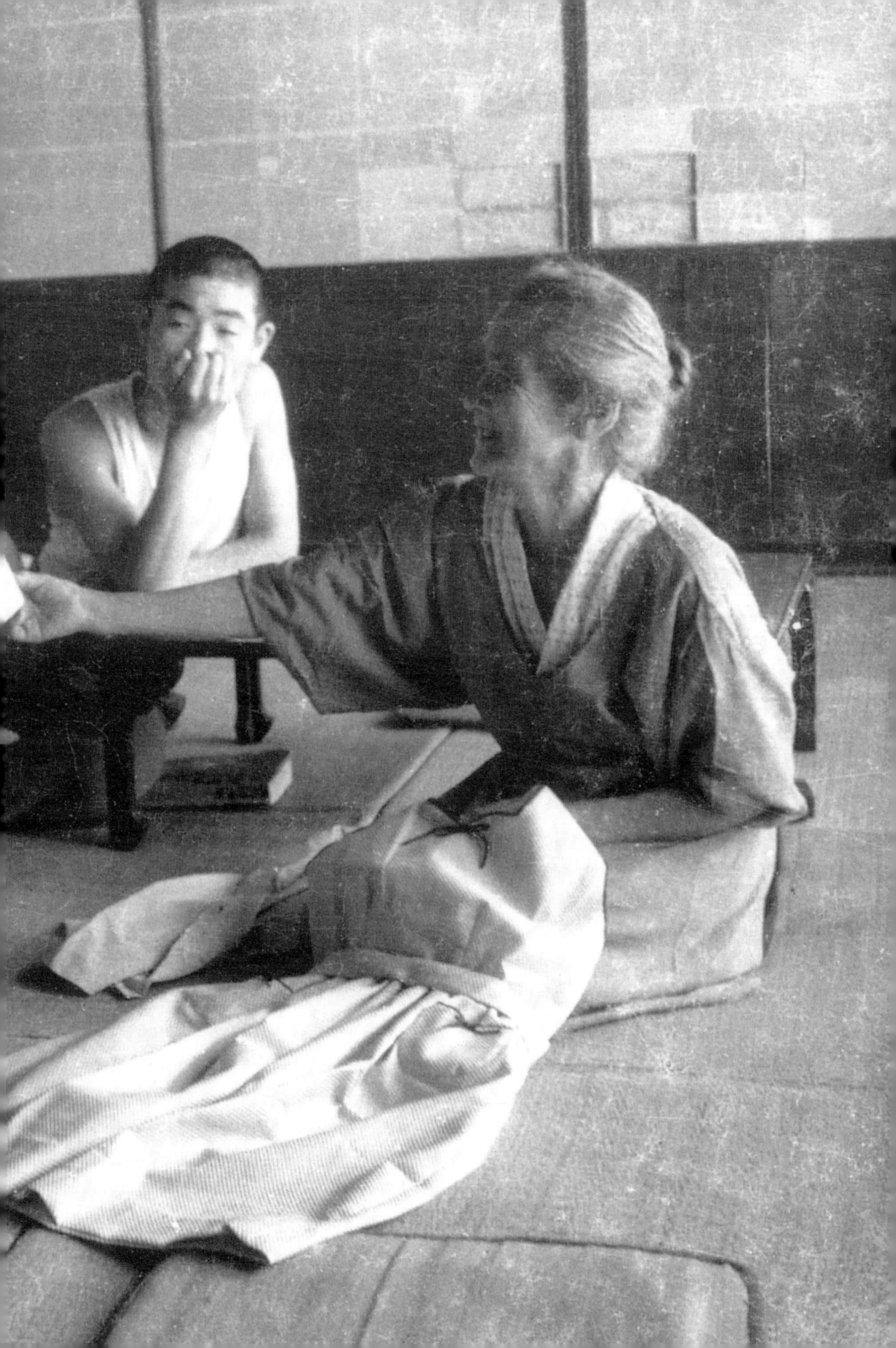

17

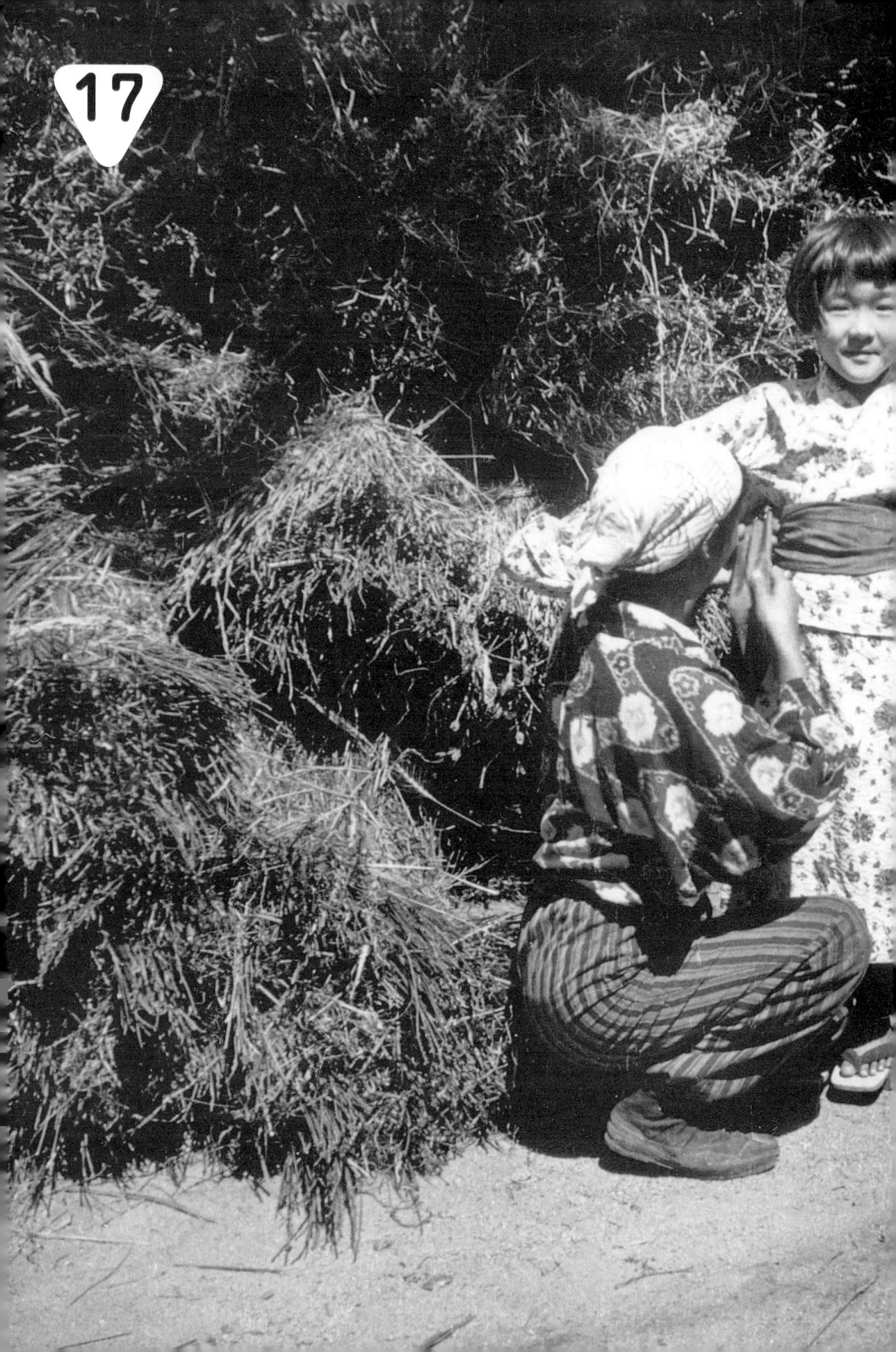

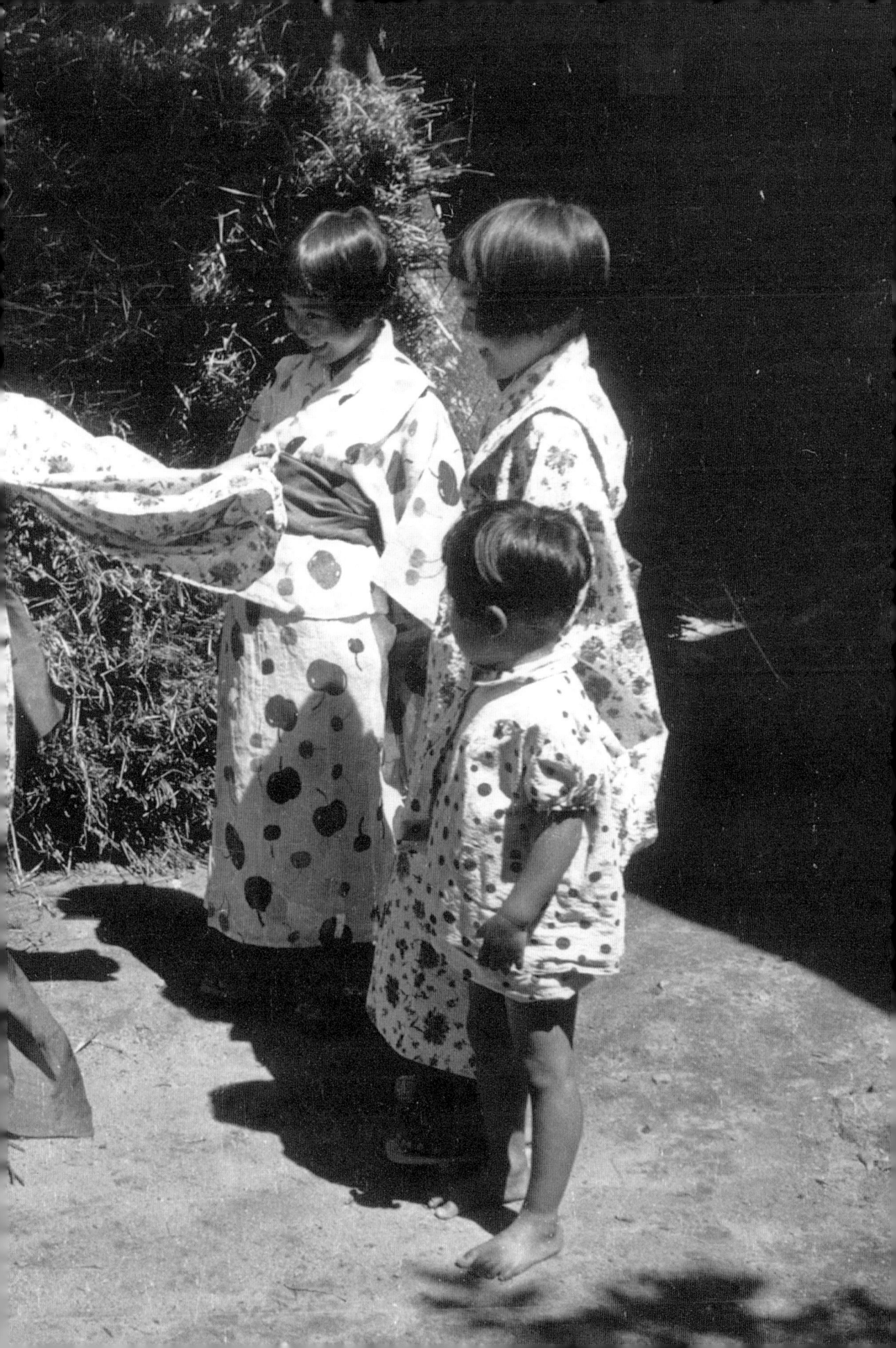

18

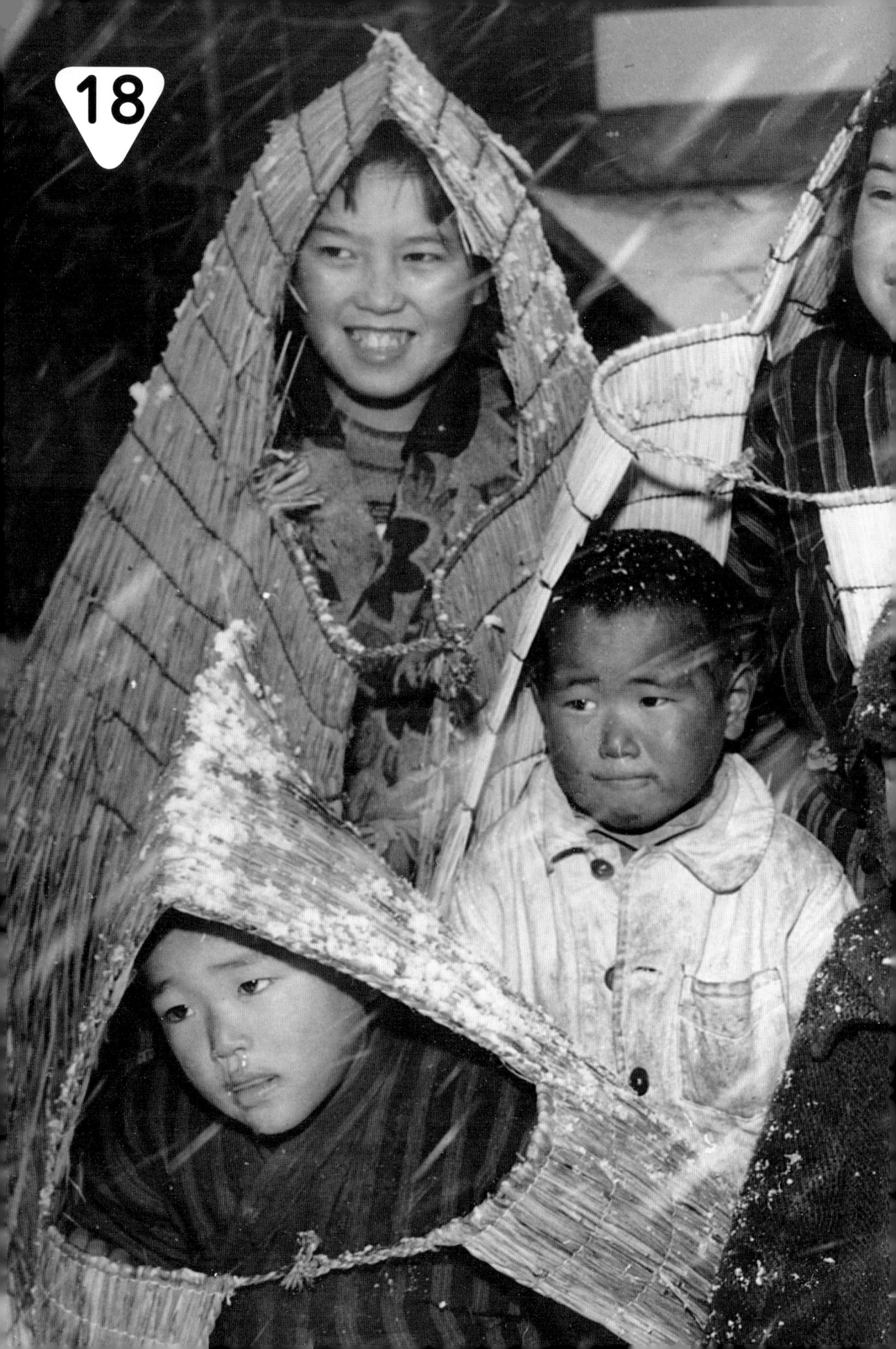

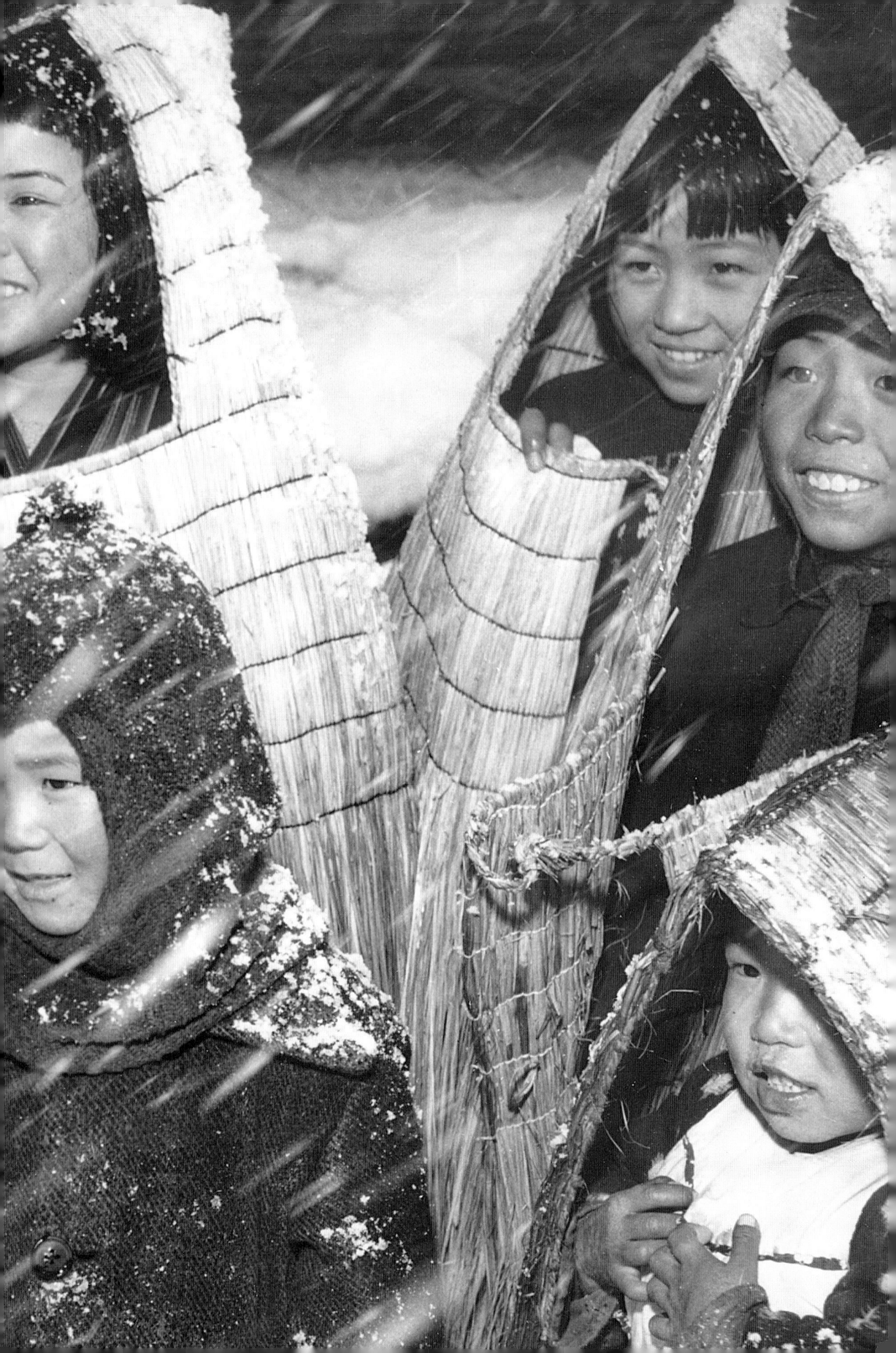

19

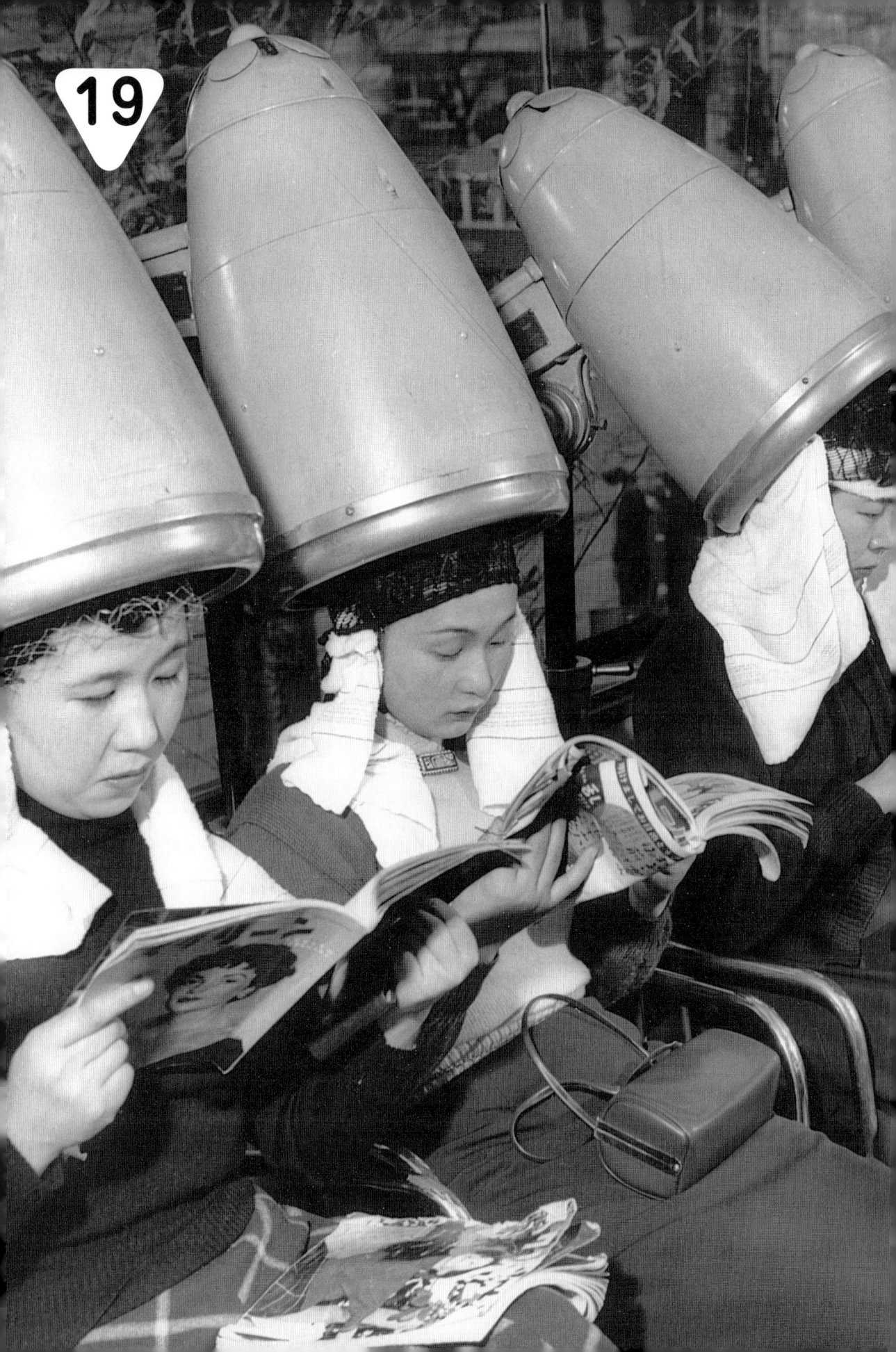

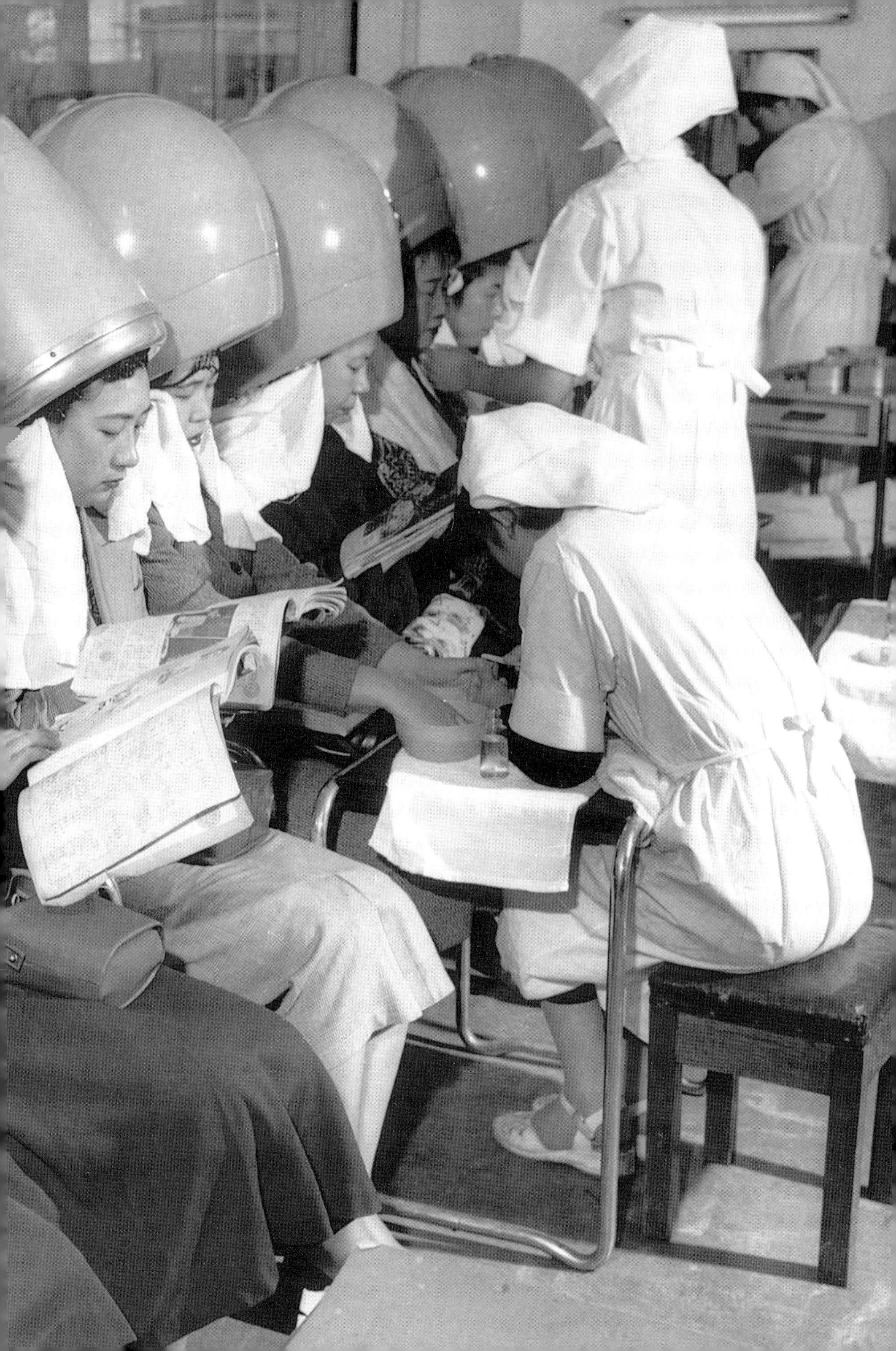

20

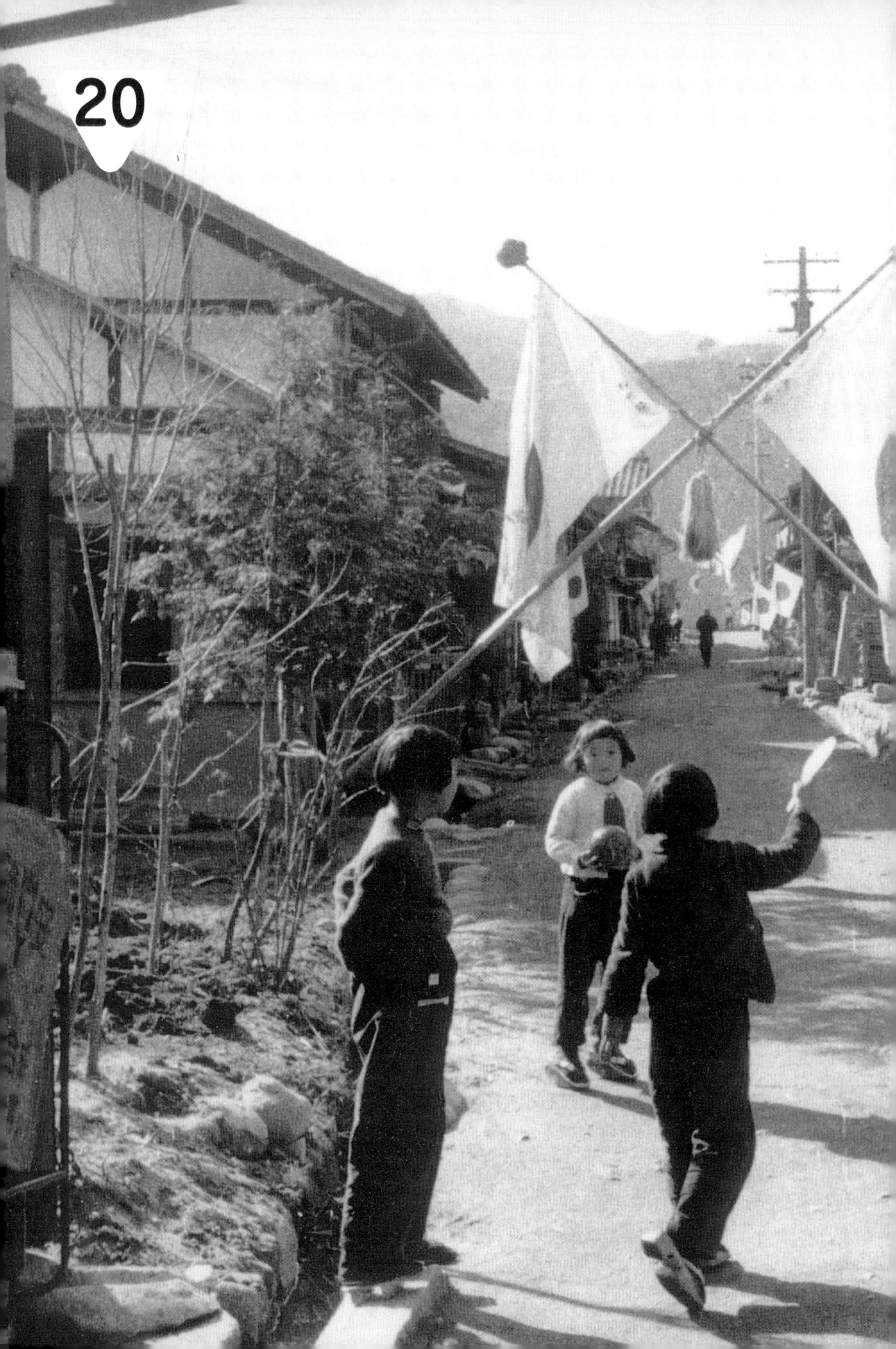

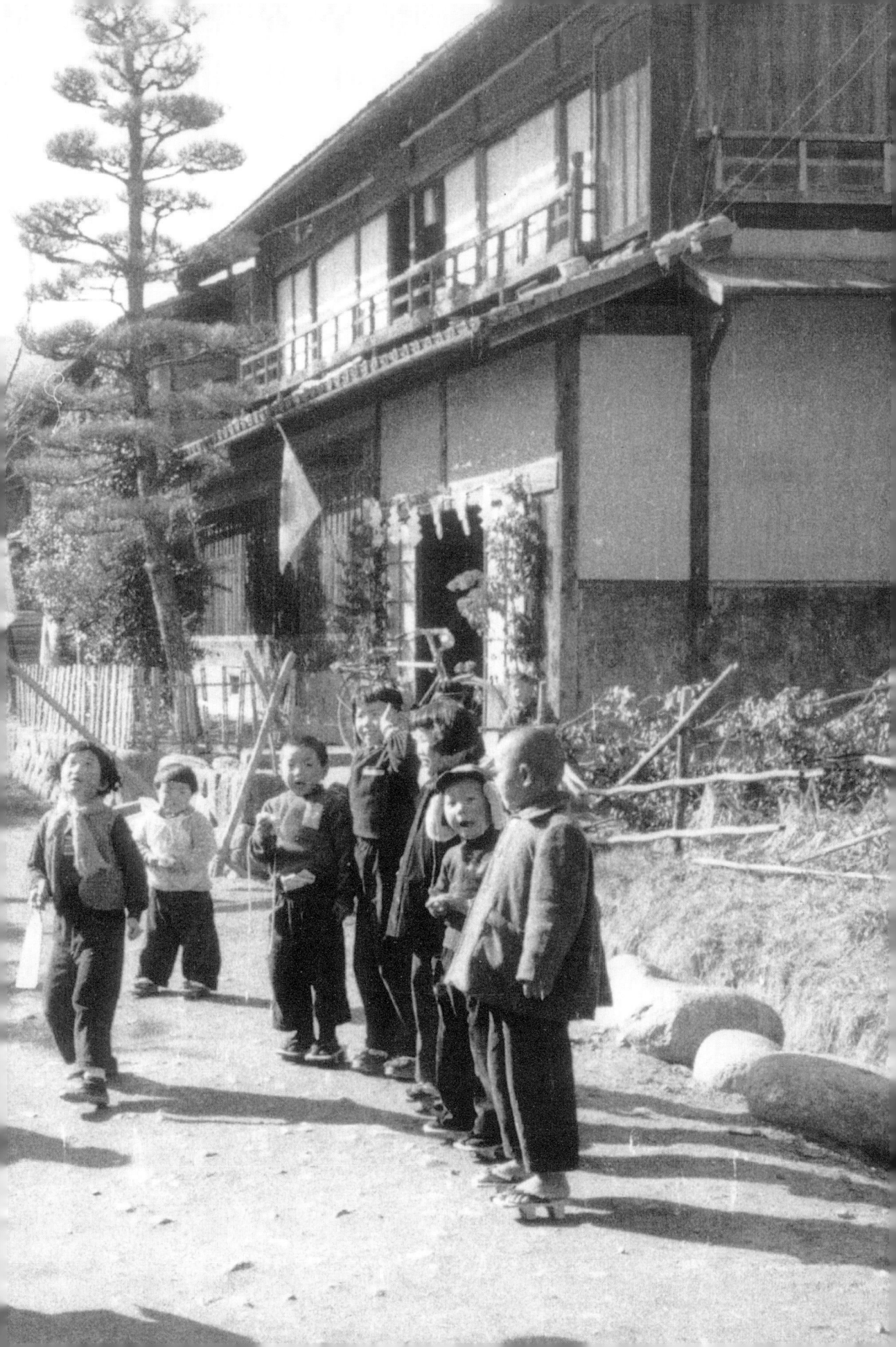

21

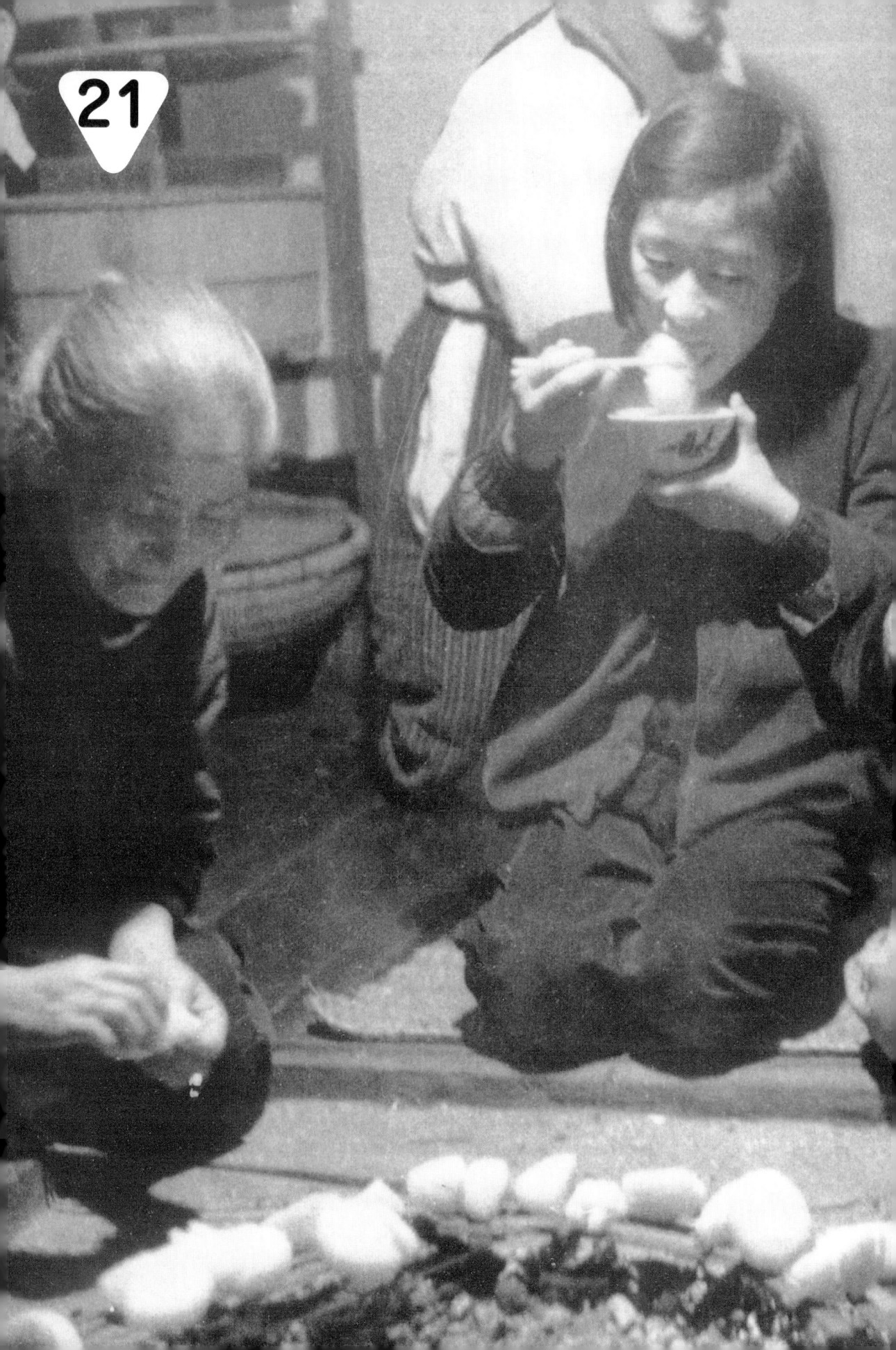

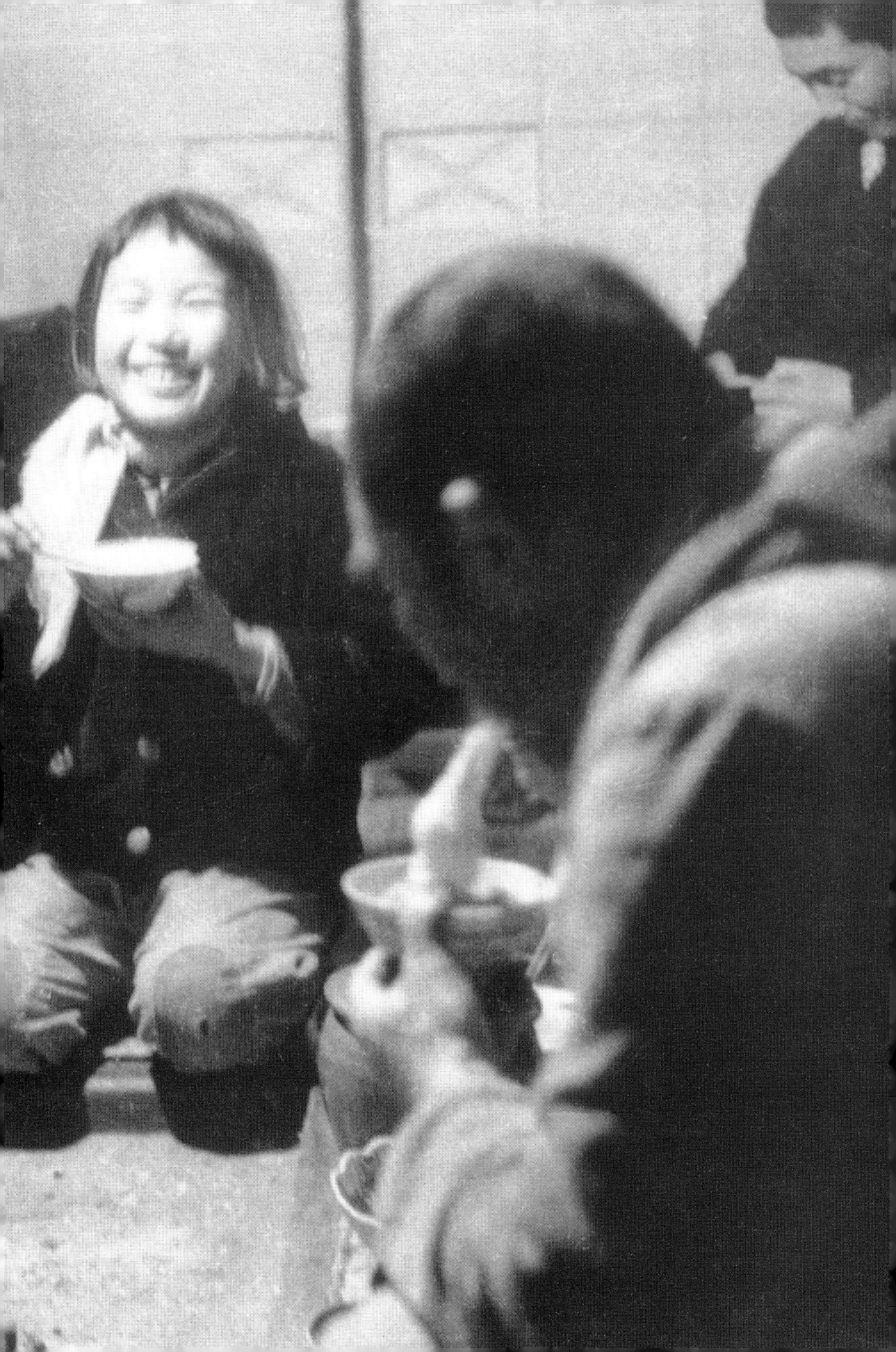

22

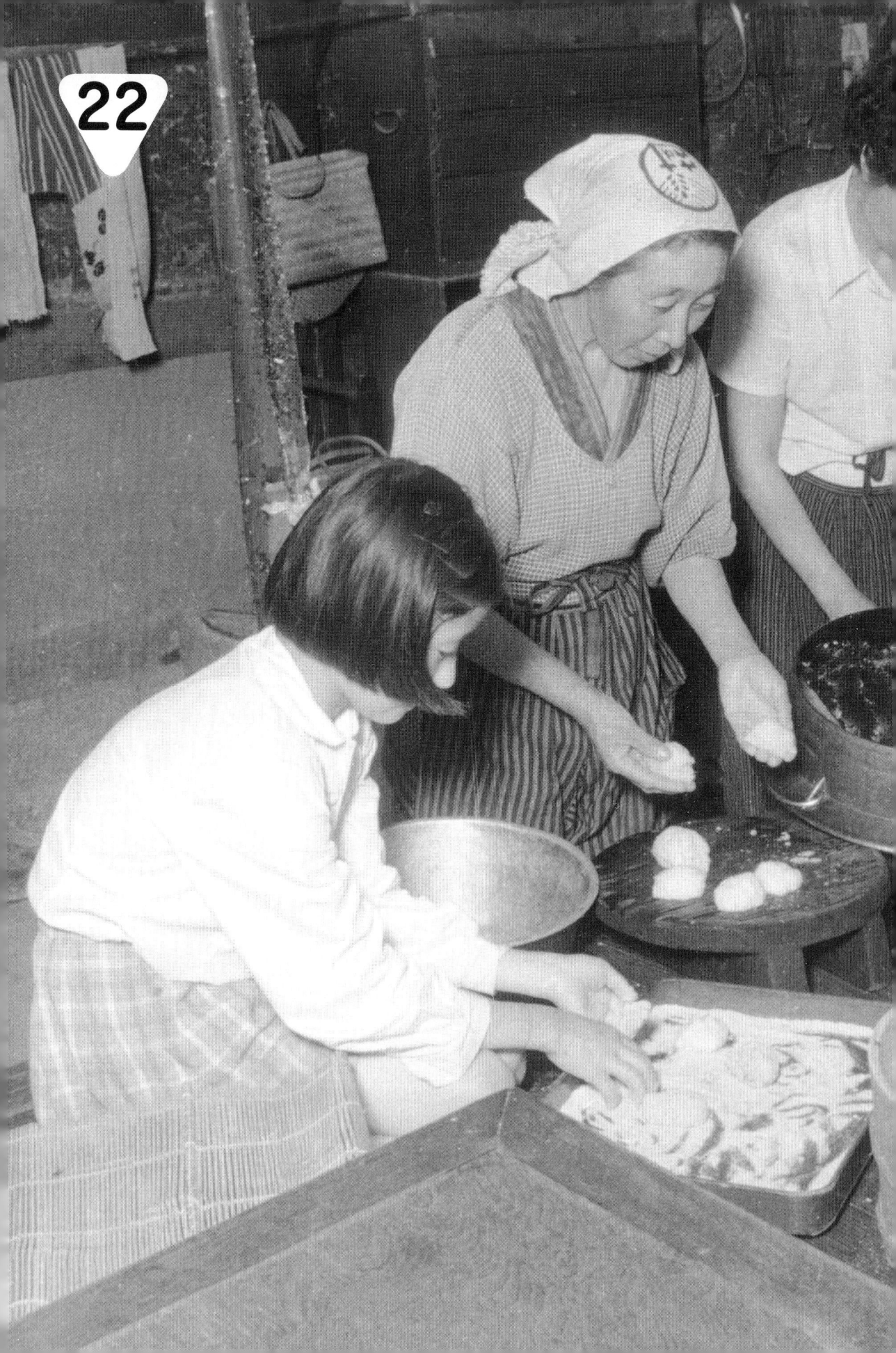

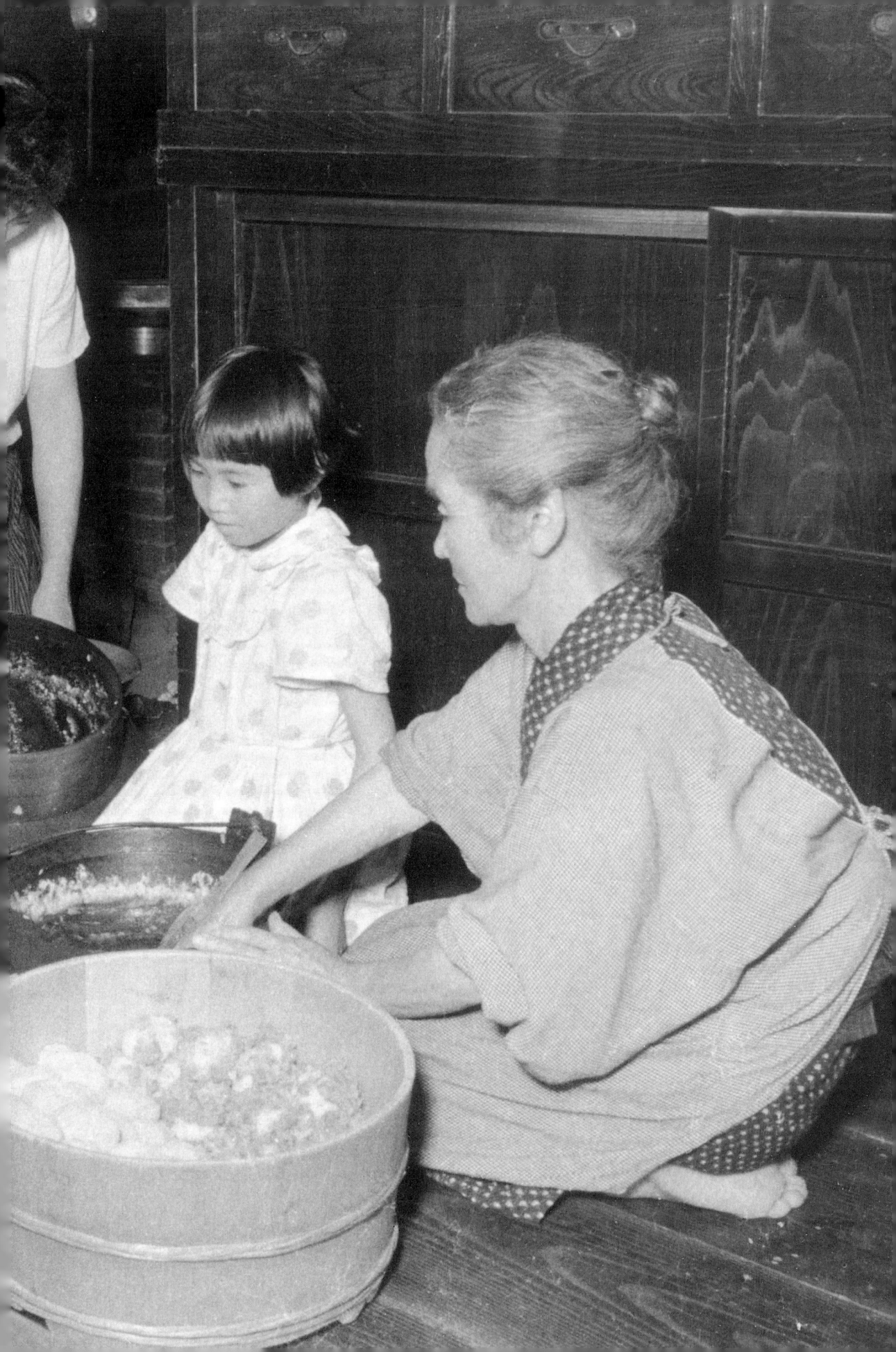

23

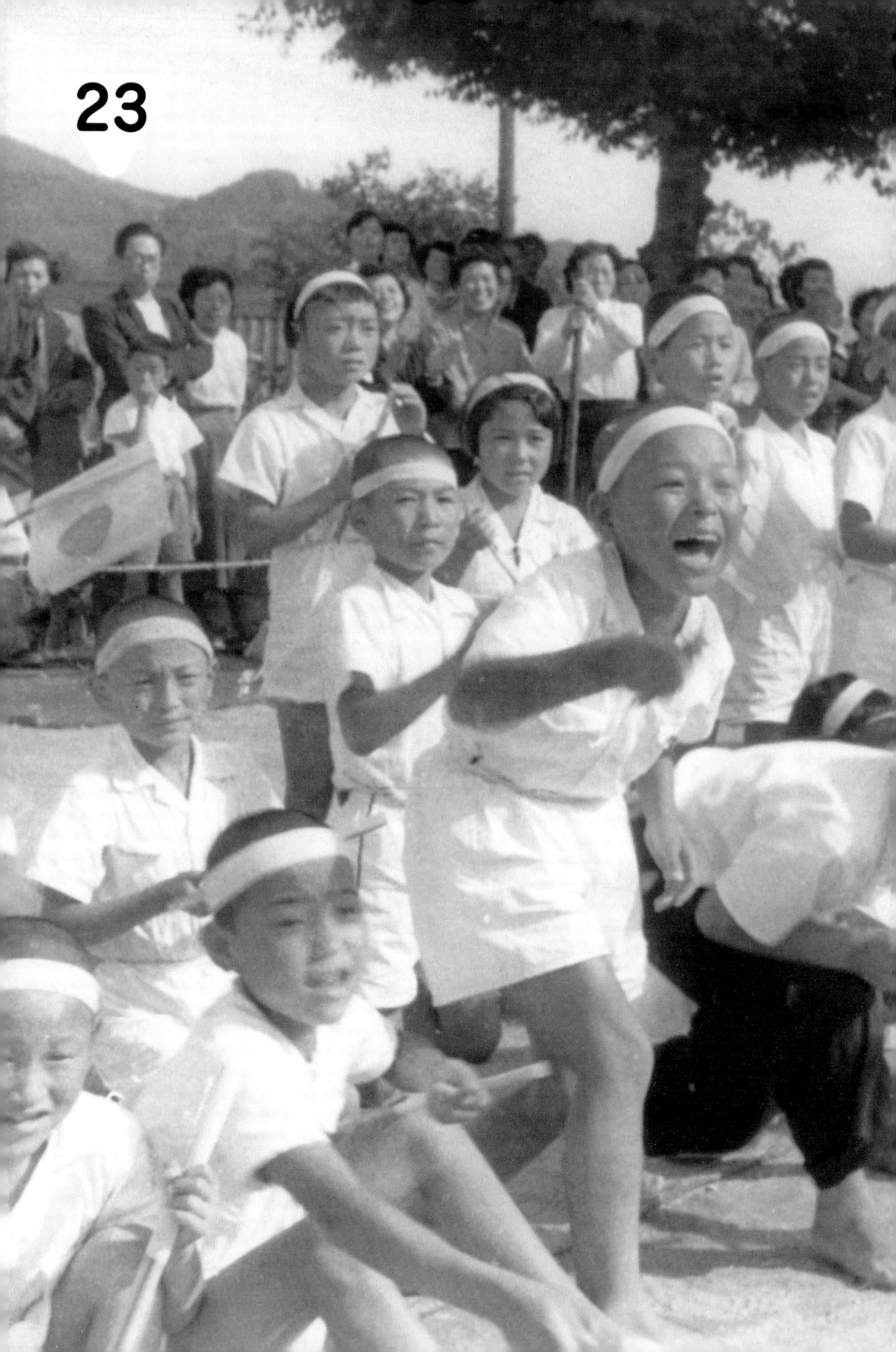

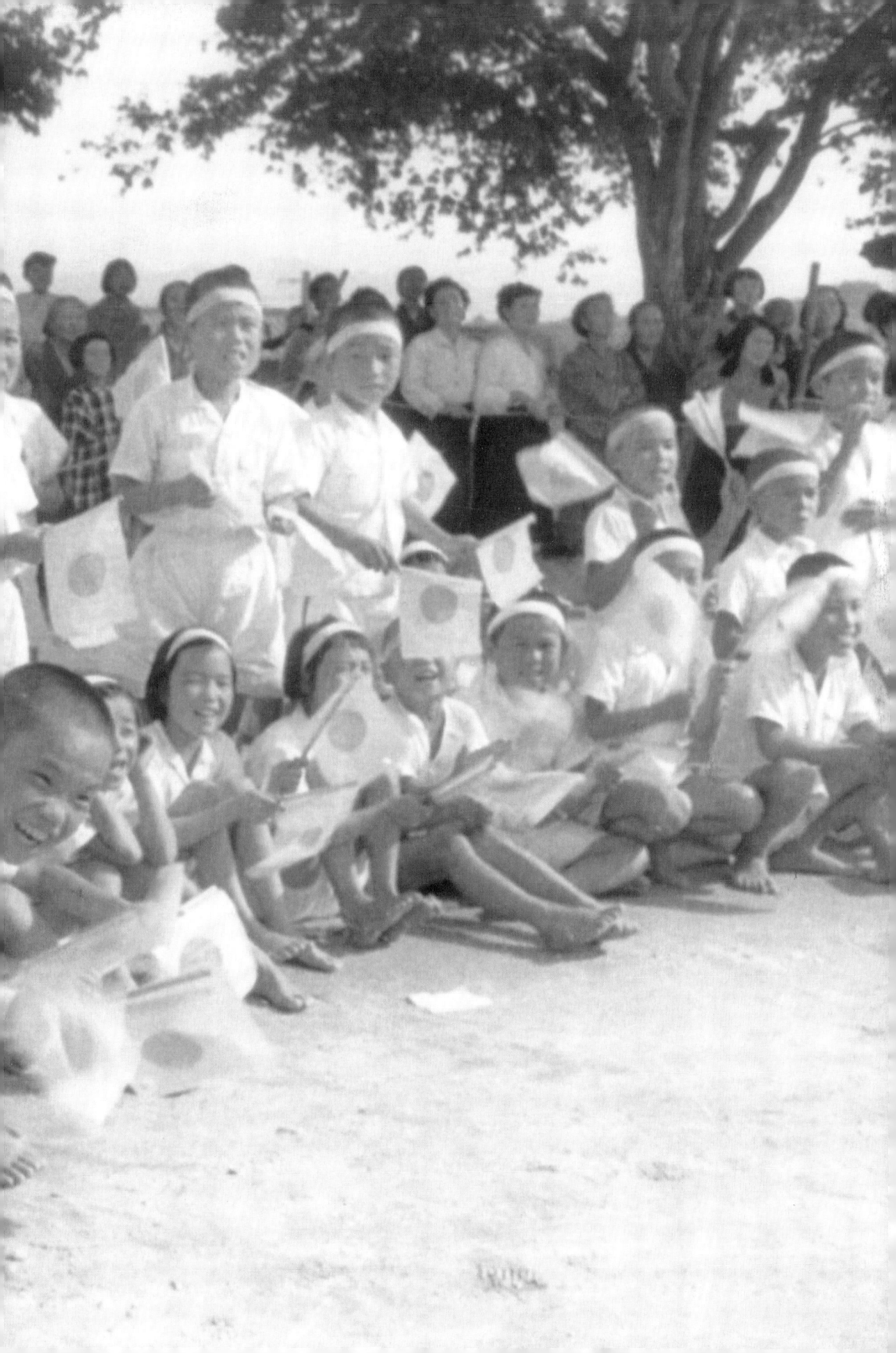

24

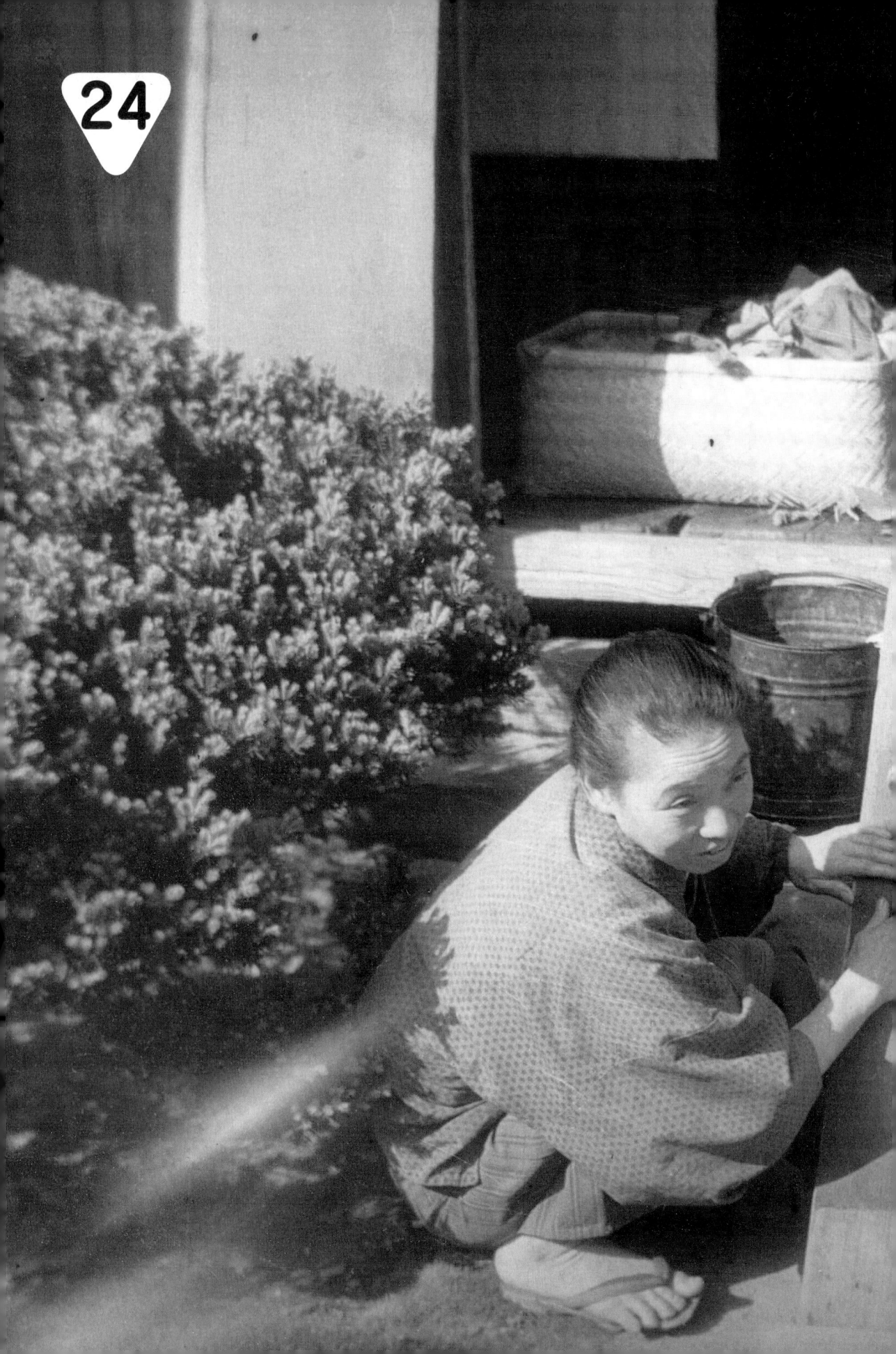

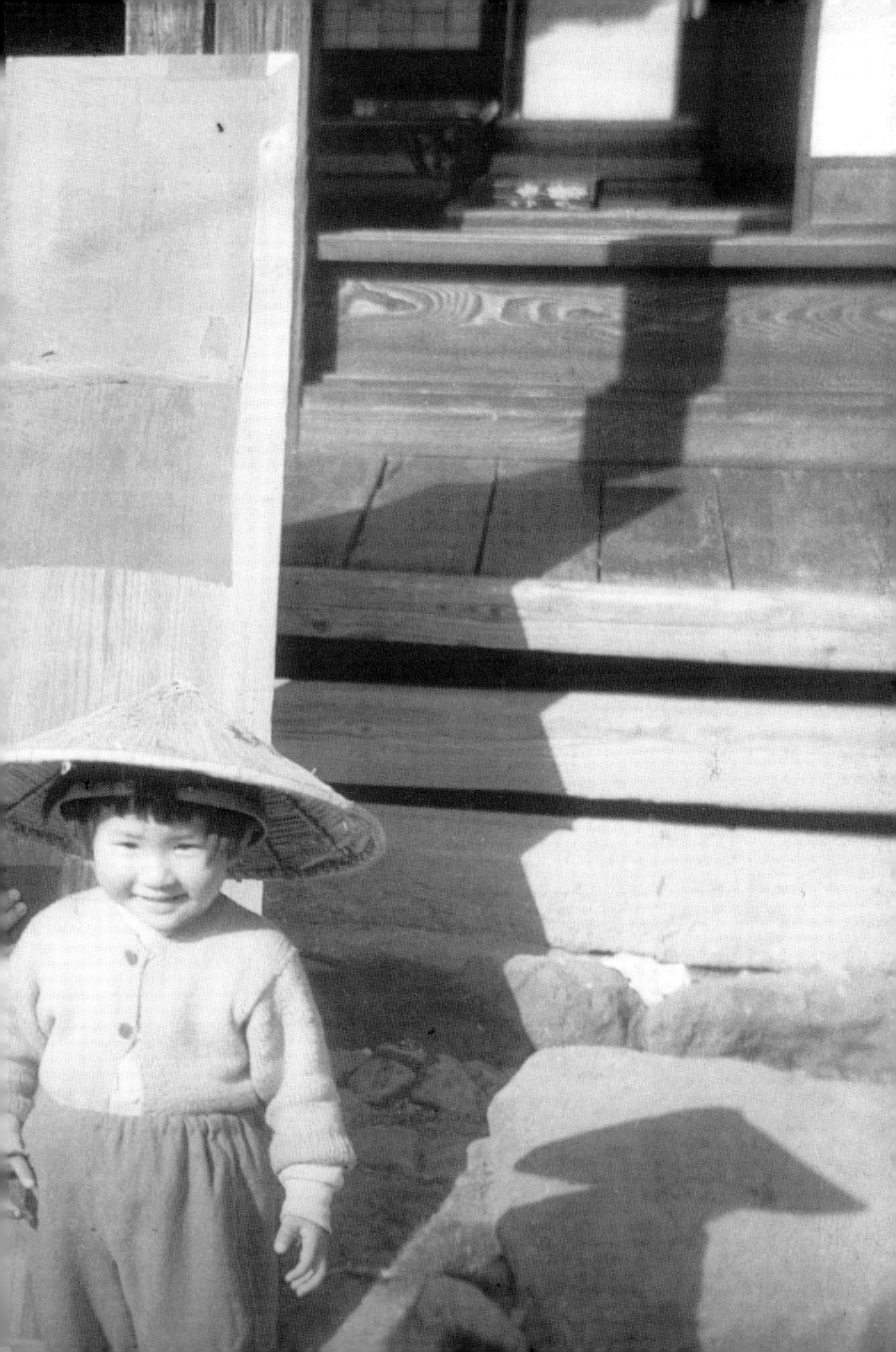

25

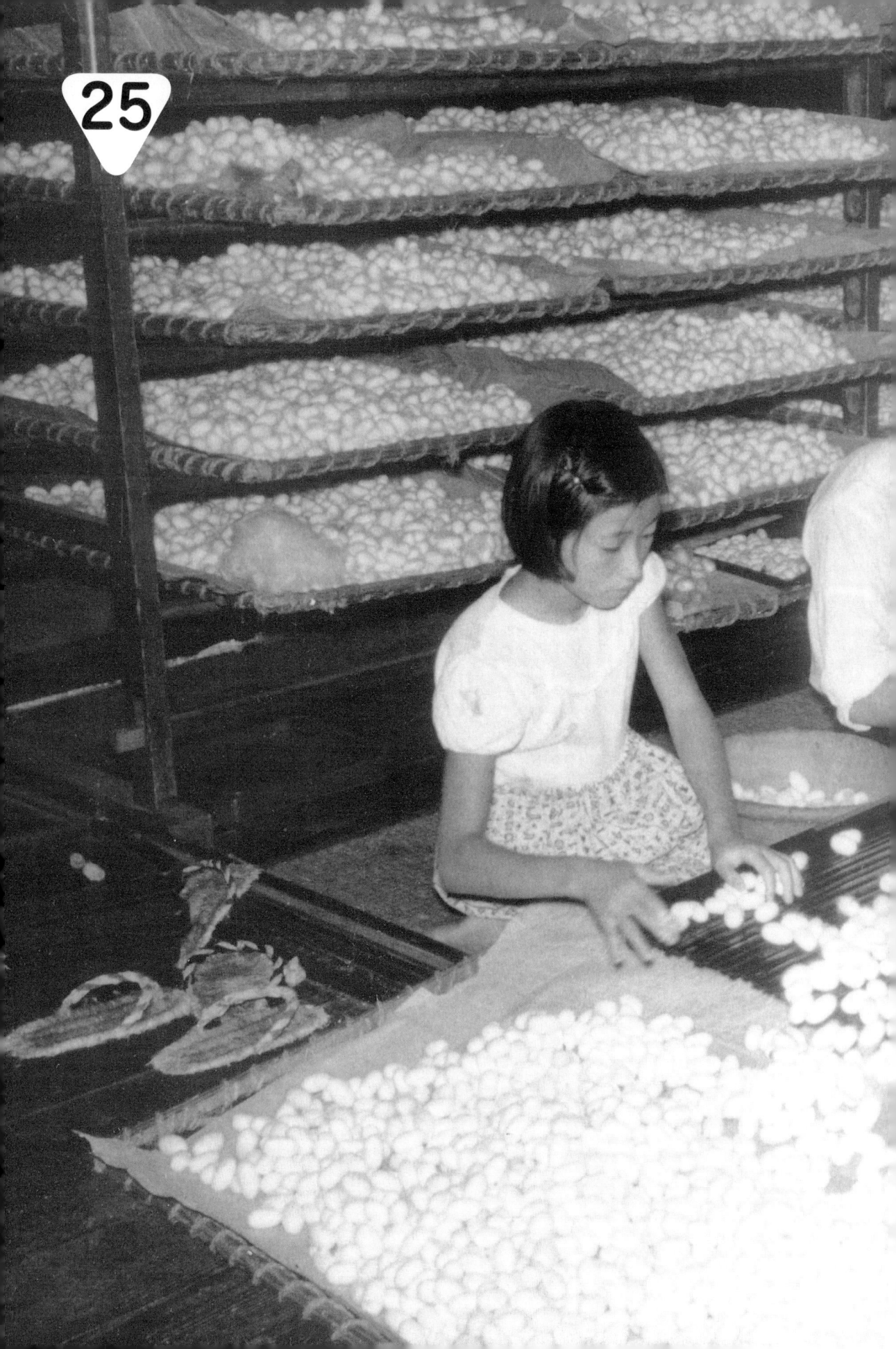

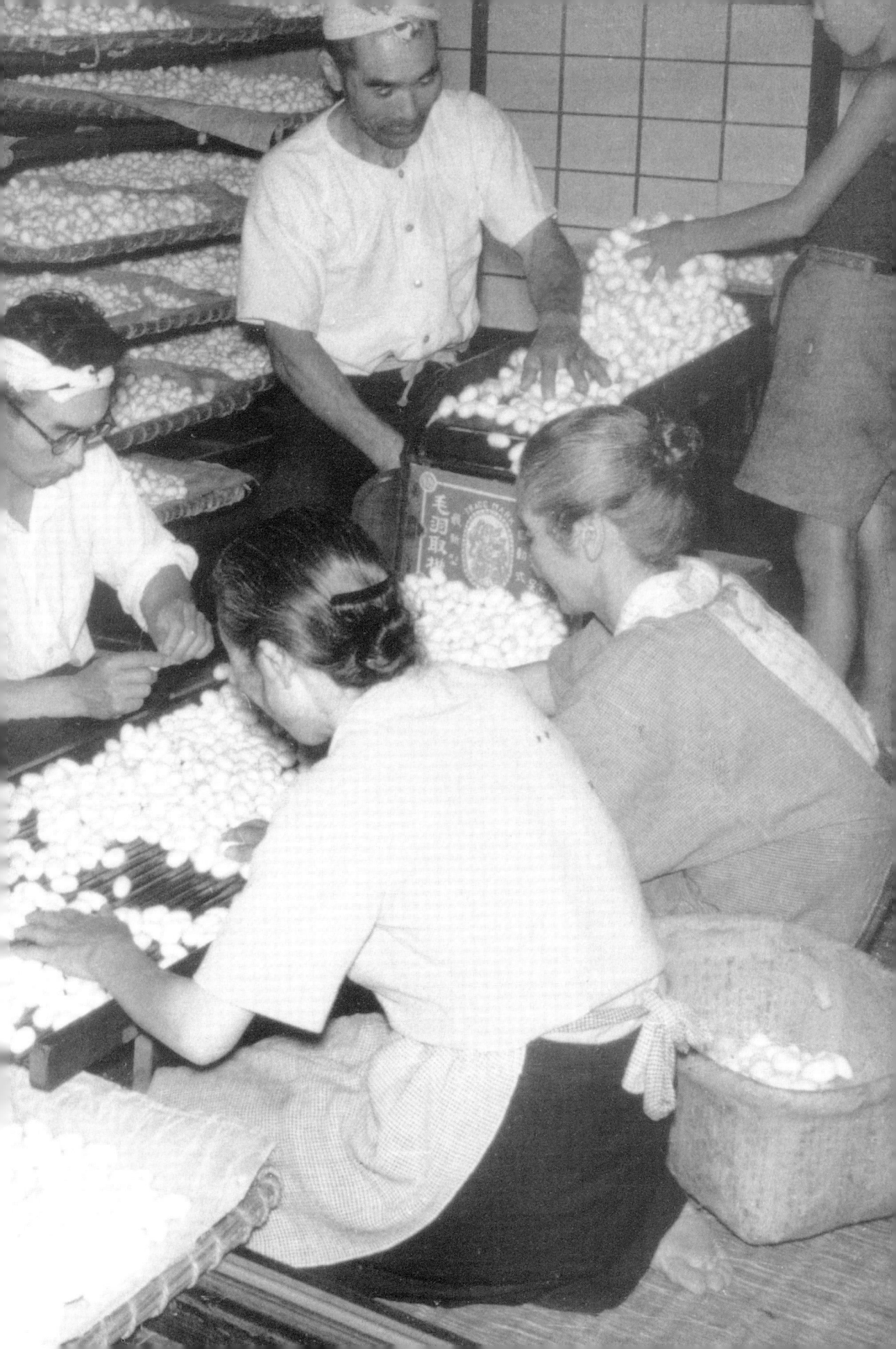

26

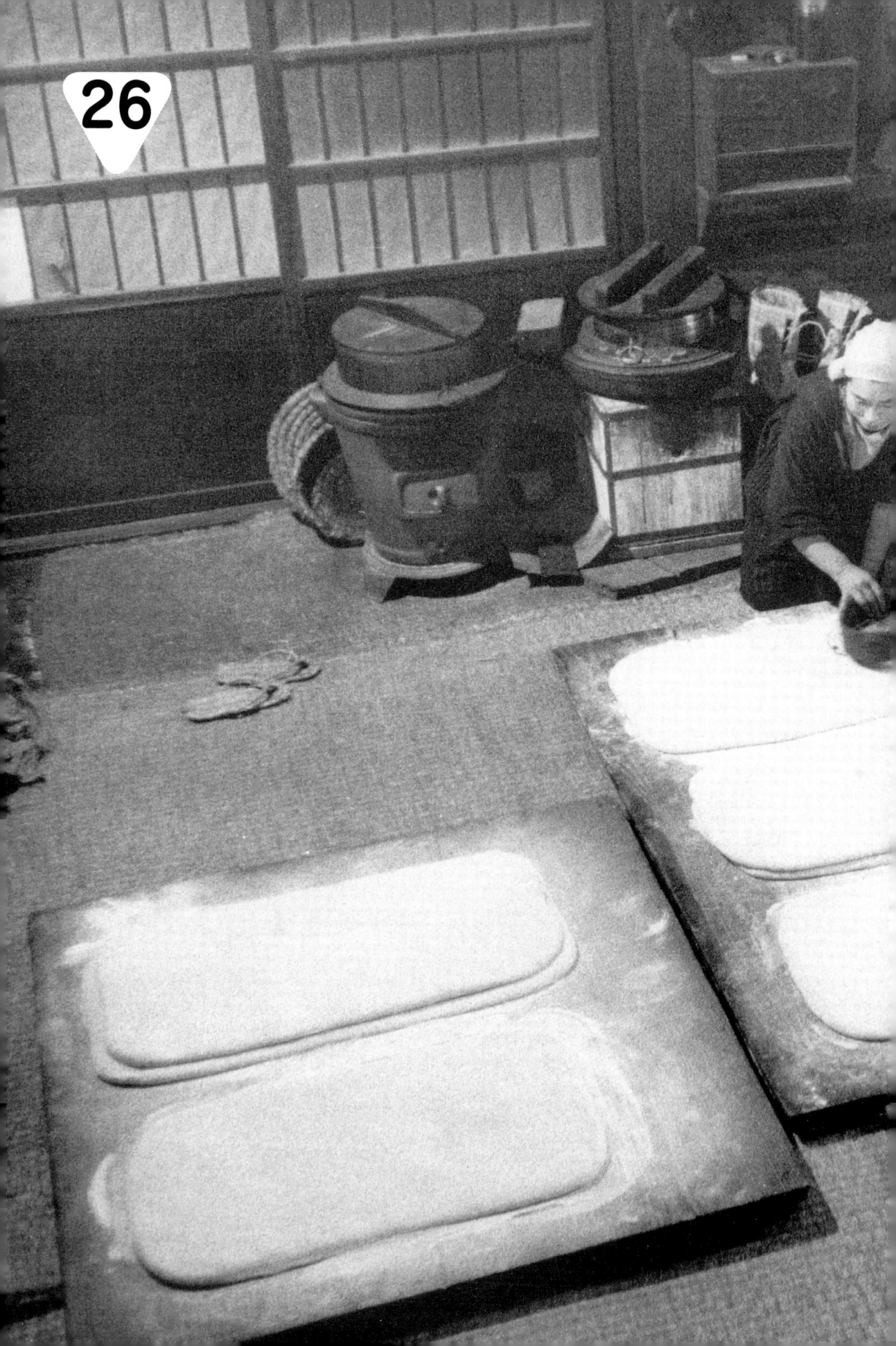

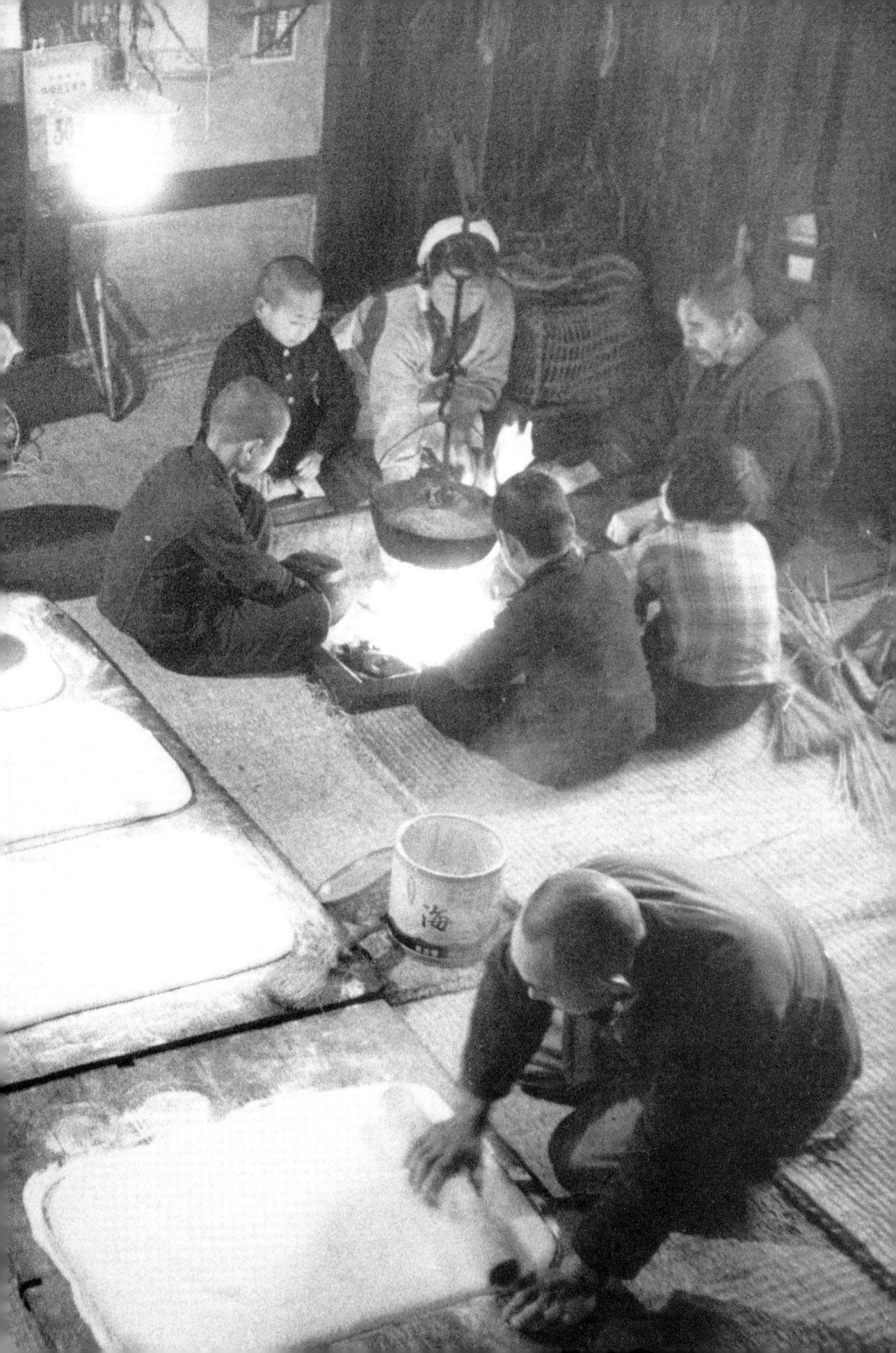

27

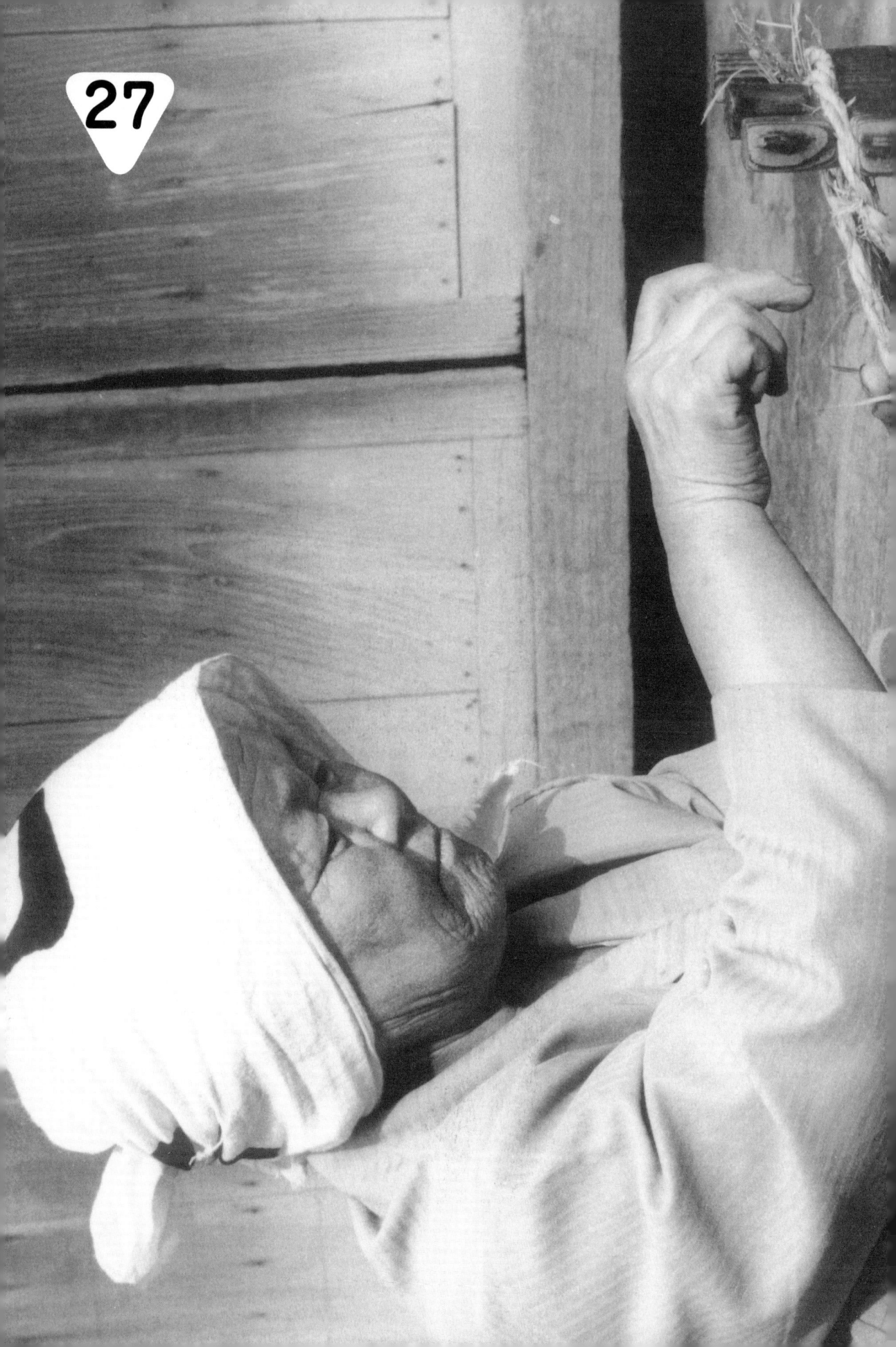

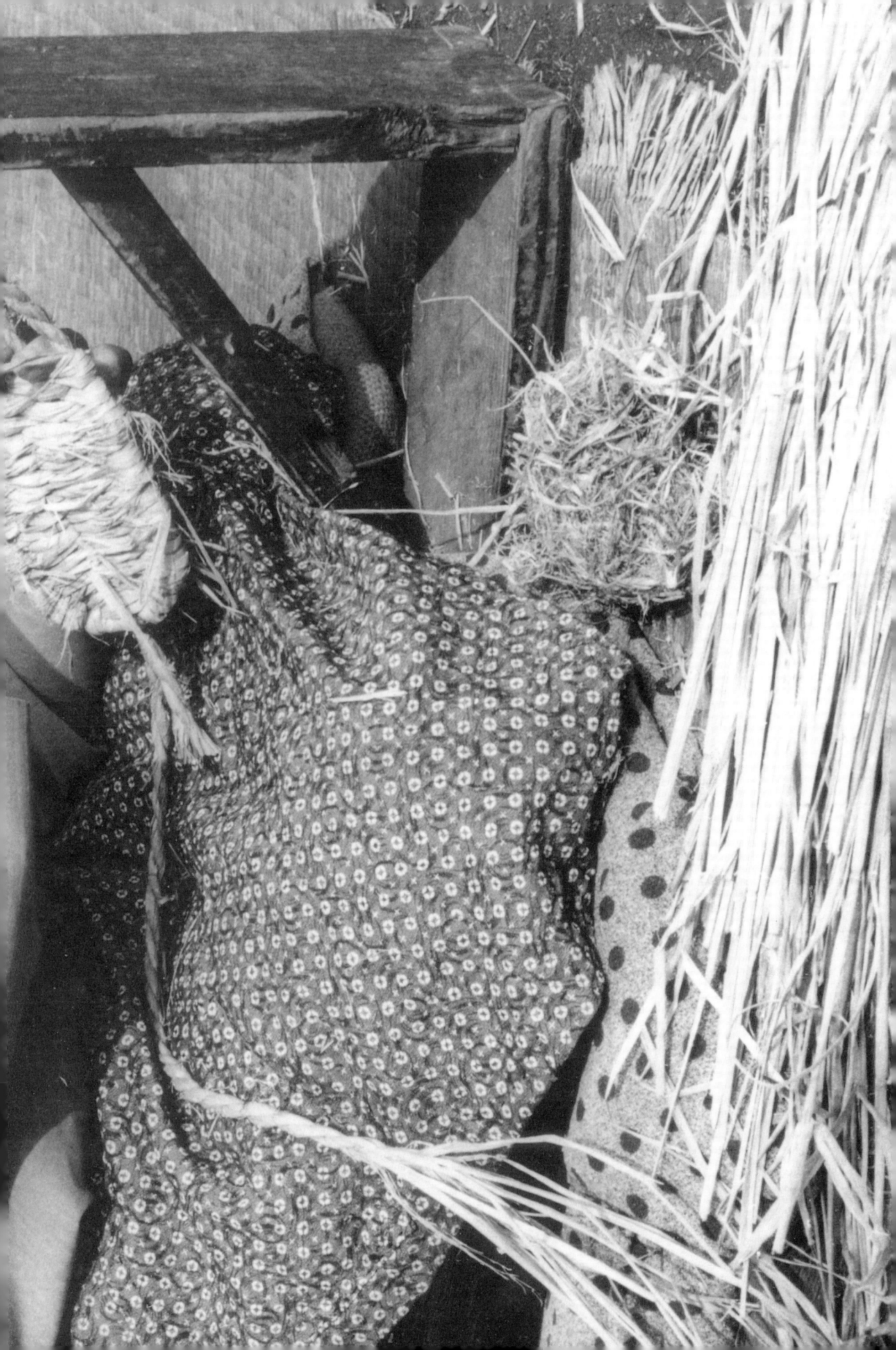

28

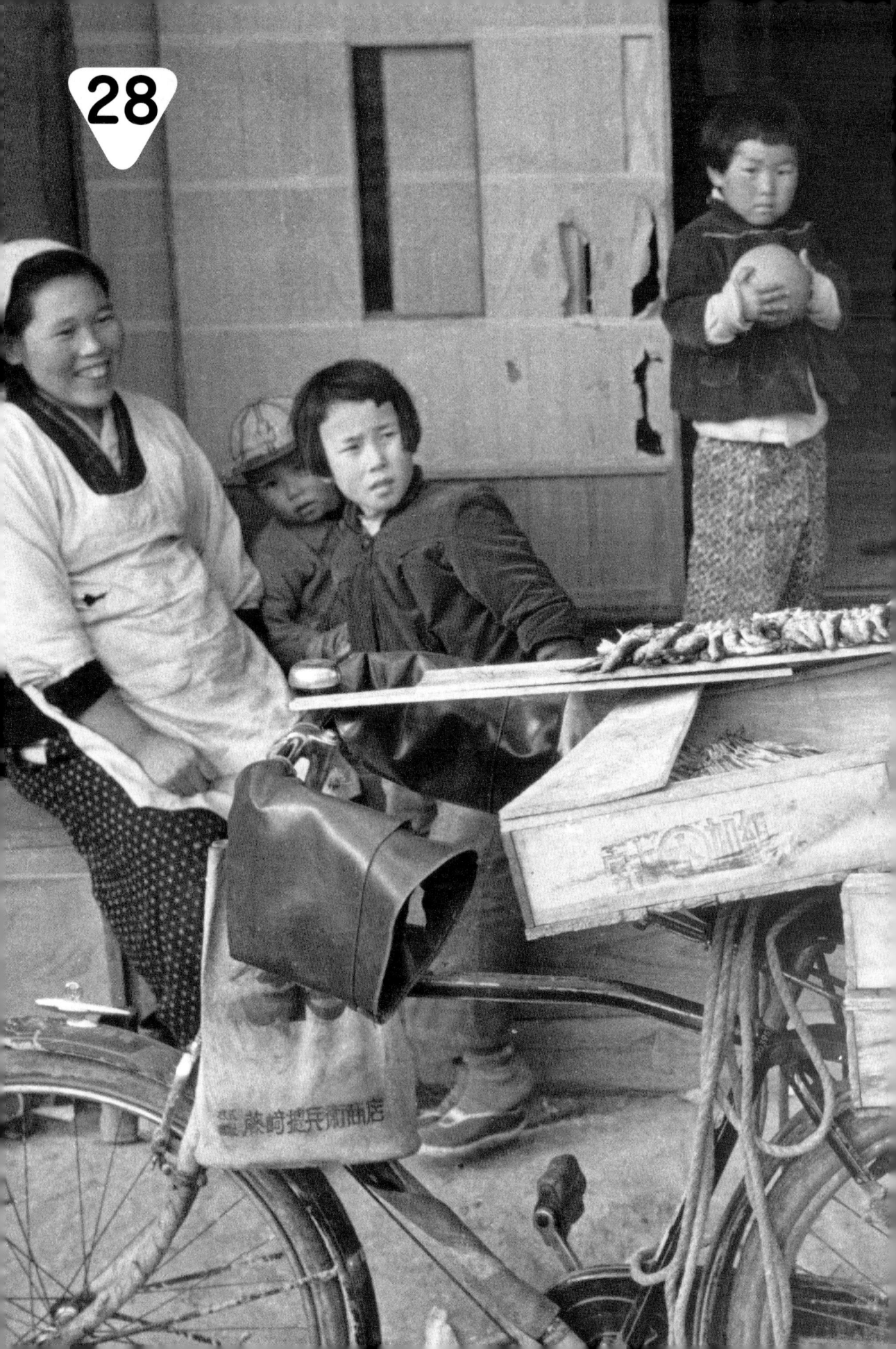

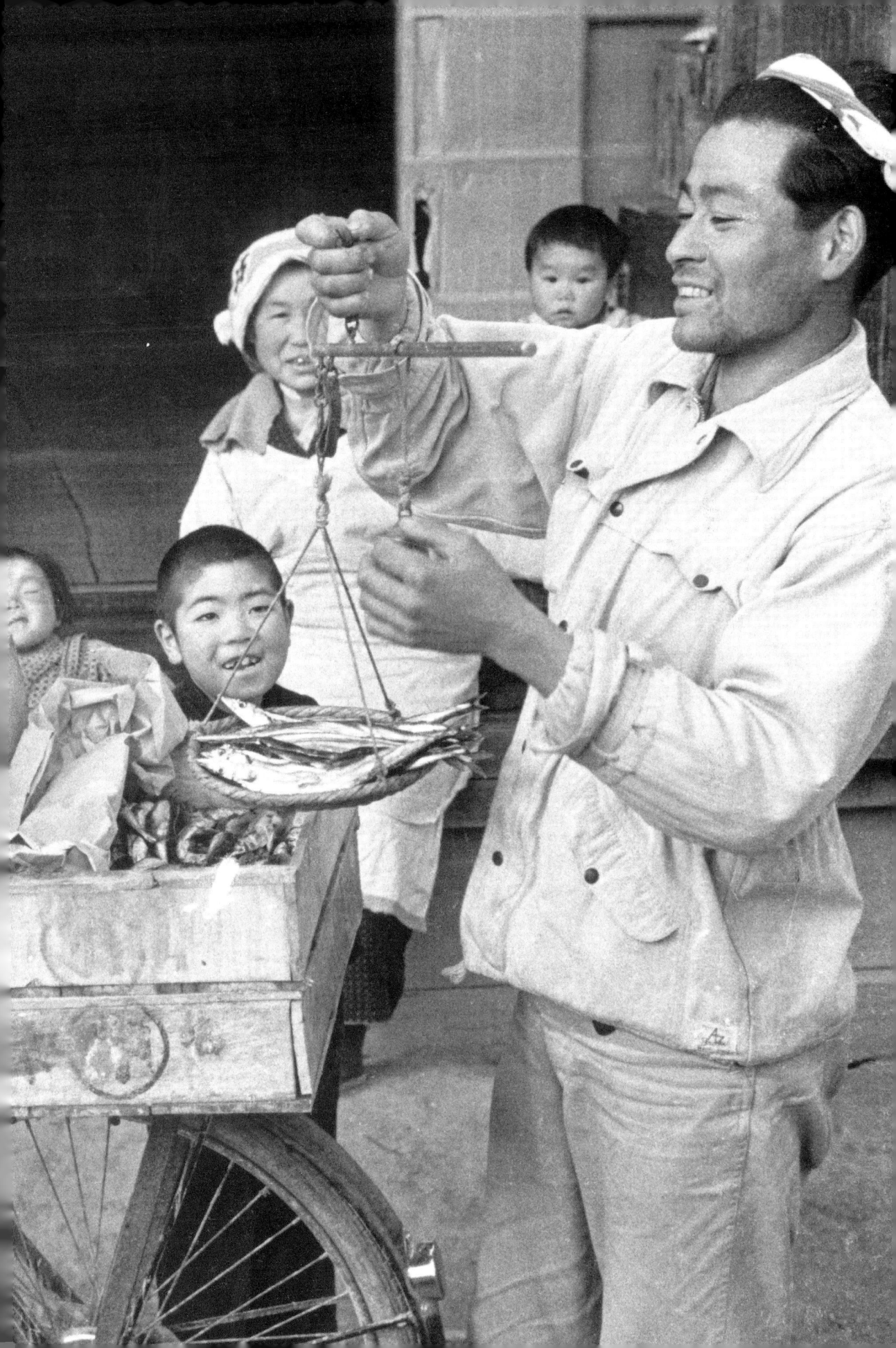

29

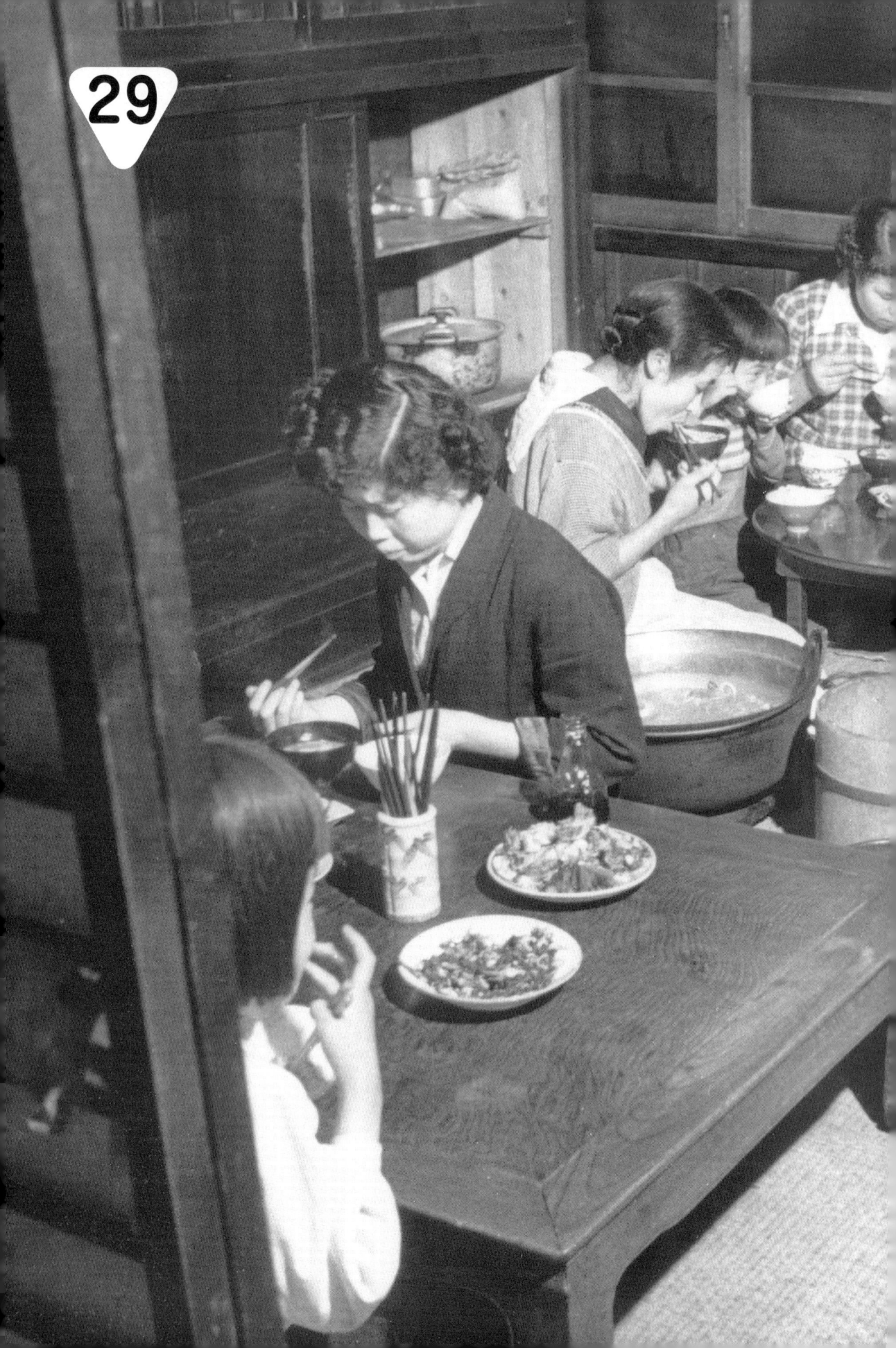

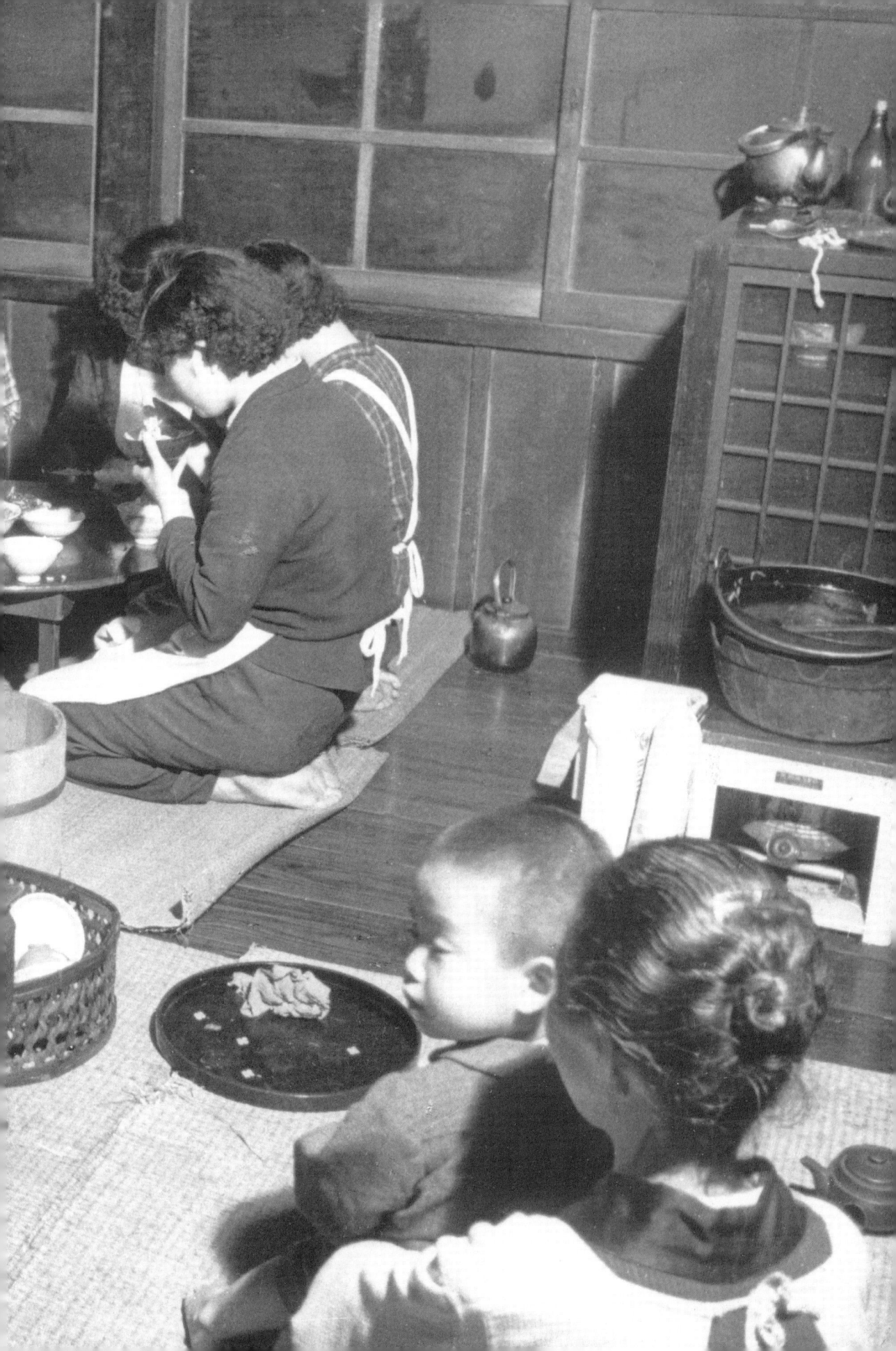

30

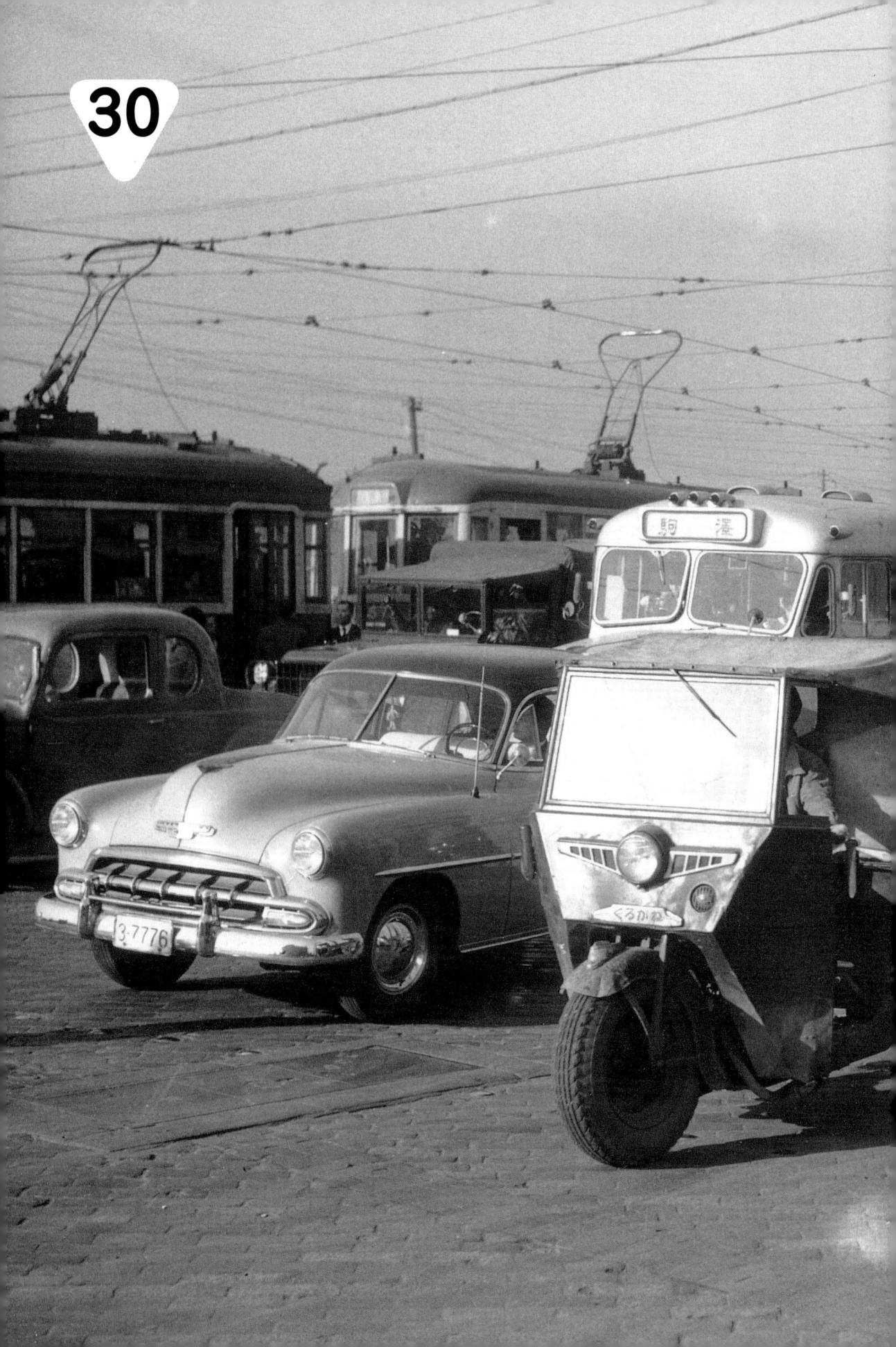

日比谷公園
日比谷

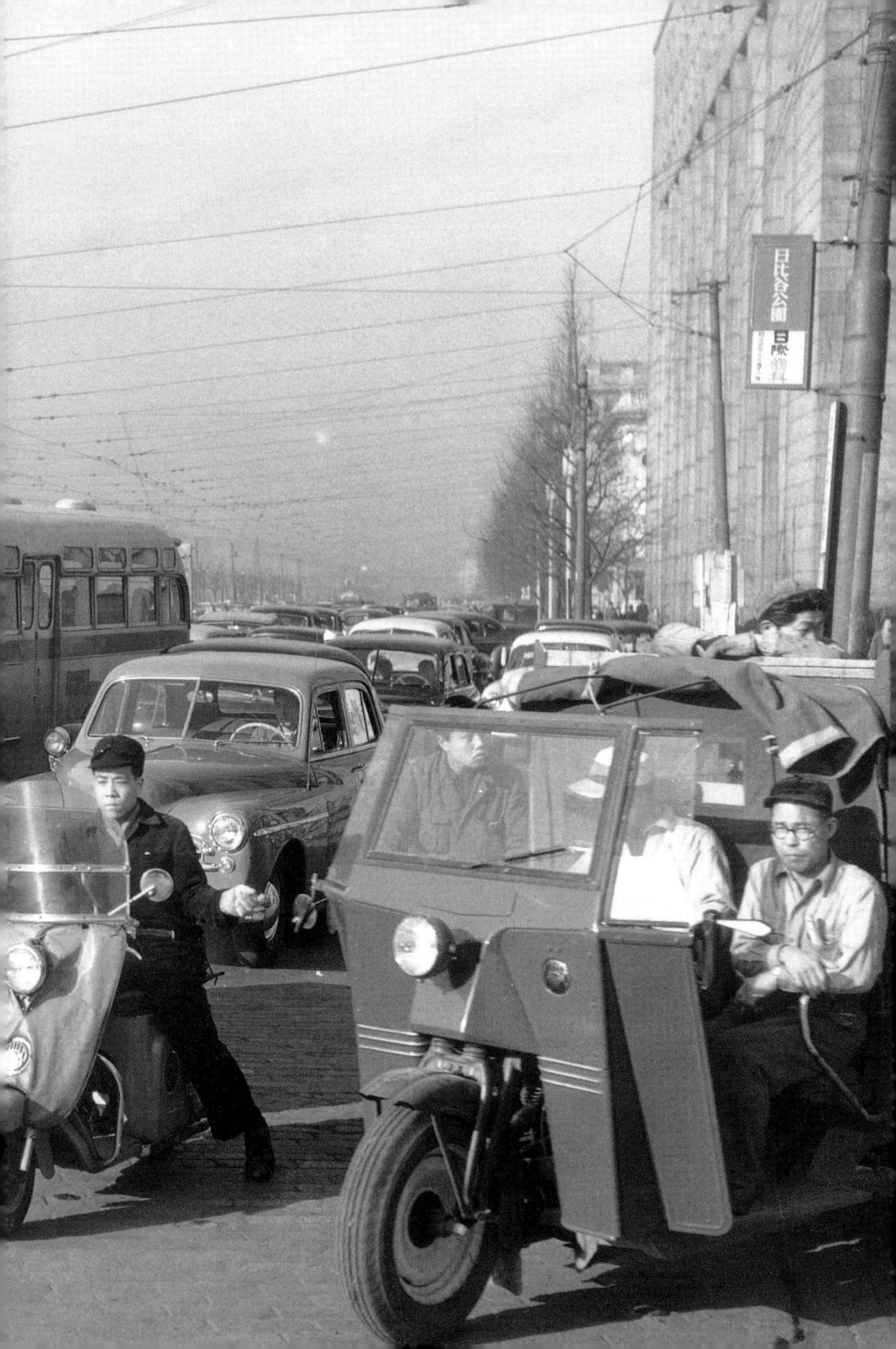

写真でみせる回想法――付　写真集・回想の泉
生活写真集・回想の泉

2004（平成16）年 8 月15日　初版 1 刷発行
2016（平成28）年 3 月30日　同　 8 刷発行

編　者　志村ゆず・鈴木正典・伊波和恵・下垣光・下山久之・萩原裕子
発行者　鯉　渕　友　南
発行所　株式会社　弘文堂　　101-0062　東京都千代田区神田駿河台1の7
　　　　　　　　　　　　　　TEL 03(3294)4801　　振替 00120-6-53909
　　　　　　　　　　　　　　http://www.koubundou.co.jp
装　幀　本間公俊
印刷・製本　図書印刷

©2004　Yuzu Shimura, et al. Printed in Japan
㊱本書の全部または一部を無断で複写複製（コピー）することは、著作権法上での例外を除き、禁じられています。本書からの複写を希望される場合は、日本複写権センター（03-3401-2382）にご連絡ください。